CHARPENTES.

NOTES

ET

FORMULES PRATIQUES

PAR

CH.^{LES} GUÉRARD.

PÉRIGUEUX,

LITHOGRAPHIE DUPONT & CIE

1860.

CHARPENTES.

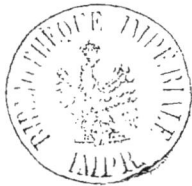

NOTES

ET

FORMULES PRATIQUES

PAR

CH.LES GUÉRARD.

©.

CHARPENTES.

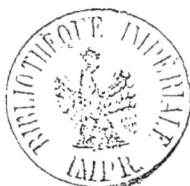

NOTES

ET

FORMULES PRATIQUES

PAR

CH.LES GUÉRARD.

PÉRIGUEUX,

LITHOGRAPHIE DUPONT & CIE

1860.

En créant cet ouvrage, je n'ai nullement eu l'intention de faire un cours de charpente, mais simplement un recueil des notes et des formules pratiques dont on a le plus journellement besoin.

Les formules sont établies suivant la marche adoptée par les auteurs les plus connus et suivies d'exemples qui font voir comment on les emploie.

Une table des carrés et des cubes des nombres compris entre 0,001 et 0,700, placée à la fin de l'ouvrage, permet d'extraire les racines carrées et cubiques des formules.

1ère PARTIE.

I

Bois employés dans les charpentes.

1. — Les bois employés le plus généralement dans les charpentes sont le chêne et le sapin ; on emploie quelquefois aussi le hêtre, le charme, l'orme, le châtaignier, le peuplier, etc.

Le chêne est le bois de charpente qui réunit au plus haut degré toutes les qualités nécessaires à la durée et à la solidité ; il résiste mieux que tout autre bois aux intempéries de l'air ; s'il est entièrement plongé dans l'eau ou à l'abri de l'humidité, il se conserve indéfiniment et, dans ce cas, acquiert souvent une grande dureté. On emploie généralement deux espèces de chêne dans les constructions, le noir et le blanc. Le chêne blanc est employé pour les charpentes des combles, pour les planchers et pour tous les ouvrages intérieurs. Ce bois se conserve parfaitement et est facile à travailler. Le chêne noir est plus lourd que le blanc, ses fibres sont souvent torses et presque toujours coupées par des nœuds, aussi est-il assez difficile à travailler. On l'emploie dans toutes les constructions qui doivent être exposées aux intempéries des saisons.

Le sapin est un bois résineux, facile à travailler ; il est moins lourd que le chêne et presque aussi résistant ; il se conserve parfaitement lorsqu'il est employé à l'intérieur des bâtiments ; dans ce cas, il est cependant sujet à s'échauffer et à engendrer des vers qui le détruisent. On emploie dans les charpentes deux espèces de sapin ; le rouge et le blanc. Le rouge, étant moins cassant que le blanc, lui est généralement préféré.

Le hêtre, l'orme, le charme, le châtaignier, le peuplier, etc., se conservent moins bien que le chêne et le sapin ; on évitera donc autant que possible de les employer dans les constructions, à moins cependant que ces dernières ne soient que provisoires.

2. _ Le tronc de l'arbre est la partie essentiellement propre aux ouvrages de charpente, elle est composée de l'écorce, de l'aubier et du bois proprement dit.

L'écorce est la partie extérieure du tronc, elle est remplie de gerçures, et n'est nullement propre aux constructions.

L'aubier est une couronne de bois tendre placée entre le bois proprement dit et l'écorce; il a peu de consistance; s'échauffe et se décompose facilement et en peu de temps. C'est dans l'aubier que les insectes déposent leurs œufs, origine des vers qui détruisent les bois; il devra donc être détaché des bois destinés aux constructions.

Le bois proprement dit est la partie du tronc qui se trouve entre l'aubier et le centre de l'arbre; elle se compose de couches ligneuses concentriques les fibres longitudinales qui la composent sont plus serrées et plus résistantes que celles de l'aubier et de l'écorce; c'est cette partie de l'arbre qui fournit le bois propre aux constructions.

3. _ Tous les bois employés dans les charpentes, doivent être parfaitement sains et bien secs, avoir de l'élasticité, de la force, un droit fil et être exempts de défauts.

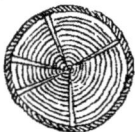

Un bois a été gelé sur pied, lorsqu'on aperçoit sur la coupe transversale du tronc des fentes partant du cœur et se dirigeant vers l'écorce; les bois ainsi divisés ne peuvent servir pour les constructions.

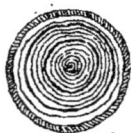

La roulure se reconnaît par des fentes excentriques qui séparent les différentes couches annuelles du bois; elle est attribuée aux grands vents, qui plient les arbres en tous sens pendant la sève au point de disjoindre les couches ligneuses; les bois roulés ne devront donc pas être employés dans les charpentes,

Le bois est dit **mouliné** lorsqu'il est piqué par les vers.

Le bois est carié lorsque la décomposition commence; il est alors taché de blanc, de noir ou de roux, perd sa solidité, devient peu résistant et finit par tomber en poussière.

Le bois noueux est généralement peu propre aux charpentes; il est

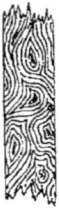

d'inégale dureté, et n'étant pas d'un droit fil, on est forcé, lorsqu'on le débite, de couper des faisceaux de fibres, ce qui diminue considérablement la force des pièces.

Tous les bois qui ne seraient pas parfaitement homogènes ou qui seraient traversés par des nœuds ou gerçures déjà attaqués de pourriture, ou qui, enfin, seraient atteints de défauts, compromettant leur solidité, ne doivent pas être employés dans les constructions.

4. — Les arbres destinés aux constructions ne doivent être abattus qu'au moment où ils ont atteint toutes leurs forces, à l'époque où la sève est dans l'inaction, et où les pores du bois sont le plus resserrés; c'est-à-dire du mois d'octobre au mois de mars.

Les bois provenant d'arbres morts ayant perdu une grande partie de leur solidité ne sont nullement propres aux constructions.

Pour reconnaître si une pièce de bois n'a pas de défauts cachés, on la frappe avec un marteau à une de ses extrémités; si, en écoutant à l'autre, le son est clair, la pièce est en bon état; si, au contraire, le son est sourd, elle est atteinte de quelque défaut.

Le bois vert, en se séchant est sujet à se fendre et à se déformer, aussi ne doit-on employer pour les charpentes que celui qui est parfaitement sec. Lorsque les arbres seront abattus, ils devront être déposés dans un lieu sec, et à l'abri des rayons du soleil, pendant environ une année; au bout de ce temps seulement, ils pourront être débités et employés, si toutefois ils sont arrivés à un degré de sécheresse convenable. S'il arrivait que l'on fût forcé d'employer des bois quelques mois après l'abattage des arbres, il serait convenable, dans ce cas, de plonger ces derniers dans l'eau pendant un, deux ou trois mois, suivant leur essence et leur grosseur; l'eau en dissolvant la sève, permet aux bois de se sécher plus facilement, sans pour cela altérer ses qualités.

II.

Outils employés dans les travaux de charpente.

5. — La Jauge est une règle en bois de quatre à six centimètres de largeur, divisée métriquement dans sa longueur.

6. — Le Traceret est une pointe de fer aciérée, servant à tracer sur le bois les détails des assemblages.

7. — Le Cordeau est une ficelle ordinairement en coton servant à tracer des lignes droites sur les bois.

8. — Le Plomb de charpentier est un cylindre métallique au centre de l'une des extrémités duquel se trouve attachée une ficelle qui le maintient vertical par son propre poids.

9. — On appelle Compas un instrument qui sert à décrire des cercles et à prendre des mesures, il se compose de deux branches de fer à pointes aciérées et réunies par l'une de leurs extrémités.

10. — Le Compas à verge se compose d'une grande verge ou règle A, sur laquelle glissent à volonté deux pièces mobiles B armées à leur partie inférieure d'une pointe de fer, et que l'on peut rendre fixes en serrant les vis D qui agissent sur la pièce C reposant sur la règle.

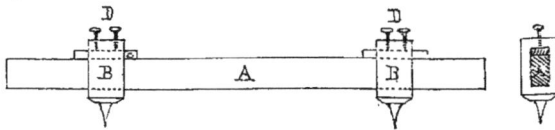

On se sert de cet instrument dans le tracé des épures de charpente.

11. — On donne généralement le nom d'Equerre à tous les instruments propres à donner des angles.

12. — L'Equerre à épaulement est formée de deux branches ou

règles placées à angle droit, dont l'une est beaucoup plus épaisse que l'autre. Elle sert à tracer sur les pièces des lignes perpendiculaires aux arêtes.

13. – On appelle Niveau un instrument formé de deux règles assemblées à angle droit et réunies par une traverse, comme l'indique le dessin ci-dessous. Au point A est attachée une ficelle à l'extrémité de laquelle se trouve un poids qui la tend dans le sens vertical. Lorsque les pieds du niveau sont posés sur une pièce horizontale, la ficelle, tendue par le poids, doit passer sur un trait tracé au milieu de la traverse B C.

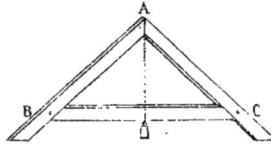

S'il s'agissait de régler une pente, on mettrait sous les pieds du niveau une règle dont un côté serait horizontal, tandis que l'autre serait coupé suivant l'inclinaison voulue.

14. – On désigne sous le nom de Haches des instruments en fer, avec tranchant en acier, montés sur des bois cylindriques appelés manches. On s'en sert pour tailler le bois.

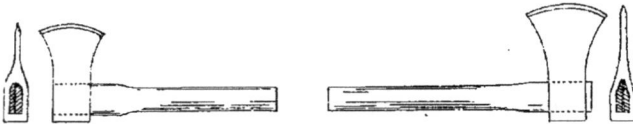

15. – L'Herminette est une espèce de hache servant à planer et unir les bois

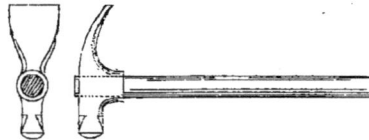

16. – L'Herminette à gouge diffère de la précédente par la forme de la panne, qui est contournée en gouge.

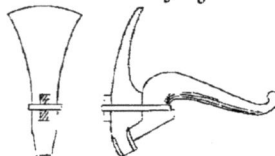

17.— Le Ciseau est une lame de fer garnie d'acier à une de ses extrémités, et fixée par l'autre à un manche en bois. La forme et les dimensions des ciseaux varient suivant l'usage auquel on les destine.

18.— La Bisaiguë est une barre plate en fer aciéré aux deux extrémités et garnie au milieu d'un manche. Les extrémités sont taillées en tranchants, comme l'indique le dessin.

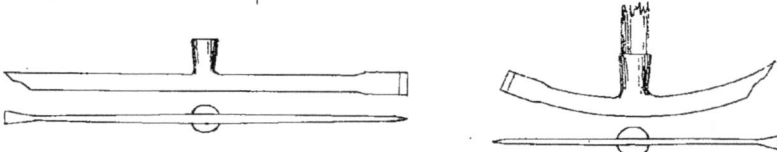

19.— On appelle Rabot un outil composé d'une lame de fer aciérée tranchante à une de ses extrémités et fixée à l'aide d'un coin en bois au milieu d'un bois rectangulaire. Les rabots affectent différentes formes ; ils servent à planer le bois.

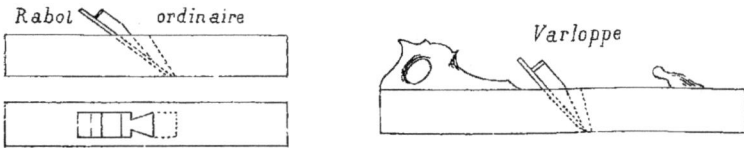

Rabot ordinaire

Varloppe

20.— Les Tarrières sont des barres d'acier creusées en gorge à une de leurs extrémités, et munies à l'autre d'un manche en bois placé dans un sens perpendiculaire. La Mèche à trépan ne diffère de la Tarrière que par la forme de son fer. Ces deux outils sont employés à percer le bois.

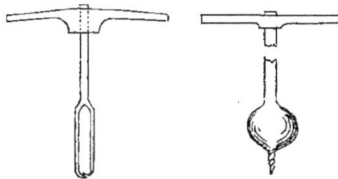

21.— Le Vilebrequin est une manivelle coudée, armée à sa partie inférieure d'une mèche que l'on peut changer à volonté.

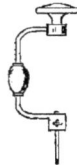

22. — On appelle Scie une lame d'acier mince, droite, d'égale épaisseur, montée sur un fût de bois variant de forme suivant l'usage que l'on veut faire de cet outil. Cette lame d'acier est armée d'un côté de dents légèrement et alternativement inclinées à droite et à gauche, et assez écartées entre elles pour que la sciure qu'elles font trouve assez de place pour se loger.

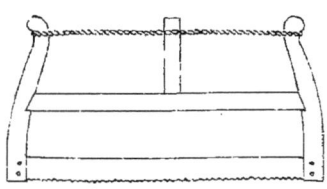

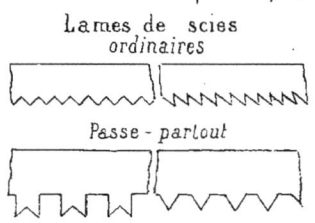

Lames de scies ordinaires

Passe - partout

23. — On appelle Passe-partout une lame de scie assez forte, munie d'un manche à chacune de ses extrémités, et servant à scier les grosses pièces. Cette scie ne peut être maniée que par deux hommes.

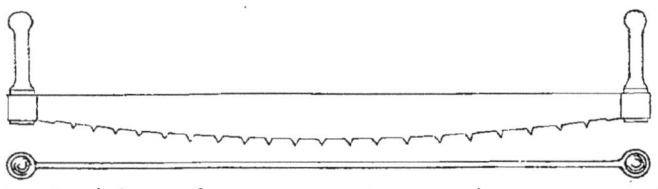

24. — La Scie-de-long est une lame d'acier munie d'un côté de fortes dents et souvent tendue sur un châssis en bois, ainsi que l'indique le dessin ci-dessous. Elle sert à débiter les bois de brin, suivant les équarrissages voulus par les charpentes.

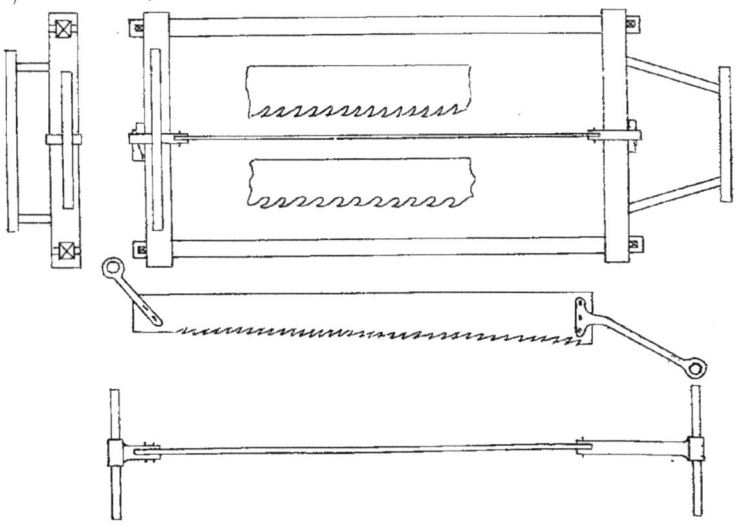

25. – La Scie-à-main est une lame de scie ordinaire d'une épaisseur uniforme, plus forte et garnie d'une poignée à l'une de ses extrémités.

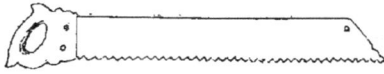

26. – Les Marteaux sont des outils servant à frapper et à enfoncer les clous, les pointes et les chevilles ; ils sont toujours en fer, affectant différentes formes, et sont fixés à l'extrémité d'un manche en bois.

Le Maillet sert aussi à frapper ; il ne diffère du marteau que par sa forme ; il est toujours en bois.

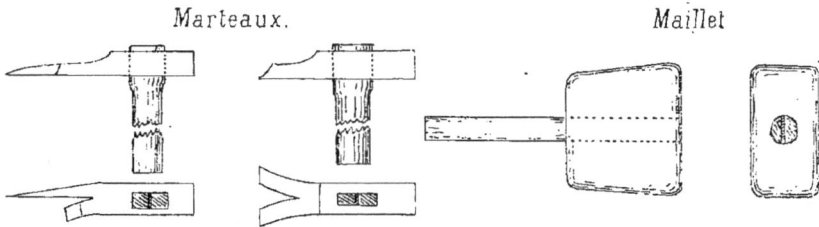

Marteaux.   Maillet

III

Du travail et de l'équarrissage des bois.

27. – Lorsque les troncs d'arbres destinés aux constructions ont été dépouillés de leurs branches et de leur écorce, ou seulement de leurs branches, ils forment ce que l'on appelle le bois en grume. Si on équarrit grossièrement le bois en grume en enlevant l'écorce et les dosses des quatre côtés, le bois est dit alors de brin. Le bois de sciage est celui qui a été débité à la scie. Un bois est dit équarri lorsqu'il est taillé à la hache ou scié sur les quatre faces. Si les angles sont parfaitement équarris sans partie en chanfrein dans toute la longueur de la pièce, elle est alors équarrie à vives arêtes.

28. – On appelle Dosses les planches ou plateaux grossiers que l'on sépare, à la scie, des bois en grume pour les équarrir.

Il existe plusieurs méthodes pour débiter les bois suivant les équarrissages voulus par les charpentes que l'on a à construire. La première consiste à équarrir les bois à la hache; quoiqu'elle soit assez expéditive, on ne devra cependant pas l'employer, autant que possible, parce que toute la partie du bois qui se trouve en dehors du tracé représentant l'équarrissage des pièces que l'on veut obtenir est réduite en copeaux qui ne sont d'aucun usage dans les constructions. La seconde consiste à scier les bois dans toute leur longueur; elle ne présente pas le même inconvénient que la première et devra lui être préférée.

Lorsqu'on veut débiter des bois en grume ou en brin suivant des équarrissages donnés, on commence par les dépouiller de leur écorce et de toutes les parties qui ne paraissent pas parfaitement saines, puis on les coupe suivant les longueurs voulues, et sur leurs sections transversales, or trace, de la manière suivante, l'équarrissage des pièces que l'on veut obtenir. On commence par tracer sur une des sections transversales du tronc le rectangle représentant l'équarrissage de la pièce demandée, puis on place au milieu de cette section une règle parallèle aux lignes AB et CD, comme l'indique le dessin ci-dessous; on pose à la même hauteur, sur l'autre section transversale du tronc, une autre règle qu'on peut facilement placer parfaitement parallèle à la première et qui sert alors de guide pour tracer sur cette dernière section l'épure faite sur la première. Lorsque les deux rectangles ABCD et EFGH ont été tracés d'une manière définitive, à l'aide d'une ficelle ou d'un cordeau frotté avec de la craie, de l'oxide de fer ou de la mine de plomb; on trace les lignes BE, DF, CH, AG, en s'y prenant de la manière suivante: le cordeau est tenu à chacune de ses extrémités par une personne; il est tendu et posé sur le tronc de l'arbre de manière qu'il passe dans les points B et E et forme une ligne droite; une fois dans cette position, une troisième personne le prend par le milieu et le soulève légèrement pour le laisser retomber ensuite; le cordeau, en reprenant sa première position, frappe le tronc d'arbre et le marque dans toute sa longueur.

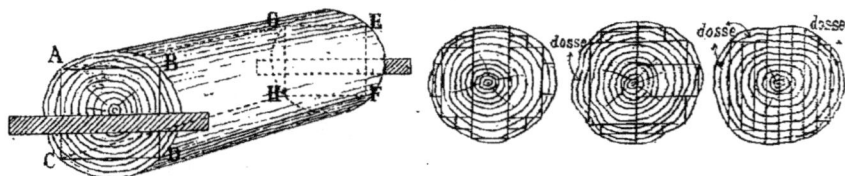

Il arrive souvent que l'on désire extraire plusieurs pièces de bois d'un tronc d'arbre ; on trace alors sur ses extrémités une épure représentant l'équarrissage des pièces que l'on veut obtenir, de manière à perdre le moins de bois possible, ainsi que l'indiquent les figures d'autre part.

Une fois que les bois qu'on désire débiter sont préparés ainsi que nous venons de le dire, ils sont posés sur deux chevalets, de telle manière que les lignes AB et CD soient parfaitement verticales ; puis, à l'aide d'une des scies-de-long dont j'ai parlé plus haut, mise en mouvement par deux hommes, les dosses BEDF et ACHG sont détachées, le tronc est ensuite retourné, de telle sorte que les lignes AB et CD soient verticales ; puis on détache comme les précédentes les dosses ABEG et CDHF.

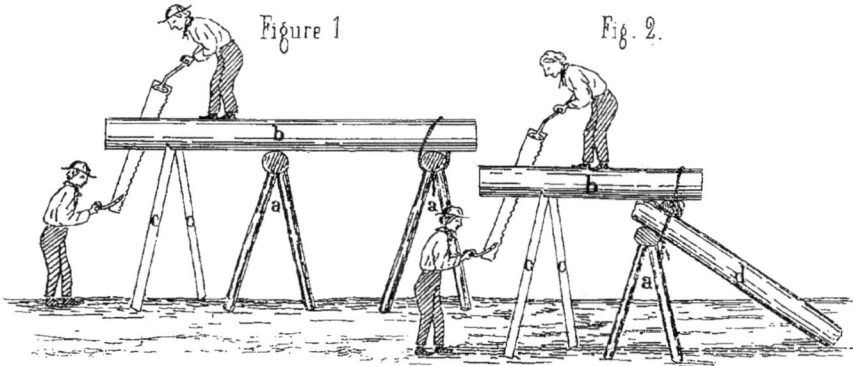

a, Chevalets, b, Tronc d'arbre à débiter, c, Planches servant à supporter l'extrémité du tronc d'arbre.

Lorsque les troncs à débiter n'ont pas une grande longueur, au lieu de les poser sur deux chevalets, comme je viens de le dire, on les place comme l'indique la Fig. 2 ; l'une de leurs extrémités repose sur une pièce d, à laquelle ils sont attachés à l'aide d'une corde ou d'une chaîne ; l'autre extrémité est soutenue par deux planches cc. Un ouvrier est placé sur le tronc et un autre dessous ; tous deux tiennent les extrémités d'une scie-de-long à laquelle ils impriment un mouvement de va-et-vient de haut en bas, en la dirigeant suivant les lignes tracées pour l'équarrissage ; lorsque la scie redescend, la partie de la lame armée de dents, frotte vivement le bois et le convertit en poudre nommée sciure ; lorsqu'elle remonte, au contraire, elle doit s'écarter légèrement du bois, afin d'éviter un frottement trop considérable, lequel, ajouté au poids de la scie, fatiguerait de suite les ouvriers. Pour rendre ce travail plus facile, on place un coin dans le trait qui sépare les deux parties du bois que l'on débite; ce coin est enfoncé à coups de hache ou de marteau, et force le trait à s'élargir, ce qui permet à la scie de se mouvoir beaucoup plus facilement.

29. — Lorsqu'on coupe par morceaux un tronc d'arbre, les plus longs se nomment *Billes* et les plus courts *Billots*.

30. — Lorsqu'on a une grande quantité de bois à débiter, pour accomplir ce travail plus lestement et plus économiquement, on se sert de scies circulaires ou de scies-de-long ordinaires mues par un manège, une machine à vapeur ou une roue hydraulique. On dirige alors les bois sur la scie en les faisant glisser dans une coulisse qui les maintient et les force à se débiter d'une manière parfaitement régulière.

IV

Transport des bois.

31. — Les forêts étant généralement sur des lieux élevés, on profite de cette circonstance pour descendre les bois dans les vallées à l'aide de plans ou couloirs établis sur la partie inclinée du sol; ces couloirs sont souvent en bois et quelquefois formés de troncs d'arbres; les bois qui y sont jetés y descendent parfois avec une grande rapidité et vont se réunir sur un point, auquel ils sont expédiés soit par eau, soit par terre. S'ils sont expédiés par eau, ils sont alors chargés sur des bateaux qui les conduisent à destination, où ils sont réunis et liés ensemble et forment alors des radeaux qui sont conduits et dirigés par des mariniers. Il arrive souvent que les cours d'eau ne sont pas assez considérables pour permettre d'expédier les bois réunis en radeau; ils y sont alors jetés isolément, et le cours d'eau est gardé dans toute sa longueur par des hommes qui repoussent dans le courant ceux des bois qui auraient pu s'arrêter en route. Le transport des bois par terre se fait à l'aide de voitures. S'ils sont de petites dimensions, ils sont chargés sur des charriots ordinaires; s'ils sont de grandes dimensions, on se sert alors de voitures spéciales; cependant on

peut encore se servir des chariots ordinaires; pour cela, on sépare les deux trains, on les écarte suivant la longueur des pièces à transporter, et on charge les bois dessus en les assujétissant aux sellettes à l'aide de cordages.

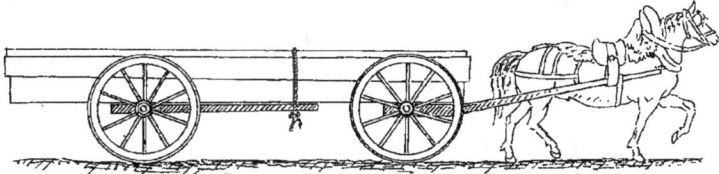

32. — Le Triqueballe est une voiture se composant de deux trains: celui de devant est formé d'un essieu, d'une sellette et de deux limons, le tout monté sur deux roues de dimension ordinaire ; le train de derrière se compose d'une flèche, d'une sellette et d'un essieu monté sur deux roues de grande dimension ; à l'extrémité de la flèche du train de derrière se trouve un anneau en fer que l'on passe dans une cheville fixée sur la sellette du premier train afin de les réunir. Lorsqu'on veut charger le Triqueballe, on place le train de derrière au-dessus des pièces à transporter, on lève la flèche jusqu'au moment où elle se trouve verticale, puis on passe une chaîne sous les pièces, et on l'accroche en la tendant aux crochets qui se trouvent aux points A; on baisse ensuite la flèche, et la chaîne, en s'enroulant autour de la sellette B, soulève les pièces, lesquelles, à l'aide d'un cric, sont soulevées à leurs extrémités C, et attachées à la flèche au moyen d'une chaîne ou d'une corde.

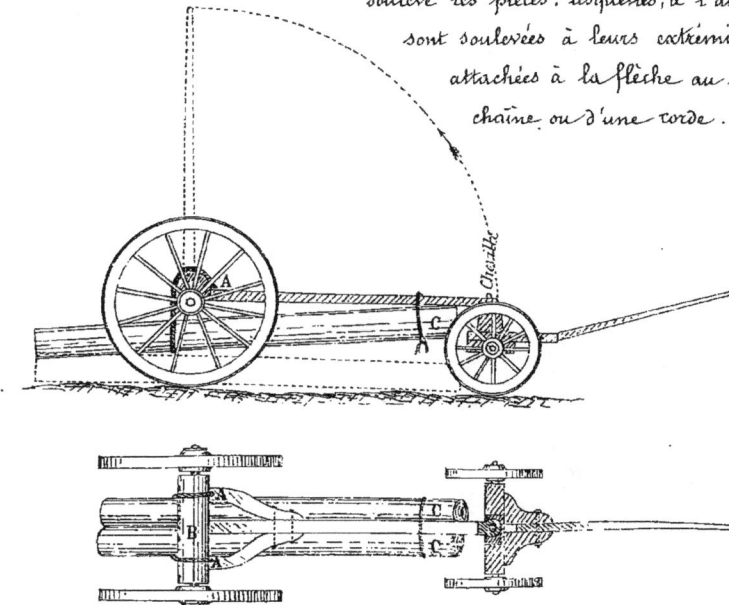

33.— Le Fardier se compose de deux limons horizontaux réunis par des barres transversales et reposant sur un essieu supporté par deux roues d'un assez grand diamètre ; sur ces limons est fixé un treuil à l'aide duquel on soulève les fardeaux. Pour le charger, on le mène au-dessus des pièces que l'on veut transporter, de manière que le treuil se trouve à peu près au-dessus de leur centre de gravité ; on baisse le derrière du fardier jusqu'au moment où l'extrémité des limons touche les pièces, sous lesquelles on passe une chaîne qui s'enroule sur le cylindre du treuil et les soulève autant qu'il est nécessaire, puis elles sont ensuite attachées à leurs extrémités, comme l'indique le dessin ci-dessous.

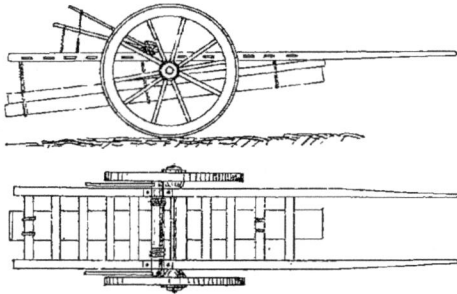

34.— Pour soulever ou changer de place les pièces de bois dans les chantiers, on se sert de leviers, de crics, de rouleaux, etc. On les transporte quelquefois sur l'épaule, et plus souvent encore à l'aide d'une petite charrette nommée Diable, traînée par un ou plusieurs hommes.

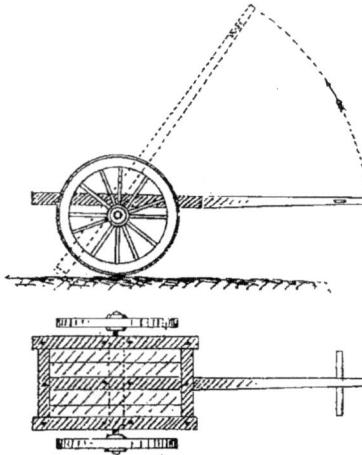

35. — On donne quartier à une pièce lorsqu'on la fait tourner sur une de ses arêtes en lui faisant décrire un quart de tour sur elle-même. Si on donnait quartier à la pièce C en la faisant tourner sur l'arête A B, la face C serait alors tournée vers la terre, tandis que la face D prendrait une position verticale.

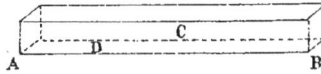

V

Assemblages et courbure des bois.

36. — La forme généralement adoptée pour les pièces de bois qui composent les charpentes est celle d'un parallélipipède rectangle.

L'axe de ces pièces est la ligne droite qui les traverse au centre dans toute leur longueur en passant par leur centre de gravité.

Les faces qui sont parallèles à l'axe s'appellent Faces de parement, celles qui lui sont perpendiculaires ou qui se trouvent à l'extrémité des pièces se nomment faces d'épaisseur ou d'assemblage.

37. — On appelle l'extrémité d'une pièce About lorsqu'elle a été taillée suivant un plan pour être ajustée par contact avec une autre pièce.

38. — La jonction des parties par lesquelles deux pièces sont assemblées s'appelle Joint. Si le joint se trouve formé par deux bois parfaitement plans, on dit alors que les pièces sont assemblées à **plat-joint**.

39. — Lorsqu'on taille les parties de deux bois qui forment un joint, de manière à ce qu'elles présentent des points saillants s'engageant dans d'autres creux afin de fixer d'une manière invariable le joint, on obtient ce que l'on appelle un Assemblage. Lorsque deux ou plusieurs pièces sont réunies de cette manière, elles sont dites alors Assemblées.

Il existe plusieurs genres d'assemblages, les plus usités sont les suivants:

40. — Lorsque les pièces sont taillées et réunies, comme l'indique le dessin ci-dessous, elles sont alors assemblées à tenons et mortaises, le tenon est toujours saillant et s'engage dans la mortaise, qui, pour cette raison, doit toujours être creusée de manière à n'offrir que juste la place nécessaire pour le recevoir.

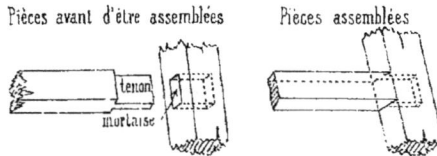

Pièces avant d'être assemblées   Pièces assemblées

Les tenons sont toujours taillés dans le sens des fibres du bois; la partie BGKJ où ils commencent s'appelle racine ou collet; les surfaces BCKE et GDJF sont les joues, et l'extrémité CDEF est l'about du tenon; les surfaces ABLK et GHOJ forment alors l'about de la pièce.

Les tenons doivent toujours avoir une épaisseur EF ou KJ égale à celle des joues des mortaises dans lesquelles ils s'engagent. Les mortaises sont toujours aussi taillées dans le sens des fibres du bois, de même forme et de mêmes dimensions que les tenons qu'elles doivent recevoir. Les parois intérieures se nomment joues, et l'on désigne sous le nom de joués la partie du bois qui se trouve entre les joues et les faces de parement de la pièce. Les joués doivent pouvoir résister à l'effort que supporte le tenon, et lui seront pour cette raison égales en épaisseur, d'où il résulte, que les deux joués et la mortaise doivent partager la largeur de la pièce en trois parties égales.

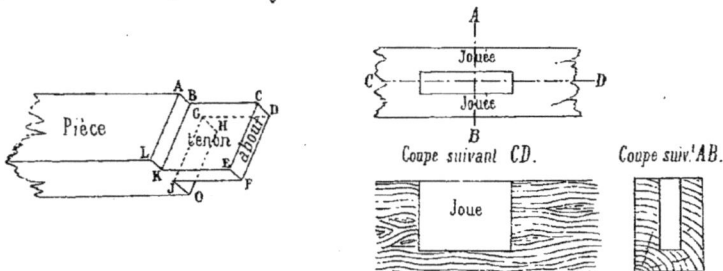

Pièce

Coupe suivant CD.   Coupe suiv.¹ AB.

Joue

Il arrive quelquefois qu'on donne au tenon assez de longueur pour qu'il traverse la pièce dans laquelle est creusée la mortaise; lorsque cet assemblage est terminé, le bout du tenon est alors apparent.

Si sa longueur est plus grande encore, il est alors passant et l'assemblage est consolidé à l'aide d'une clef en bois dur AB qui le traverse.

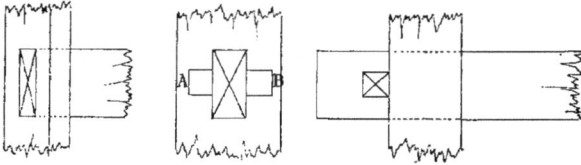

Pour consolider et fixer l'assemblage à tenon et mortaise, on le
perce d'un trou, d'un diamètre égal environ au tiers de la largeur de la
mortaise, dans lequel on enfonce à coups de marteau ou de maillet une cheville en bois dur.

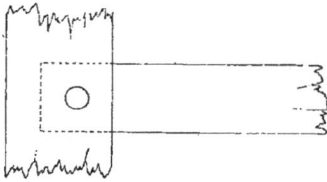

Les pièces de charpente assemblées à tenon et mortaise se rencontrant
sous différentes inclinaisons, obligent à donner aux tenons et mortaises certaines
formes que nous reproduisons ci-dessous.

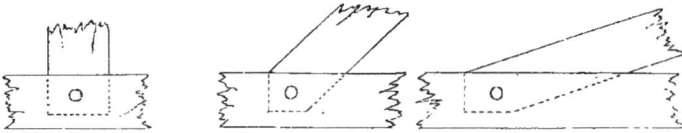

Lorsqu'on a à assembler à tenon et mortaise des pièces de grosse dimension, pour ne pas affaiblir une des pièces en faisant une large mortaise,
on fait alors deux tenons et deux mortaises disposés comme l'indique le
dessin ci-dessous.

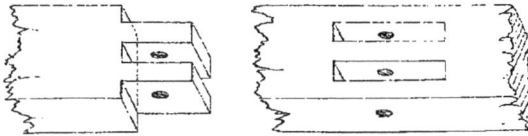

41.— Pour donner plus de résistance et de solidité aux assemblages obliques à tenon et mortaise, on les taille avec embrèvement,

c'est-à-dire que l'on fait, au-dessus de la mortaise et dans toute la largeur de la pièce, une entaille A B C dans laquelle viennent se loger les épaulements A'B'C' ménagés de chaque côté du tenon. On fait ordinairement la hauteur A B de l'entaille, ou A'B' de l'épaulement égale au quart de celle de l'about A D du tenon ; l'assemblage est dit alors à tenon et mortaise avec embrèvement, et la longueur B C est celle du pas d'embrèvement.

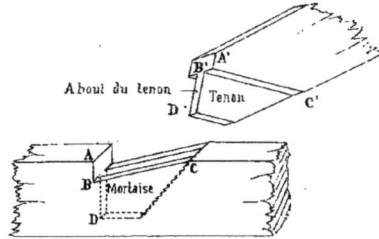

42. — Lorsque la pièce de la mortaise est plus large que celle du tenon, l'embrèvement est taillé comme l'indique le dessin ; les faces de parement parallèles à la longueur de la mortaise restent alors intactes, et l'on dit que l'assemblage est à tenon et mortaise avec embrèvement et par encastrement.

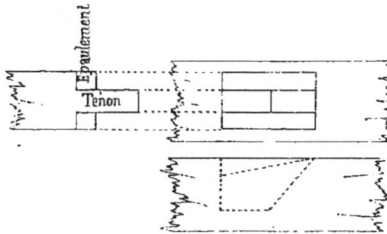

43. — L'Embrèvement simple sans tenon ni mortaise offrant moins de sécurité que les précédents, ne doit être employé que dans des cas exceptionnels.

44. — Quand deux pièces sont assemblées sous un angle très aigu, l'embrèvement est taillé à crans comme l'indiquent les lignes brisées A B C D E et A B C D E F G ; le nombre des crans varie suivant la longueur du joint.

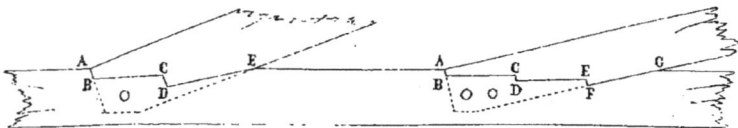

45. – Si, dans un assemblage à tenon et mortaise, une des joues du tenon est apparente, on taille le tenon en biseau, pour l'empêcher de glisser hors de la mortaise.

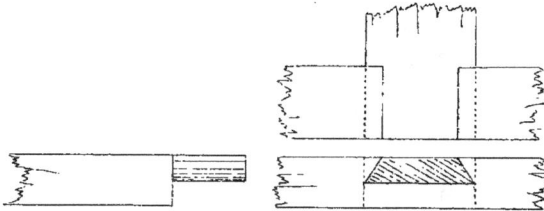

46. – Les dessins ci-dessous représentent des assemblages à tenons et mortaises triangulaires dits à oulice. Un de ces assemblages est fait avec embrèvement.

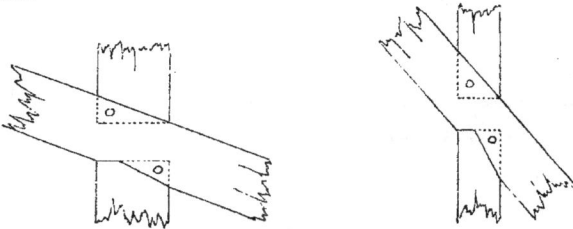

47. – Il arrive quelquefois que lorsqu'on ne peut avoir recours à un embrèvement, on renforce la racine des tenons qui sont exposés à de grandes fatigues, comme l'indiquent les figures ci-dessous.

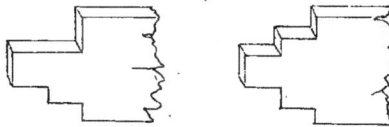

48. – Lorsque les tenons doivent résister à un effort de traction, ils sont taillés à queue d'hironde, et s'assemblent comme l'indique le dessin ci-contre; une des joues est alors toujours apparente.

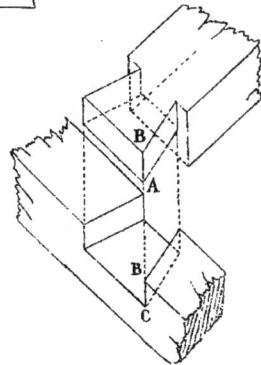

49. – Si un tenon, soumis à une force de traction doit s'engager dans une mortaise taillée au milieu d'une pièce AB, on lui donne la forme indiquée par les lignes m n, n e, d e et d m, puis on fait l'ouverture f g de la mortaise assez longue pour que le bout du tenon puisse y pénétrer. Lorsque le tenon est posé dans la mortaise sa face n e doit coïncider avec celle g h, et le vide s t est rempli par un coin en bois dur que l'on enfonce à coups de maillet.

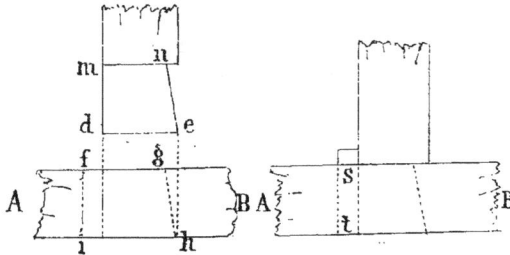

50. – Les assemblages à queue d'hironde se font souvent à l'aide de plusieurs tenons et de plusieurs mortaises, et lorsque le collet d'un tenon ne paraît pas assez solide on ménage un renfort de chaque côté, comme le fait voir un des dessins ci-dessous

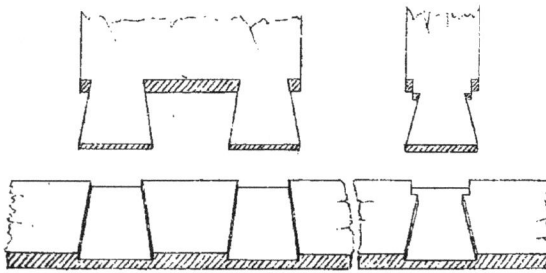

51. – Lorsque deux pièces de bois situées dans le même plan se croisent sous un angle quelconque on les assemble soit à tenons et mortaises, soit à mi-bois. On fait l'assemblage à mi-bois en creusant dans chaque pièce une entaille égale à la moitié de son épaisseur destinée à recevoir la partie taillée de l'autre pièce.

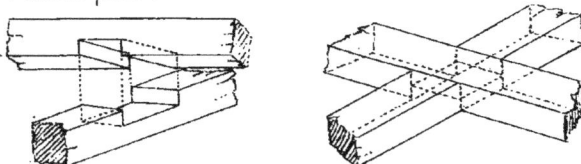

52. — Lorsque deux pièces de bois sont réunies par une de leurs extrémités, elles sont alors entées, et les entailles qui forment l'assemblage se nomment entures. Il existe un assez grand nombre d'assemblages à entures, dont les principaux sont les suivants :

Les pièces entées étant dans le sens vertical :

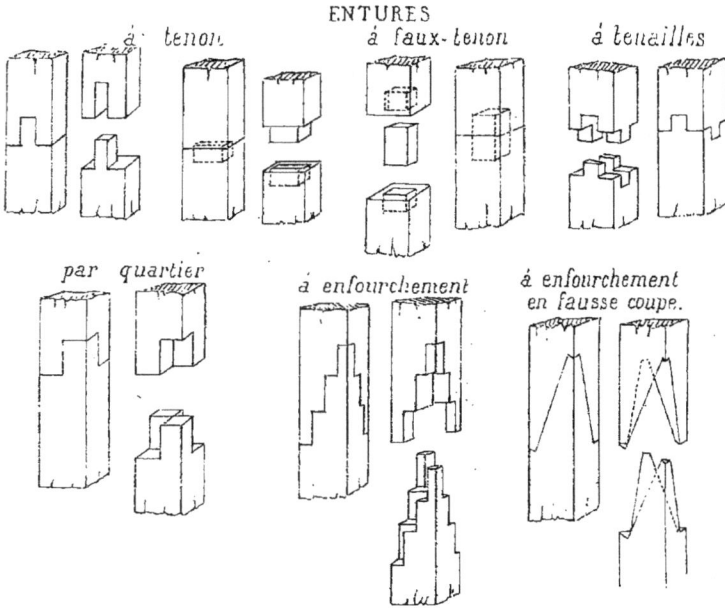

ENTURES

à tenon   à faux-tenon   à tenailles

par quartier   à enfourchement   à enfourchement en fausse coupe.

Les pièces entées étant dans le sens horizontal.

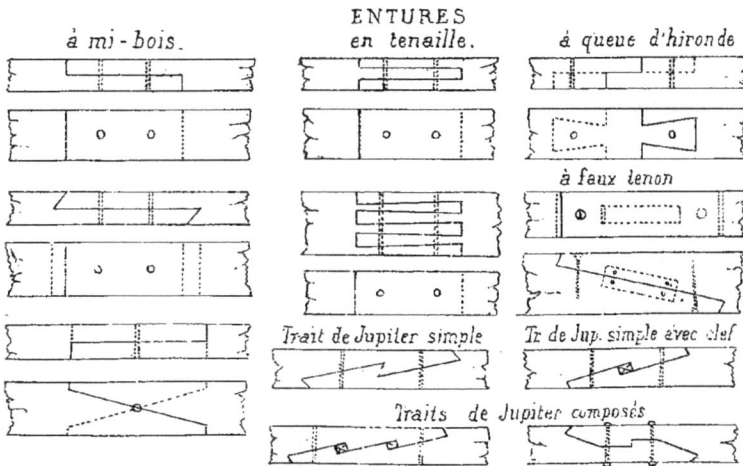

ENTURES

à mi-bois.   en tenaille.   à queue d'hironde

à faux tenon

Trait de Jupiter simple   Tr. de Jup. simple avec clef

Traits de Jupiter composés

53. — Les pièces de bois s'assemblent longitudinalement, soit à plat-joint et à l'aide de ferrements, de clefs ou de faux-tenons, en bois dur, soit à joints diversement taillés, comme l'indiquent les dessins suivants :

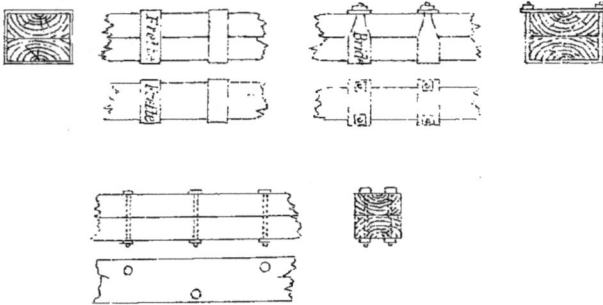

Le nombre et la force des boulons, des frètes et des brides varient suivant l'importance des pièces que l'on assemble et le rôle qu'elles jouent dans les charpentes.

ASSEMBLAGES A PLAT JOINT

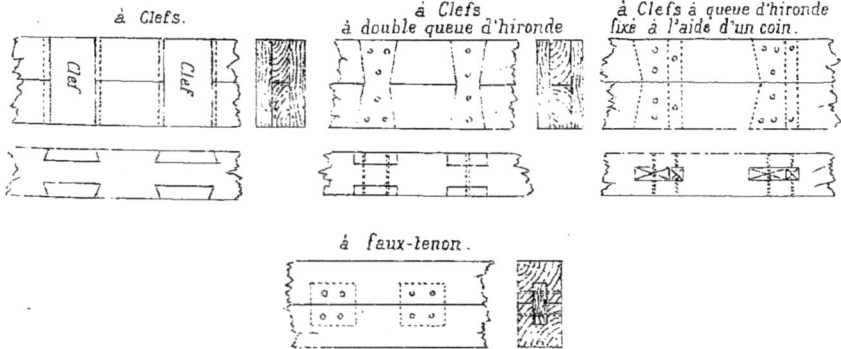

à Clefs. — à Clefs à double queue d'hironde — à Clefs à queue d'hironde fixé à l'aide d'un coin.

à faux-tenon.

L'écartement des clefs varie suivant l'importance des pièces qu'elles réunissent, leur épaisseur, dans le cas où un de leurs côtés est apparent, est égale au quart de la largeur des pièces qu'elles réunissent ; elle sera égale au tiers, si les clefs traversent les pièces au centre et ne sont apparentes qu'à leurs extrémités ; dans l'un et l'autre cas, les clefs devront être en bois dur.

à chevilles en goujon

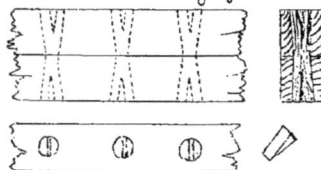

Dans les assemblages à joints plats à chevilles ou goujon, lorsque les goujons ont été enfoncés dans les trous qui traversent les pièces, on les fend avec un ciseau à leurs extrémités b et b' et on enfonce à coups de marteau les coins a dans ces fentes, lesquelles en s'élargissant augmentent le diamètre des parties extrêmes des goujons.

On appelle rainure une mortaise taillée dans toute la longueur d'une pièce de bois, et languette un tenon régnant également dans toute cette longueur d'une pièce.

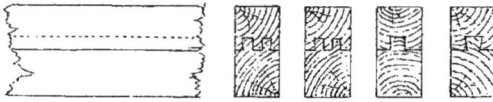

Quelquefois on fait une rainure dans les deux pièces que l'on veut assembler longitudinalement et on les unit ensuite à l'aide d'une fausse languette en bois dur, taillée de telle manière que le sens de ses fibres doit être perpendiculaire à celui des fibres du bois dans lequel elle est fixée.

54. — Les assemblages longitudinaux des planches s'exécutent ordinairement à rainures et languettes; on les fait cependant quelquefois aussi comme ci-dessous :

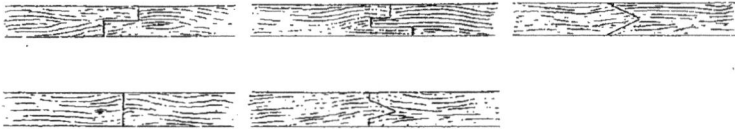

55. — Lorsque deux pièces situées dans un même plan, se réunissent par une de leurs extrémités, en formant un angle quelconque, on emploie un des assemblages suivants pour les réunir.

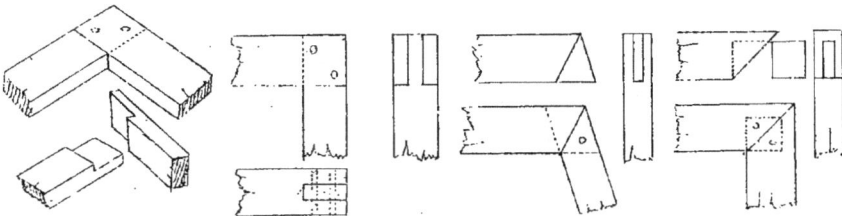

56. — On appelle moises, deux pièces de bois jumelles, saisissant en s'assemblant deux ou un plus grand nombre de pièces qu'elles relient

entre-elles et avec lesquelles elles s'assemblent ordinairement à mi-bois.

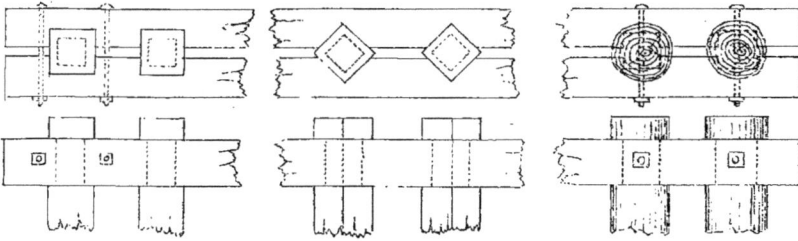

57. – On emploie quelquefois dans certaines parties des charpentes, des bois courbes ; mais la difficulté qu'on éprouve de s'en procurer offrant des courbes convenables aux constructions que l'on a à faire, a forcé les constructeurs à avoir recours à différents procédés pour les courber.

L'eau et la chaleur ayant la propriété de pénétrer les bois en les ramollissant, sont les agents dont on se sert pour leur faire prendre différentes formes.

Pour ramollir un bois par le feu, on le pose, comme l'indique le dessin, dans une position oblique, en fixant une de ses extrémités, tandis que l'autre est chargée d'un poids qui le force à fléchir ; un feu est entretenu dessous de telle manière que la flamme seule vienne frapper le bois, lequel doit, pendant tout le temps de l'opération, être constamment mouillé.

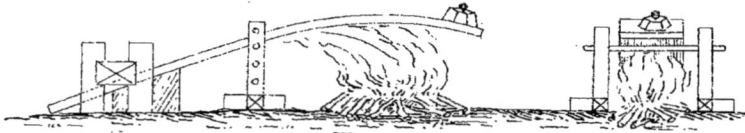

En plongeant les bois dans une chaudière remplie d'eau, de manière à ce qu'ils n'en touchent ni les côtés ni le fond, et en les laissant assez de temps pour que l'eau mise en ébullition les pénètre, on parvient aussi à les ramollir suffisamment pour les courber ensuite.

La vapeur et le sable mouillé sont également employés pour ramollir les bois, lesquels sont, dans ce cas et pendant l'opération, enfermés dans de grandes chaudières remplies de vapeur que l'on renouvelle constamment, ou de sable mouillé entretenu chaud au moyen d'un foyer placé dessous les chaudières, dont les parois ne doivent être touchées, dans l'un et l'autre cas, par les bois qu'elles contiennent.

Lorsque les bois sont suffisamment ramollis, on les applique, lorsqu'ils sont encore chauds, sur des gabarits courbes préparés d'avance, et on les laisse ainsi assez de temps pour qu'ils prennent et conservent la forme qu'on veut leur donner.

Autrefois, pour avoir des bois courbes, on ployait les jeunes arbres : on assujétissait leur tige avec des cordes ou des piquets, et on les mainte-nait dans cette position assez long-temps pour que l'arbre abandonné à lui-même conservât la courbure qu'on voulait lui faire prendre. Ce moyen, contrariant la forme primitive de la tige de l'arbre, est préjudiciable à son développement parce qu'il retarde la végétation ; il n'est pour cette raison, plus en usage maintenant.

VI
Charpente.

58. — On appelle Charpente la réunion d'un certain nombre de pièces de bois posées et assemblées dans différentes positions et situées dans un ou plusieurs plans.

La projection horizontale de cette réunion de bois forme ce qu'on ap-pelle le plan de la charpente ; les autres projections obliques ou verticales prennent des noms différents.

59. — Pour exécuter une charpente, on commence par en tracer les différentes parties de grandeur d'exécution, sur une aire parfaitement unie, (on fait ordinairement ces aires en bois). Une fois ce tracé, que l'on appelle Étalon, terminé, on met les bois que l'on veut employer sur lignes, c'est-à-dire qu'on les pose au-dessus de l'étalon, de manière que leurs axes correspondent à ceux de ce dernier ; puis, guidé par le dessin de l'étalon, on

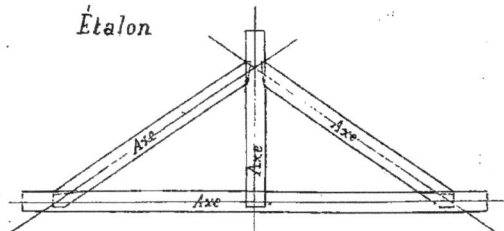

Étalon

trace dessus ces pièces le détail des assemblages. Avant d'être mis sur lignes, les bois sont débités suivant les équarrissages voulus, et il ne reste plus alors qu'à tailler les assemblages. Lorsque ce travail est fait, on s'assure en le montant si la partie de charpente que l'on exécute est convenablement faite; puis, cet examen terminé, les pièces sont déposées sous un hangar à l'abri de l'humidité jusqu'au moment où la charpente doit être montée définitivement.

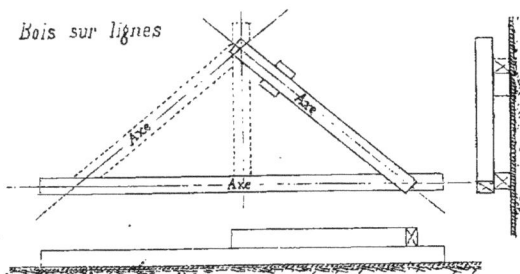

Bois sur lignes

Lorsque les pièces sont encore sur lignes, on a soin de les marquer de repères, afin de les reconnaître plus facilement au moment où on monte défini-tivement la charpente.

60. — Les bâtiments construits en bois se composent: premièrement, de pans de bois verticaux formant les murs des faces; deuxièmement, de cloisons en pans de bois formant les séparations intérieures; troisièmement, de plan-chers ou séparations horizontales des différents étages; quatrièmement, de com-bles ou constructions soutenant les couvertures destinées à préserver de la pluie l'intérieur des bâtiments.

Les pans de bois verticaux formant les façades et les cloisons sont composés de pièces jointives horizontales s'assemblant à mi-bois.

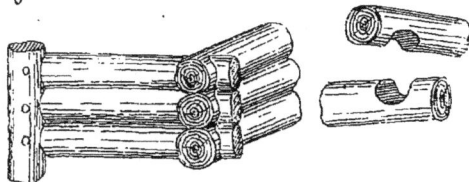

Ce genre de pans est très coûteux et ne peut être employé que dans les pays où le bois est très abondant; on ne les compose donc jour-nellement que des bois nécessaires à la solidité des bâtiments. Ces bois sont taillés et assemblés avec soin, et les vides qu'ils laissent entr'eux sont remplis avec de la maçonnerie de briques ou de petits moellons. Les dessins suivants font voir la disposition des pièces qui composent ordinairement les pans de bois formant les façades et les cloisons intérieures des bâtiments.

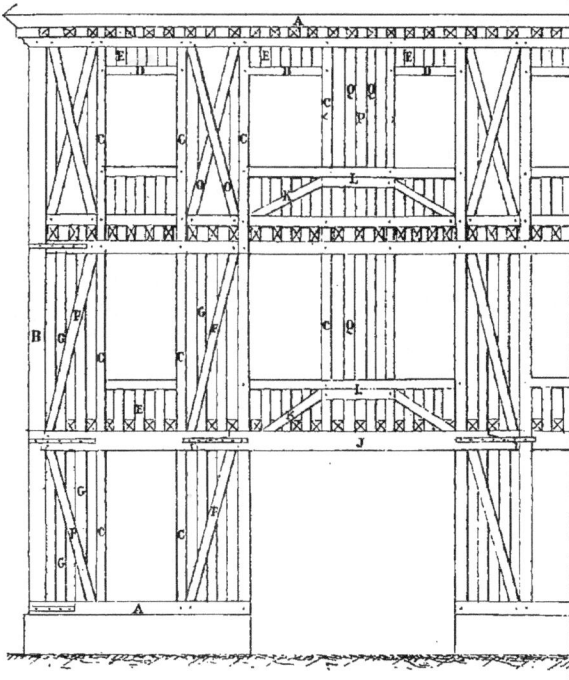

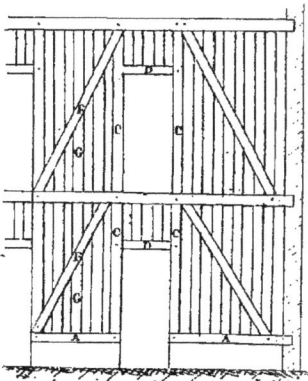

Noms des différentes pièces qui entrent dans la composition des pans de bois

A _ Sablières.
B _ Poteaux corniers.
C _ Poteaux d'huisserie.
D _ Linteaux.
E _ Potelets.
F _ Décharges.
G _ Tournisses.
H _ Croix de St. André.

J _ Poitrail.
K _ Décharges.
L _ Renfort.
M _ Chapeaux ou sommiers.
O _ Guettes.
P _ Croiseau.
Q _ Poteaux de remplissage.

Les planchers sont des charpentes horizontales qui partagent l'intérieur des bâtiments en étages et sont soutenus par les murs de ces bâtiments.

Lorsque les murs d'un bâtiment sont éloignés, pour éviter l'emploi de longues et fortes pièces, on emploie des poutres en bois ou en fer dont les extrémités reposent sur les murs et sur lesquelles s'appuient les pièces qui composent la charpente du plancher.

Plan de la charpente d'un plancher.

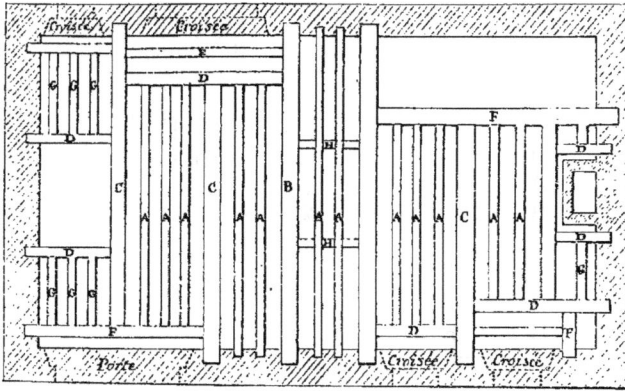

Coupe suiv.t AB. Partie de plan de la charpente d'un plancher. Coupe suiv.t CD.

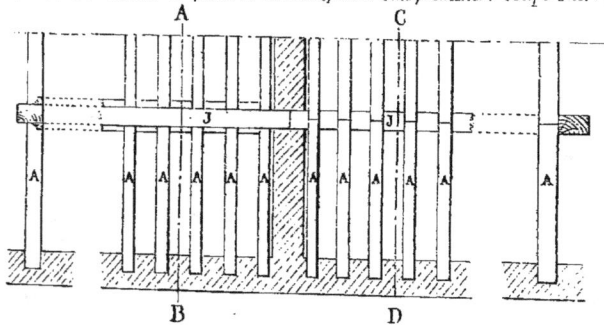

Noms des différentes pièces
qui entrent dans la composition des charpentes des planchers

A. — Solives.	D. — Chevêtres	G. — Soliveaux.
B. — Solives d'enchevêtrure.	E. — Faux chevêtres	H. — Entretoises
C. — Solives d'enchevêtrure boiteuses.	F. — Lingoirs	J. — Poutres.

Les planchers à enrayures sont formés de pièces qui en général ne traversent point d'un mur à l'autre, mais qu'on assemble les unes aux autres. Leur disposition varie à l'infini ; car elle dépend non-seulement de la forme du bâtiment, mais encore de la longueur des pièces qui est souvent plus petite que l'intervalle des murs.

Enrayure.

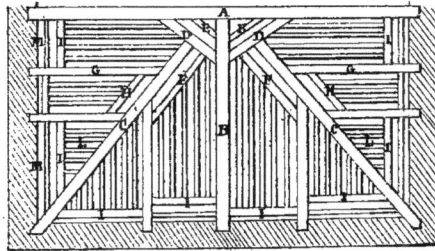

Noms des différentes pièces
qui entrent dans la composition des charpentes des planchers à enrayure :

A.— Entrait de long-pan. E.— Faux goussets. I.— Chevêtres
B.— Entraits de coupe. F.— Chevêtres à coupe biaise K.— Solives de remplissage
C.— Coyers. G.— Entraits de coupe. L.— Embranchements
D.— Goussets. H.— Chevêtres obliques. M.— Faux chevêtres.

Les différentes pièces qui composent les charpentes des planchers ne doivent s'appuyer sur les murs que dans les parties où il n'y a pas d'ouverture, c'est-à-dire sur les trumeaux.

La couverture et la charpente qui la supporte forment ce que l'on appelle le Comble d'un bâtiment.

On divise les combles en combles simples, en combles brisés ou à la mansarde et en combles pyramidaux.

Les combles simples présentent ordinairement un ou deux plans inclinés. Lorsqu'ils n'en présentent qu'un on les nomme appentis; ils n'ont alors qu'un égout. Lorsqu'ils présentent deux plans inclinés en sens contraire formant un angle au sommet et dont les extrémités sont terminées par des murs triangulaires qu'on nomme pignons, ils ont alors deux égouts. Il arrive souvent qu'au lieu de terminer les combles par des pignons, on les remplace par des plans inclinés triangulaires formant égout et que l'on nomme croupes. Les plans inclinés des grandes faces d'un bâtiment se nomment longs-pans et les angles formés par les longs-pans et les croupes se nomment angles d'arêtiers.

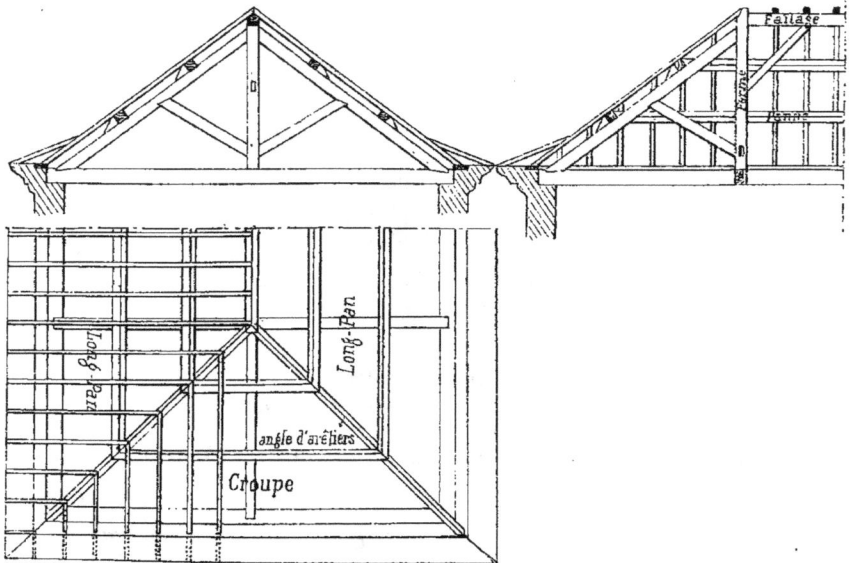

Lorsque les combles ont peu de longueur, les pannes et le faîtage sont simplement portés par les pignons; si, au contraire, ils ont une assez grande longueur, ils s'exécutent par travées et sont alors composés de fermes.

Les fermes sont composées de plusieurs pièces assemblées, elles servent à supporter les plans inclinés qui forment la toiture.

La distance d'une ferme à l'autre se nomme travée.

Fermes simples.

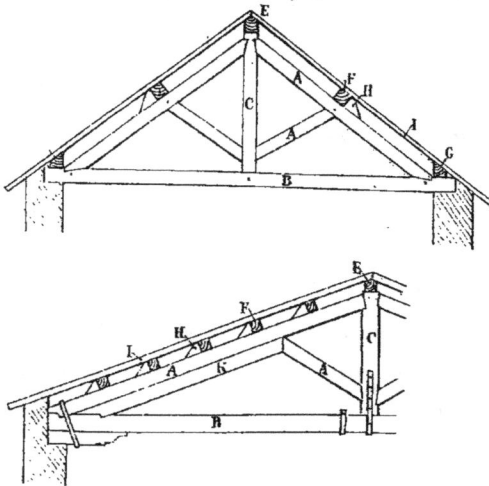

Noms des différentes pièces qui entrent dans la composition des fermes simples.

A. — Arbalétriers

B. — Entrait ou tirant.

C. — Poinçon

D. — Contre-fiches

E. — Faîtage.

F. — Pannes.

G. — Sablières

H. — Chantignolles

I. — Chevrons.

K. — Sous-arbalétrier.

Fermes à entrait retroussé.

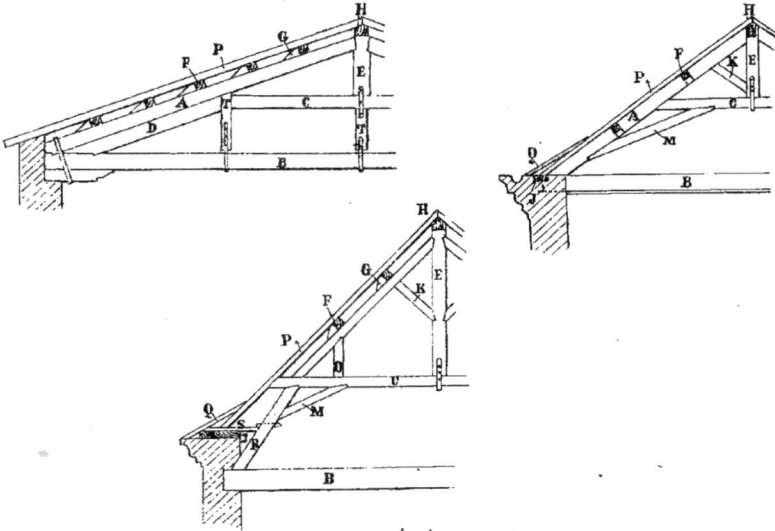

Noms des différentes pièces
qui entrent dans la composition des fermes à entrait retroussé.

A .. Arbalétriers.	G .. Chantignolles.	P .. Chevrons.
B .. Entrait ou tirant.	H .. Faîtage.	Q .. Coyaux.
C .. Entrait retroussé.	J .. Plateformes, semelles ou sablières.	R .. Jambes de force.
D .. Sous-arbalétriers.	K .. Contre-fiches.	S .. Blochets.
E .. Poinçon.	M .. Aisseliers.	T .. Aiguilles pendantes.
F .. Pannes.	O .. Jambettes.	

Fermes de combles à la mansarde.

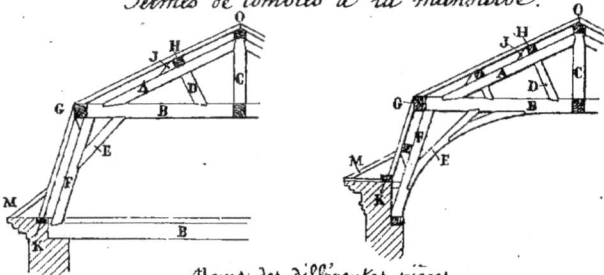

Noms des différentes pièces
qui entrent dans la composition des fermes à la mansarde.

A .. Arbalétriers.	E .. Liens.	J .. Chantignolles.
B .. Entrait.	F .. Jambes de force.	K .. Semelles, plates-formes ou sablières.
C .. Poinçon.	G .. Pannes de brisis.	M .. Coyaux.
D .. Jambettes.	H .. Pannes.	O .. Faîtage.

Fermes de combles pyramidaux.

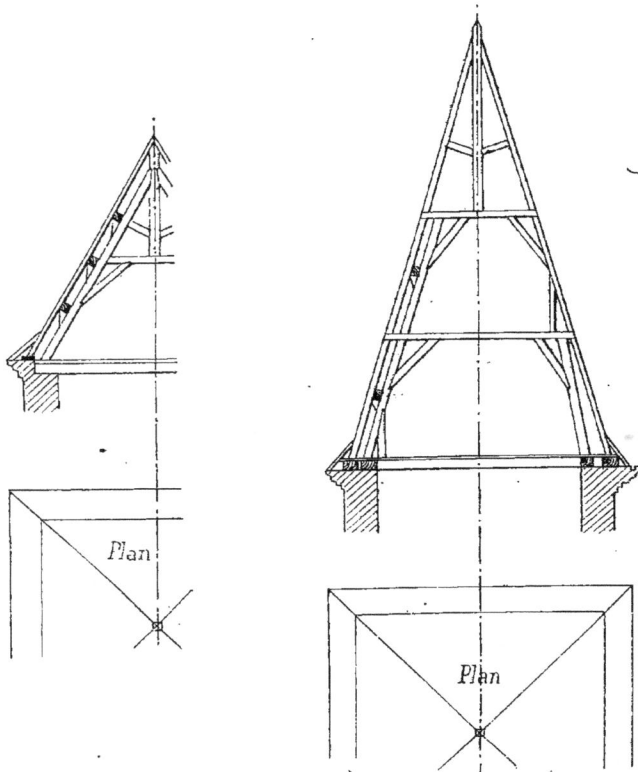

Plan

Plan

Les différentes pièces de charpente qui composent les fermes pyramidales se désignent par les mêmes noms que ceux des fermes précédentes.

61. — On appelle **Chaulatte** une pièce de bois placée à l'extrémité des chevrons en saillie sur la corniche supérieure d'un bâtiment; elle reçoit la couverture et rejette les eaux pluviales au-delà du pied du mur de ce bâtiment.

On donne le nom d'**Empanon** aux chevrons d'inégale longueur qui sont appuyés par une extrémité sur les arêtiers et assemblés par l'autre dans la sablière ou la plate-forme.

On appelle **Arc-boutant** une pièce de bois inclinée qui sert à maintenir l'aplomb d'un corps solide quelconque.

Un poteau placé à plomb sous une pièce que l'on veut soutenir se nomme Chandelle.

On donne le nom d'Etançon à une pièce de bois soutenant un mur ou une charpente menaçant ruine.

On appelle Tas, la place sur laquelle on pose, en l'assemblant, une pièce de bois dans la charpente d'un bâtiment. Les tenons, mortaises ou entailles des assemblages de cette pièce sont faits alors sur le tas.

Lorsque deux pans de toiture se rencontrent en formant un angle, la pièce de bois qui se trouve sous l'arête rentrante prend le nom de noue.

On dit : qu'une ferme est au levage lorsqu'on l'enlève à l'aide d'une ou de plusieurs chèvres pour la mettre en place.

———————

2ᵉᵐᵉ PARTIE.

I.

Formules pratiques.

Renseignements divers.

62. – Dans toutes les formules pratiques suivantes, on a supposé que le mètre carré de couverture répondait aux poids suivants:

Couverture en tuiles creuses maçonnées _ _ _ _ _ _ _ _ _ 200ᴷ 00

_ _ _ id _ _ _ _ _ id _ _ _ id _ _ non maçonnées _ _ _ _ _ _ 160. 00

_ _ _ id _ _ _ _ _ id _ plates _ _ _ _ _ _ _ _ _ _ _ _ _ 130. 00

_ _ _ _ id _ _ en ardoises _ _ _ _ _ _ _ _ _ _ _ _ _ _ 100. 00

_ _ _ id _ _ en tôle galvanisée ou en zinc n°. 14 _ _ _ _ _ 65. 00

Ces poids comprennent ceux de la tuile, de l'ardoise ou du zinc, d'une couche de neige de 0ᵐ 25 d'épaisseur, d'un vent d'une vitesse de 7 à 8 mètres par seconde frappant perpendiculairement la couverture et des bois composant la charpente.

63. Inclinaison des diverses sortes de couvertures les plus usitées:

Tuiles creuses maçonnées   de 21 à 31 degrés à l'horizon.

_ id _ _ id _ _ non maçonnées   de 21 à 27 _ _ _ _ _ _ id. _ _ _ _ _ _

_ id _ plates à crochets _ _ _ _ de 33 à 45 _ _ _ _ _ id. _ _ _ _ _

Ardoises _ _ _ _ _ _ _ _ _ _ _ de 30 à (illimité) _ _ id. _ _ _ _ _ _

Zinc ou tôle galvanisée _ _ _ _ de 10 à (_ _ id _ _) _ _ id. _ _ _ _ _ _

64. – Les lettres employées dans les formules sont les suivantes:

a. Largeur de la section transversale des pièces qui composent les charpentes.

b. Hauteur. _ _ _ _ _ _ id _ _ _ _ _ _ _ _ id _ _ _ _ _ _ id _ _ _ _ _ _ id _ _ _ _ _ _ _ id _ _ _ _

c. Longueur des arbalétriers des fermes simples et des arbalétriers supérieurs des fermes à entrait retroussé.

C'. Projection horizontale de l'arbalétrier c

c, Longueur des arbalétriers inférieurs des fermes à entrait retroussé.

c'. Projection horizontale de l'arbalétrier c,

C". Demi-portée des fermes à entrait retroussé ou demi écartement des murs sur lesquels elles reposent.

d. Diamètre de la section transversale des pièces cylindriques qui composent les charpentes

e. Écartement des fermes.

h. Hauteur des fermes simples et projection verticale de l'arbalétrier supérieur des fermes à entrait retroussé.

h, Projection verticale de l'arbalétrier inférieur c, des fermes à entrait retroussé.

II.

Formules pratiques pour déterminer approximativement les dimensions des arbalétriers.

Fermes simples.

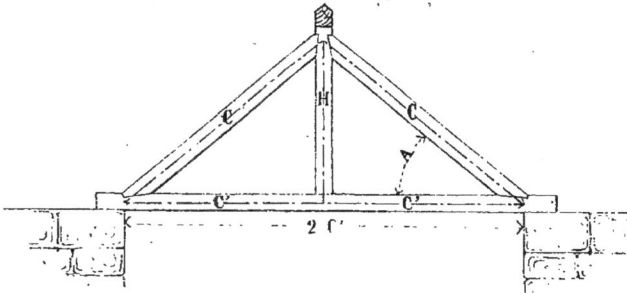

65. Formules pratiques pour déterminer approximativement les dimensions des arbalétriers en bois de section transversale rectangulaire.

La couverture étant en tuiles creuses maçonnées.

1° Si la charpente est en bois brut

Et si l'on fait a = b ___ on aura ___ $b^3 = 0.000\ 214\ 2 \times C \times C' \times e$

___ " ___ a = 0.90 b ___ " ___ $b^3 = 0.000\ 238\ 1 \times C \times C' \times e$

___ " ___ a = 0.75 b ___ " ___ $b^3 = 0.000\ 185\ 7 \times C \times C' \times e$

2°. Si la charpente est en bois choisi grossièrement équarri

Et si l'on fait a = b   on aura — b^3 = 0.000 187 5 × c × c' × e

— id — a = 0.90 b — id — b^3 = 0.000 208 3 × c × c' × e

— " — a = 0.80 b — " — b^3 = 0.000 234 4 × c × c' × e

— " — a = 0.75 b — " — b^3 = 0.000 250 0 × c × c' × e

— " — a = 0.70 b — " — b^3 = 0.000 267 9 × c × c' × e

— " — a = 0.60 b — " — b^3 = 0.000 312 5 × c × c' × e

— — a = 0.50 b — " — b^3 = 0.000 375 0 × c × c' × e

3°. Si la charpente est en bois de choix à vives arêtes

Et si l'on fait a = b — on aura — b^3 = 0.000 150 0 × c × c' × e

— id. — a = 0.90 b — id. — b^3 = 0.000 166 7 × c × c' × e

— " — a = 0.80 b — " — b^3 = 0.000 187 5 × c × c' × e

— " — a = 0.75 b — " — b^3 = 0.000 200 0 × c × c' × e

— " — a = 0.70 b — " — b^3 = 0.000 214 3 × c × c' × e

— " — a = 0.60 b — " — b^3 = 0.000 250 0 × c × c' × e

— " — a = 0.50 b — " — b^3 = 0.000 300 0 × c × c' × e

——— La couverture étant en tuiles creuses non maçonnées. ———

1°. — Si la charpente est en bois brut

Et si l'on fait a = b — on aura — b^3 = 0.000 171 4 × c × c' × e

— id — a = 0.90 b — id — b^3 = 0.000 190 4 × c × c' × e

— " — a = 0.75 b — " — b^3 = 0.000 228 5 × c × c' × e

2°. — Si la charpente est en bois choisi grossièrement équarri

Et si l'on fait a = b — on aura — b^3 = 0.000 150 0 × c × c' × e

— id — a = 0.90 b — id — b^3 = 0.000 166 7 × c × c' × e

— " — a = 0.80 b — " — b^3 = 0.000 187 5 × c × c' × e

— " — a = 0.75 b — " — b^3 = 0.000 200 0 × c × c' × e

— " — a = 0.70 b — " — b^3 = 0.000 214 3 × c × c' × e

— " — a = 0.60 b — " — b^3 = 0.000 250 0 × c × c' × e

— " — a = 0.50 b — " — b^3 = 0.000 300 0 × c × c' × e

3°. Si la charpente est en bois de choix à vives arêtes.

Et si l'on fait a = b — on aura — b^3 = 0.000 120 0 × c × c' × e

— id. — a = 0.90 b — id — b^3 = 0.000 133 3 × c × c' × e

— " — a = 0.80 b — " — b^3 = 0.000 120 0 × c × c' × e

Et si l'on fait $a = 0.75\,b$ on aura $b^3 = 0.000\,160\,0 \times c \times c'x \times e$

___ id ___ $a = 0.70\,b$ ___ id ___ $b^3 = 0.000\,171\,4 \times c \times c'x \times e$

___ " ___ $a = 0.60\,b$ ___ " ___ $b^3 = 0.000\,200\,0 \times c \times c'x \times e$

___ " ___ $a = 0.50\,b$ ___ " ___ $b^3 = 0.000\,240\,0 \times c \times c'x \times e$

_____ La couverture étant en tuiles plates. _____

1°. Si la charpente est en bois brut.

Et si l'on fait $a = b$ on aura ___ $b^3 = 0.000\,139\,3 \times c \times c'x \times e$

___ id ___ $a = 0.90\,b$ ___ id ___ $b^3 = 0.000\,154\,8 \times c \times c'x \times e$

___ " ___ $a = 0.75\,b$ ___ " ___ $b^3 = 0.000\,184\,7 \times c \times c'x \times e$

2°. Si la charpente est en bois choisi grossièrement équarri

Et si l'on fait $a = b$ ___ on aura $b^3 = 0.000\,121\,9 \times c \times c'x \times e$

___ id ___ $a = 0.90\,b$ ___ id ___ $b^3 = 0.000\,135\,4 \times c \times c'x \times e$

___ " ___ $a = 0.80\,b$ ___ " ___ $b^3 = 0.000\,152\,4 \times c \times c'x \times e$

___ " ___ $a = 0.75\,b$ ___ " ___ $b^3 = 0.000\,162\,5 \times c \times c'x \times e$

___ " ___ $a = 0.70\,b$ ___ " ___ $b^3 = 0.000\,174\,1 \times c \times c'x \times e$

___ " ___ $a = 0.60\,b$ ___ " ___ $b^3 = 0.000\,203\,2 \times c \times c'x \times e$

___ " ___ $a = 0.50\,b$ ___ " ___ $b^3 = 0.000\,243\,8 \times c \times c'x \times e$

3°. Si la charpente est en bois de choix à vives arêtes.

Et si l'on fait $a = b$ on aura $b^3 = 0.000\,097\,5 \times c \times c'x \times e$

___ id ___ $a = 0.90\,b$ ___ id. ___ $b^3 = 0.000\,108\,3 \times c \times c'x \times e$

___ " ___ $a = 0.80\,b$ ___ " ___ $b^3 = 0.000\,121\,9 \times c \times c'x \times e$

___ " ___ $a = 0.75\,b$ ___ " ___ $b^3 = 0.000\,130\,0 \times c \times c'x \times e$

___ " ___ $a = 0.70\,b$ ___ " ___ $b^3 = 0.000\,139\,3 \times c \times c'x \times e$

___ " ___ $a = 0.60\,b$ ___ " ___ $b^3 = 0.000\,162\,5 \times c \times c'x \times e$

___ " ___ $a = 0.50\,b$ ___ " ___ $b^3 = 0.000\,195\,0 \times c \times c'x \times e$

_____ La couverture étant en ardoises. _____

1°. Si la charpente est en bois brut

Et si l'on fait $a = b$ on aura ___ $b^3 = 0.000\,107\,1 \times c \times c'x \times e$

___ id ___ $a = 0.90\,b$ ___ id ___ $b^3 = 0.000\,119\,4 \times c \times c'x \times e$

___ " ___ $a = 0.75\,b$ ___ " ___ $b^3 = 0.000\,142\,9 \times c \times c'x \times e$

2°. Si la charpente est en bois choisi grossièrement équarri

Et si l'on fait $a = b$ on aura ___ $b^3 = 0.000\,093\,8 \times c \times c'x \times e$

Et si l'on fait $a = 0.90 \, b$ on aura $b^3 = 0.000 \, 104 \, 2 \times c \times c' \times e$

— id — $a = 0.80 \, b$ — id — $b^3 = 0.000 \, 117 \, 2 \times c \times c' \times e$

— " — $a = 0.75 \, b$ — " — $b^3 = 0.000 \, 125 \, 0 \times c \times c' \times e$

— " — $a = 0.70 \, b$ — " — $b^3 = 0.000 \, 133 \, 9 \times c \times c' \times e$

— " — $a = 0.60 \, b$ — " — $b^3 = 0.000 \, 156 \, 3 \times c \times c' \times e$

— " — $a = 0.50 \, b$ — " — $b^3 = 0.000 \, 187 \, 5 \times c \times c' \times e$

3°. Si la charpente est en bois de choix à vives arêtes

Et si l'on fait $a = b$ — on aura $b^3 = 0.000 \, 075 \, 0 \times c \times c' \times e$

— id — $a = 0.90 \, b$ — id. — $b^3 = 0.000 \, 083 \, 3 \times c \times c' \times e$

— " — $a = 0.80 \, b$ — " — $b^3 = 0.000 \, 093 \, 8 \times c \times c' \times e$

— " — $a = 0.75 \, b$ — " — $b^3 = 0.000 \, 100 \, 0 \times c \times c' \times e$

— " — $a = 0.70 \, b$ — " — $b^3 = 0.000 \, 107 \, 1 \times c \times c' \times e$

— " — $a = 0.60 \, b$ — " — $b^3 = 0.000 \, 125 \, 0 \times c \times c' \times e$

— " — $a = 0.50 \, b$ — " — $b^3 = 0.000 \, 150 \, 0 \times c \times c' \times e$

———— La couverture étant en zinc ou en tôle galvanisée ————

1°. Si la charpente est en bois brut.

Et si l'on fait $a = b$ — on aura $b^3 = 0.000 \, 069 \, 6 \times c \times c' \times e$

— id — $a = 0.90 \, b$ — id. — $b^3 = 0.000 \, 077 \, 4 \times c \times c' \times e$

— " — $a = 0.75 \, b$ — " — $b^3 = 0.000 \, 092 \, 9 \times c \times c' \times e$

2°. Si la charpente est en bois choisi grossièrement équarri

Et si l'on fait $a = b$ — on aura $b^3 = 0.000 \, 060 \, 9 \times c \times c' \times e$

— id. — $a = 0.90 \, b$ — id. — $b^3 = 0.000 \, 067 \, 7 \times c \times c' \times e$

— " — $a = 0.80 \, b$ — " — $b^3 = 0.000 \, 076 \, 2 \times c \times c' \times e$

— " — $a = 0.75 \, b$ — " — $b^3 = 0.000 \, 081 \, 3 \times c \times c' \times e$

— " — $a = 0.70 \, b$ — " — $b^3 = 0.000 \, 087 \, 1 \times c \times c' \times e$

— " — $a = 0.60 \, b$ — " — $b^3 = 0.000 \, 101 \, 6 \times c \times c' \times e$

— " — $a = 0.50 \, b$ — " — $b^3 = 0.000 \, 121 \, 9 \times c \times c' \times e$

3°. Si la charpente est en bois de choix à vives arêtes

Et si l'on fait $a = b$ — on aura $b^3 = 0.000 \, 048 \, 8 \times c \times c' \times e$

— id. — $a = 0.90 \, b$ — id — $b^3 = 0.000 \, 054 \, 2 \times c \times c' \times e$

— " — $a = 0.80 \, b$ — " — $b^3 = 0.000 \, 060 \, 9 \times c \times c' \times e$

— " — $a = 0.75 \, b$ — " — $b^3 = 0.000 \, 065 \, 0 \times c \times c' \times e$

— " — $a = 0.70 \, b$ — " — $b^3 = 0.000 \, 069 \, 6 \times c \times c' \times e$

Et si l'on fait $a = 0.60\,b$ on aura $b^3 = 0.000\,081\,3 \times c \times c' \times e$

_____ id _____ $a = 0.50\,b$ _____ id _____ $b^3 = 0.000\,097\,5 \times c \times c' \times e$

Exemple

Déterminer l'équarrissage d'un arbalétrier en bois de choix à vives arêtes d'une section transversale rectangulaire telle que $a = 0.70\,b$. La couverture étant en ardoises, la portée $2\,c'$ de la ferme, où l'écartement des murs, étant de 10 mètres, l'écartement e des fermes étant de 3 mètres et l'arbalétrier formant avec l'horizon un angle A de 40 degrés.

En cherchant dans les formules précédentes (65) s'appliquant aux arbalétriers des charpentes en bois de choix à vives arêtes couvertes en ardoises, on trouve en regard de $a = 0.70\,b$:

$$b^3 = 0.000\,107\,1 \times c \times c' \times e$$

si on remplace les lettres de cette formule par leur valeur on a

$$b^3 = 0.000\,107\,1 \times 6.525 \times 5.00 \times 3.00$$

et par suite $b = 0^m 219$ et $a = 0^m 219 \times 0.70 = 0^m 153$

On obtiendra la valeur de C à l'aide du tableau XIV. L'inclinaison de l'arbalétrier ou l'angle A qu'il forme avec l'horizon étant de 40 degrés, on trouve en regard de ce nombre et dans la colonne qui a rapport aux arbalétriers C. $C = 1.305 \times c'$, hors comme dans cet exemple $2\,c' = 10^m$ et $c' = 5^m\,00$, on aura :

$$C = 1.305 \times 5 \text{ et par suite } C = 6.525.$$

Fermes simples.

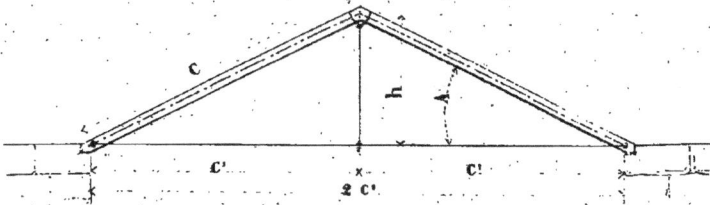

66. — Formules pratiques pour déterminer approximativement les dimensions des arbalétriers en fer forgé de section transversale rectangulaire.

_____ La couverture étant en tuiles plates. _____

Si l'on fait $a = b$ on aura _____ $b^3 = 0.000\,016\,25 \times c \times c' \times e$

Si l'on fait $a = 0.95\ b$ on aura $b^3 = 0.000\ 017\ 11 \times c \times c' \times e$

___ id. ___ $a = 0.90\ b$ ___ id. ___ $b^3 = 0.000\ 018\ 06 \times c \times c' \times e$

___ „ ___ $a = 0.85\ b$ ___ . ___ $b^3 = 0.000\ 019\ 12 \times c \times c' \times e$

___ „ ___ $a = 0.80\ b$ ___ „ ___ $b^3 = 0.000\ 020\ 31 \times c \times c' \times e$

___ „ ___ $a = 0.75\ b$ ___ „ ___ $b^3 = 0.000\ 021\ 67 \times c \times c' \times e$

___ „ ___ $a = 0.70\ b$ ___ „ ___ $b^3 = 0.000\ 023\ 21 \times c \times c' \times e$

___ „ ___ $a = 0.65\ b$ ___ „ ___ $b^3 = 0.000\ 025\ 00 \times c \times c' \times e$

___ „ ___ $a = 0.60\ b$ ___ „ ___ $b^3 = 0.000\ 027\ 08 \times c \times c' \times e$

___ „ ___ $a = 0.55\ b$ ___ . ___ $b^3 = 0.000\ 029\ 55 \times c \times c' \times e$

___ . ___ $a = 0.50\ b$ ___ „ ___ $b^3 = 0.000\ 032\ 50 \times c \times c' \times e$

___ „ ___ $a = 0.45\ b$ ___ „ ___ $b^3 = 0.000\ 036\ 11 \times c \times c' \times e$

___ „ ___ $a = 0.40\ b$ ___ „ ___ $b^3 = 0.000\ 040\ 63 \times c \times c' \times e$

___ „ ___ $a = 0.35\ b$ ___ . ___ $b^3 = 0.000\ 046\ 43 \times c \times c' \times e$

___ „ ___ $a = 0.30\ b$ ___ „ ___ $b^3 = 0.000\ 054\ 17 \times c \times c' \times e$

___ „ ___ $a = 0.25\ b$ ___ „ ___ $b^3 = 0.000\ 065\ 00 \times c \times c' \times e$

___ „ ___ $a = 0.20\ b$ ___ . ___ $b^3 = 0.000\ 081\ 25 \times c \times c' \times e$

___ „ ___ $a = 0.15\ b$ ___ . ___ $b^3 = 0.000\ 108\ 33 \times c \times c' \times e$

___ . ___ $a = 0.10\ b$ ___ „ ___ $b^3 = 0.000\ 162\ 50 \times c \times c' \times e$

___ „ ___ $a = 0.05\ b$ ___ . ___ $b^3 = 0.000\ 325\ 00 \times c \times c' \times e$

_____ La couverture étant en ardoises _____

Si l'on fait $a = b$ ___ on aura $b^3 = 0.000\ 012\ 50 \times c \times c' \times e$

___ id. ___ $a = 0.95\ b$ ___ id. ___ $b^3 = 0.000\ 013\ 16 \times c \times c' \times e$

___ . ___ $a = 0.90\ b$ ___ „ ___ $b^3 = 0.000\ 013\ 89 \times c \times c' \times e$

___ „ ___ $a = 0.85\ b$ ___ „ ___ $b^3 = 0.000\ 014\ 71 \times c \times c' \times e$

___ „ ___ $a = 0.80\ b$ ___ „ ___ $b^3 = 0.000\ 015\ 63 \times c \times c' \times e$

___ „ ___ $a = 0.75\ b$ ___ „ ___ $b^3 = 0.000\ 016\ 67 \times c \times c' \times e$

___ . ___ $a = 0.70\ b$ ___ „ ___ $b^3 = 0.000\ 017\ 86 \times c \times c' \times e$

___ „ ___ $a = 0.65\ b$ ___ „ ___ $b^3 = 0.000\ 019\ 23 \times c \times c' \times e$

___ . ___ $a = 0.60\ b$ ___ „ ___ $b^3 = 0.000\ 020\ 83 \times c \times c' \times e$

___ „ ___ $a = 0.55\ b$ ___ „ ___ $b^3 = 0.000\ 022\ 73 \times c \times c' \times e$

___ . ___ $a = 0.50\ b$ ___ . ___ $b^3 = 0.000\ 025\ 00 \times c \times c' \times e$

___ „ ___ $a = 0.45\ b$ ___ . ___ $b^3 = 0.000\ 027\ 78 \times c \times c' \times e$

___ „ ___ $a = 0.40\ b$ ___ „ ___ $b^3 = 0.000\ 031\ 25 \times c \times c' \times e$

___ „ ___ $a = 0.35\ b$ ___ „ ___ $b^3 = 0.000\ 035\ 71 \times c \times c' \times e$

Si l'on fait $a = 0.30\, b$ on aura $b^3 = 0.000\ 041\ 67 \times c \times c' \times e$

—— id —— $a = 0.25\, b$ —— id —— $b^3 = 0.000\ 050.00 \times c \times c' \times e$

—— " —— $a = 0.20\, b$ —— " —— $b^3 = 0.000\ 062\ 50 \times c \times c' \times e$

—— " —— $a = 0.15\, b$ —— " —— $b^3 = 0.000\ 083\ 33 \times c \times c' \times e$

—— " —— $a = 0.10\, b$ —— " —— $b^3 = 0.000\ 125\ 00 \times c \times c' \times e$

—— " —— $a = 0.05\, b$ —— " —— $b^3 = 0.000\ 250.00 \times c \times c' \times e$

—— *La couverture étant en zinc ou en tôle galvanisée.* ——

Si l'on fait $a = b$ —— on aura $b^3 = 0.000\ 008\ 13 \times c \times c' \times e$

—— id. —— $a = 0.95\, b$ —— id —— $b^3 = 0.000\ 008\ 55 \times c \times c' \times e$

—— id —— $a = 0.90\, b$ —— " —— $b^3 = 0.000\ 009\ 03 \times c \times c' \times e$

—— " —— $a = 0.85\, b$ —— " —— $b^3 = 0.000\ 009\ 56 \times c \times c' \times e$

—— " —— $a = 0.80\, b$ —— " —— $b^3 = 0.000\ 010\ 16 \times c \times c' \times e$

—— " —— $a = 0.75\, b$ —— " —— $b^3 = 0.000\ 010\ 83 \times c \times c' \times e$

—— " —— $a = 0.70\, b$ —— " —— $b^3 = 0.000\ 011\ 61 \times c \times c' \times e$

—— " —— $a = 0.65\, b$ —— " —— $b^3 = 0.000\ 012\ 50 \times c \times c' \times e$

—— " —— $a = 0.60\, b$ —— " —— $b^3 = 0.000\ 013\ 54 \times c \times c' \times e$

—— " —— $a = 0.55\, b$ —— " —— $b^3 = 0.000\ 014\ 77 \times c \times c' \times e$

—— " —— $a = 0.50\, b$ —— " —— $b^3 = 0.000\ 016\ 25 \times c \times c' \times e$

—— " —— $a = 0.45\, b$ —— " —— $b^3 = 0.000\ 018\ 06 \times c \times c' \times e$

—— " —— $a = 0.40\, b$ —— " —— $b^3 = 0.000\ 020\ 31 \times c \times c' \times e$

—— " —— $a = 0.35\, b$ —— " —— $b^3 = 0.000\ 023\ 21 \times c \times c' \times e$

—— " —— $a = 0.30\, b$ —— " —— $b^3 = 0.000\ 027\ 08 \times c \times c' \times e$

—— " —— $a = 0.25\, b$ —— " —— $b^3 = 0.000\ 032\ 50 \times c \times c' \times e$

—— " —— $a = 0.20\, b$ —— " —— $b^3 = 0.000\ 040\ 63 \times c \times c' \times e$

—— " —— $a = 0.15\, b$ —— " —— $b^3 = 0.000\ 054\ 17 \times c \times c' \times e$

—— " —— $a = 0.10\, b$ —— " —— $b^3 = 0.000\ 081\ 25 \times c \times c' \times e$

—— " —— $a = 0.05\, b$ —— " —— $b^3 = 0.000\ 162\ 50 \times c \times c' \times e$

Exemple.

Déterminer l'équarrissage d'un arbalétrier en fer forgé d'une section transversale rectangulaire telle que $a = 0.50\, b$. La couverture étant en zinc, la portée $2\, c$ de la ferme, ou l'écartement des murs, étant de 6 mètres, l'écartement e des fermes étant de 3 mètres, et l'arbalétrier formant avec l'horizon un angle A de 20 degrés.

En cherchant dans les formules précédentes (66) s'appliquant aux arbalétriers des charpentes en fer couvertes en zinc, on trouve en regard de $a = 0.50\,b$.

$$b^3 = 0.000\ 016\ 25 \times c \times c' \times e$$

si on remplace les lettres de cette formule par leurs valeurs on a :

$$b^3 = 0.000\ 016\ 25 \times 3.192 \times 3.00 \times 3.00$$

et par suite $b = 0^m.078$ et $a = 0^m.078 \times 0,50 = 0^m.039$.

On obtiendra la valeur de c à l'aide du tableau XLV. L'inclinaison de l'arbalétrier ou l'angle A qu'il forme avec l'horizon étant de 20 degrés, on trouve en regard de ce nombre et dans la colonne qui a rapport aux arbalétriers c ; $c = 1.064 \times c'$, or, comme, dans cet exemple $2\,c' = 6^m.00$ et $c' = 3^m.00$ on aura : $c = 1.064 \times 3.00$, et par suite $c = 3^m.192$.

Fermes à entrait retroussé.

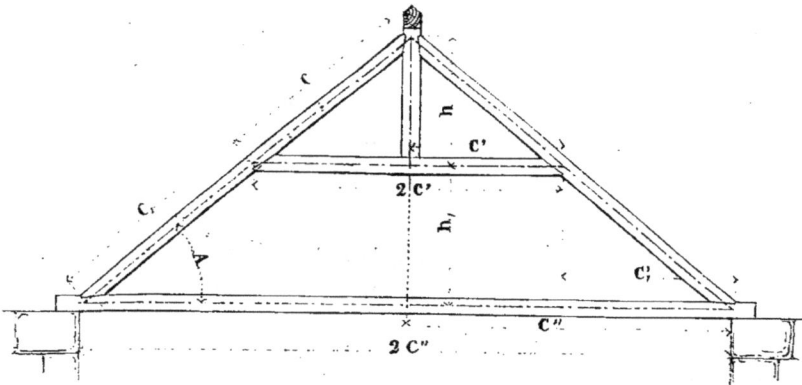

67. — Les dimensions des arbalétriers supérieurs c de ces fermes se calculent comme celles des arbalétriers des fermes simples. On se servira donc pour les déterminer des formules précédentes. (65 et 66).

68. — Formules pratiques pour déterminer approximativement les dimensions des arbalétriers inférieurs c, des fermes à entrait retroussé.

Pour calculer les dimensions de ces arbalétriers, on se servira des formules précédentes (65 et 66) dans lesquelles on remplacera les lettres c et c, par c' et c';

1er Exemple.

Déterminer l'équarrissage d'un arbalétrier inférieur en bois de de choix à vives arêtes d'une section transversale rectangulaire telle, que $a = 0.70\, b$. La couverture étant en ardoises, la portée $2\,c'$ de la forme, ou l'écartement des murs, étant de 10 mètres, l'entrait supérieur étant retroussé à la moitié de la hauteur de la ferme; l'écartement e des fermes étant de 3 mètres et l'angle A formé par l'arbalétrier et l'horizon étant de 40 degrés.

En cherchant dans les formules précédentes (65) s'appliquant aux arbalétriers en bois de choix à vives arêtes des fermes simples avec couverture en ardoises, on trouve en regard de $a = 0.70\, b$:

$$b^3 = 0.000\ 107\ 1 \times c \times c' \times e$$

Si on remplace les lettres c et c' par $c_,$ et $c'_,$ on a la formule suivante s'appliquant aux arbalétriers inférieurs des fermes à entrait retroussé :

$$b^3 = 0.000\ 107\ 1 \times c_, \times c'_, \times e$$

En remplaçant les lettres de cette dernière formule par leurs valeurs; on a :

$$b^3 = 0.000\ 107\ 1 \times 3.262 \times 2.50 \times 3.00.$$

et par suite, $b = 0^m.138$ et $a = 0.138 \times 0.70 = 0^m.100$.

On obtiendra la valeur de $c_,$ à l'aide du tableau XIV. L'inclinaison de l'arbalétrier avec l'horizon étant de 40 degrés, en regard de ce nombre, on trouve dans la colonne qui a rapport aux arbalétriers $c_, : c_, = 1.305 \times c'_,$ L'entrait supérieur étant retroussé à la moitié de la hauteur; $c'_,$ sera alors égal au quart de $2\,c''$, or, comme $2\,c'' = 10^m.00$, dans cet exemple, $c'_,$ sera égal à $2^m.50$ et l'on aura : $c_, = 1^m.305 \times 2.50$, d'où enfin $c_, = 3.262$.

2ème Exemple.

Déterminer l'équarrissage d'un arbalétrier inférieur en fer forgé d'une section transversale rectangulaire telle, que $a = 0.50\, b$. La couverture étant en zinc, la portée $2\,c''$ de la ferme, ou l'écartement des murs, étant de 12 mètres, l'entrait supérieur étant retroussé aux deux tiers de la hauteur de la ferme, l'écartement e des fermes étant de 3 mètres et l'angle A formé par l'arbalétrier et l'horizon étant de 20 degrés.

En cherchant dans les formules précédentes (66) s'appliquant aux arbalétriers des fermes simples avec couverture en zinc, on trouve en regard de $a = 0.50\, b$:

$$b^3 = 0.000\ 016\ 25 \times c \times c' \times e$$

Si on remplace les lettres c et c' par $c_,$ et $c'_,$ on a la formule suivante s'appliquant aux arbalétriers inférieurs des fermes à entrait retroussé

$$b^3 = 0.000\ 016\ 25 \times c_, \times c'_, \times e$$

En remplaçant les lettres de cette dernière formule par leurs valeurs, on a :

$$b^2 = 0.000\ 016\ 25 \times 4.256 \times 4.00 \times 3.00$$

et par suite : $b = 0^m 094$ et $a = 0^m 094 \times 0.50 = 0^m 047$.

On obtiendra la valeur de C à l'aide du tableau XLV. L'inclinaison de l'arbalétrier avec l'horizon étant de 20 degrés, en regard de ce nombre on trouve, dans la colonne qui a rapport aux arbalétriers $C_1 : C_1 = 1.064 \times C$; l'entrait supérieur étant retroussé au tiers de la hauteur, c'_1 sera alors égal au tiers de $2 c''_1$, or, comme dans cet exemple $2 c''$ est égal à $12^m.00$, c'_1 sera égal à $4^m.00$ et l'on aura : $C_1 = 1.064 \times 4.00$, d'où enfin $C_1 = 4.256$.

69.– Formules pratiques pour déterminer approximativement les dimensions des arbalétriers des fermes simples et à entrait retroussé supportant une charge additionnelle P qui leur est transmise par une aiguille.

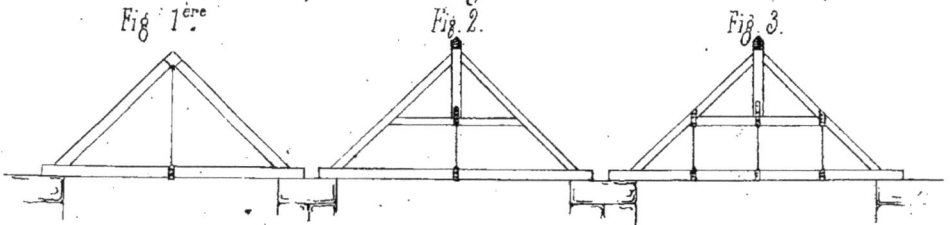

Fig 1ère.   Fig. 2.   Fig. 3.

On déterminera d'abord, sans faire attention à la charge P, l'équarrissage des arbalétriers à l'aide des formules précédentes (65 et 66) et lorsqu'on aura obtenu la valeur de b on l'introduira dans les formules suivantes. On y introduira également la valeur de P que l'on obtiendra facilement, la charge que doit supporter l'entrait étant donnée.

Nature de la Couverture.	Formules		
	Bois brut.	Bois choisi grossièrement équarri	Bois de choix à vives arètes.
Tuiles creuses maçonnées...	$(0.000\ 001\ 12 \times b)(200 \times C + P)$	$(0.000\ 000\ 976 \times b)(200 \times C + P)$	$(0.000\ 000\ 781 \times b)(200 \times C + P)$
– id. – id. – non maçonnées	$(0.000\ 001\ 12 \times b)(160 \times C + P)$	$(0.000\ 000\ 976 \times b)(160 \times C + P)$	$(0.000\ 000\ 781 \times b)(160 \times C + P)$
– id – plates.	$(0.000\ 001\ 12 \times b)(130 \times C + P)$	$(0.000\ 000\ 976 \times b)(130 \times C + P)$	$(0.000\ 000\ 781 \times b)(130 \times C + P)$
Ardoises	$(0.000\ 001\ 12 \times b)(100 \times C + P)$	$(0.000\ 000\ 976 \times b)(100 \times C + P)$	$(0.000\ 000\ 781 \times b)(100 \times C + P)$
Tôle galvanisée ou zinc	$(0.000\ 001\ 12 \times b)(\ 65 \times C + P)$	$(0.000\ 000\ 976 \times b)(\ 65 \times C + P)$	$(0.000\ 000\ 781 \times b)(\ 65 \times C + P)$

Lorsqu'on aura déterminé la valeur des lettres des formules de ce tableau, on ajoutera les résultats qu'on aura obtenus aux formules précédentes (65 et 66) qui ont rapport aux arbalétriers; puis à l'aide de ces nouvelles formules on déterminera d'une manière définitive les valeurs des côtés a et b de la section transversale des arbalétriers des fermes supportant une charge additionnelle P transmise par une aiguille.

1er Exemple.

Déterminer l'équarrissage d'un arbalétrier d'une ferme simple, en bois de choix à vives arêtes, d'une section transversale rectangulaire telle que a = 0.70 b. La couverture étant en ardoises, la portée 2 c' de la ferme, ou l'écartement des murs, étant de 10 mètres, l'écartement e des fermes étant de 3 mètres, l'arbalétrier formant avec l'horizon un angle A de 40 degrés, et ayant à supporter à son sommet une charge P de 5,000 kilog. qui lui est transmise par une aiguille. (Fig 1ère)

On déterminera d'abord la valeur de b, en considérant les arbalétriers comme n'ayant à supporter que la charge de la couverture et en opérant comme dans l'exemple des formules du n° 65

$$b^3 = 0.000\ 107\ 1 \times c \times c' \times e \quad \text{d'où} \quad b^3 = 0.000\ 107\ 1 \times 6.525 \times 5.00 \times 3.00 \quad \text{d'où } b = 0.219$$

On obtiendra la longueur de l'arbalétrier C à l'aide du tableau XIV. L'angle A étant égal à 40 degrés, en regard de ce nombre et dans la colonne qui a rapport aux arbalétriers C on trouve : C = 1.305 × C'. or, comme dans cet exemple 2 C' = 10m 00 ; C'sera égal à 5m 00 et l'on aura : C = 1.305 × 5 = 6m 525.

Les valeurs de P et de b et de C étant déterminées, on cherchera dans le tableau précédent (69) la formule qu'il convient d'employer, c'est-à-dire celle qui a rapport aux charpentes en bois de choix à vives arêtes couvertes en ardoises, et l'on aura :

$$(0.000\ 000\ 781 \times b)(100 \times c + P)$$

Si on remplace les lettres par leurs valeurs on a :

$$(0.000\ 000\ 781 \times 0^m 219)(100 \times 6^m 525 + 5000^k) = 0.000\ 966\ 798$$

Si on ajoute ce résultat à la formule ci-dessus qui a servi à déterminer la première valeur de b on a :

$$b^3 = 0.000\ 107\ 1 \times 6.525 \times 5.00 \times 3.00 + 0.000\ 966\ 792.$$

d'où : b = 0m 226 et a = 0m 226 × 0.70 = 0m 158.

On procédera de la même manière pour calculer les arbalétriers supérieurs des fermes à entrait retroussé supportant une charge additionnelle P qui leur est transmise par une aiguille (Fig 2.)

2ème Exemple.

Déterminer l'équarrissage d'un arbalétrier inférieur en bois de choix à vives arêtes d'une section transversale rectangulaire telle que a = 0,70 b. La couverture étant en ardoises, la portée 2 C° de la ferme, ou l'écartement des murs, étant de 10 mètres, l'entrait supérieur étant retroussé à la moitié de la hauteur de la ferme, l'écartement e des fermes étant de 3 mètres, l'angle A formé par l'arbalétrier et l'horizon étant de 40 degrés et chacun des arbalétriers inférieurs ayant à supporter à son sommet une charge P de 6000 kilogr. qui lui est transmise par une aiguille (Fig 3).

(La fig. 3 représente une ferme à entrait retroussé ayant 3 aiguilles ; celle du milieu étant reliée au poinçon transmet sa charge aux arbalétriers supérieurs, lesquels reposant sur les arbalétriers inférieurs leur transmettent à chacun la moitié de cette charge que l'on ajoutera au poids P que chaque arbalétrier inférieur doit supporter à son sommet.)

On déterminera d'abord la valeur de b en considérant les arbalétriers comme n'ayant à supporter que la charge de la couverture et en opérant comme dans le 1er exemple des formules n° 68 et on aura :

$$b^3 = 0,000\ 107\ 1 \times C \times C' \times e \quad \text{d'où}\quad b^3 = 0,000\ 107\ 1 \times 3,262 \times 2,50 \times 3,00 \quad \text{d'où}\quad b = 0^m,138$$

Les valeurs de P, de b et de C étant déterminées, on cherchera dans le tableau précédent (69) la formule qu'il convient d'employer c'est-à-dire celle qui a rapport aux charpentes en bois de choix à vives arêtes couvertes en ardoises et l'on aura :

$$(0,000\ 000\ 781 \times b)(100 \times C + P)$$

Si on remplace les lettres par leur valeur on a :

$$(0,000\ 000\ 781 \times 0,138)(100 \times 3,262 + 6000^k) = 0,000\ 681\ 825.$$

Si on ajoute ce résultat à la formule ci-dessus qui a servi à déterminer la première valeur de b, on a :

$$b^3 = 0,000\ 107\ 1 \times 3,26 \times 2,50 \times 3,00 + 0,000\ 000\ 681\ 825.$$

d'où : $b = 0^m,149$ et $a = 0^m,149 \times 0,70 = 0^m,104.$

III.

Formules pratiques pour déterminer approximativement les dimensions des tirants.

Fermes simples.

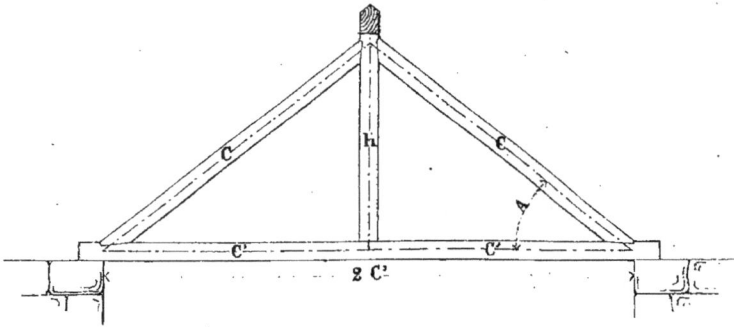

70. — Formules pratiques pour déterminer approximativement les dimensions des tirants horizontaux en bois, ne supportant que leur propre poids.

—————— La couverture étant en tuiles creuses maçonnées. ——————

1° Si la charpente est en bois brut

Et si l'on fait a = b —— on aura $b^2 = 0.000\ 178\ 6 \times c \times \frac{c'}{h} \times e + 0.003\ 429 \times a \times c'^2$

—— id. —— a = 0.90 b —— id —— $b^2 = 0.000\ 198\ 4 \times c \times \frac{c'}{h} \times e + 0.003\ 810 \times a \times c'^2$

—— " —— a = 0.80 b —— " —— $b^2 = 0.000\ 223\ 2 \times c \times \frac{c'}{h} \times e + 0.004\ 286 \times a \times c'^2$

—— " —— a = 0.75 b —— " —— $b^2 = 0.000\ 238\ 1 \times c \times \frac{c'}{h} \times e + 0.004\ 572 \times a \times c'^2$

—— " —— a = 0.70 b —— " —— $b^2 = 0.000\ 255\ 1 \times c \times \frac{c'}{h} \times e + 0.004\ 899 \times a \times c'^2$

2° Si la charpente est en bois choisi grossièrement équarri

Et si l'on fait a = b —— on aura $b^2 = 0.000\ 156\ 3 \times c \times \frac{c'}{h} \times e + 0.003\ 000 \times a \times c'^2$

—— id. —— a = 0.90 b —— id —— $b^2 = 0.000\ 173\ 6 \times c \times \frac{c'}{h} \times e + 0.003\ 333 \times a \times c'^2$

—— " —— a = 0.80 b —— " —— $b^2 = 0.000\ 195\ 3 \times c \times \frac{c'}{h} \times e + 0.003\ 750 \times a \times c'^2$

—— " —— a = 0.75 b —— " —— $b^2 = 0.000\ 208\ 3 \times c \times \frac{c'}{h} \times e + 0.004\ 000 \times a \times c'^2$

Et si l'on fait $a = 0.70.b$ on aura $b^2 = 0.000\ 223\ 2 \times c \times \frac{c'}{h} \times e + 0.004\ 286 \times a \times c'^2$

___ id. ___ $a = 0.60\,b$. ___ id. ___ $b^2 = 0.000\ 260\ 4 \times c \frac{c'}{h} \times e + 0.005\ 000 \times a \times c'^2$

___ " ___ $a = 0.50\,b$ ___ " ___ $b^2 = 0.000\ 312\ 5 \times c \times \frac{c'}{h} \times e + 0.006\ 000 \times a \times c'^2$

3.° Si la charpente est en bois de choix à vives arêtes

Et si l'on fait $a = b$ ___ on aura $b^2 = 0.000\ 125\ 0 \times c \times \frac{c'}{h} \times e + 0.002\ 400 \times a \times c'^2$

___ id ___ $a = 0.90\,b$ ___ id. ___ $b^2\ 0.000\ 138.9 \times c \times \frac{c'}{h} \times e + 0.002\ 667 \times a \times c'^2$

___ " ___ $a = 0.80\,b$ ___ " ___ $b^2 = 0.000\ 156\ 3 \times c \times \frac{c'}{h} \times e + 0.003\ 000 \times a \times c'^2$

___ " ___ $a = 0.75\,b$ ___ " ___ $b^2 = 0.000\ 166\ 7 \times c \times \frac{c'}{h} \times e + 0.003\ 200 \times a \times c'^2$

___ " ___ $a = 0.70\,b$ ___ . ___ $b^2 = 0.000\ 178.6 \times c \times \frac{c'}{h} \times e + 0.003\ 429 \times a \times c'^2$

___ " ___ $a = 0.60\,b$ ___ " ___ $b^2 = 0.000\ 208.3 \times c \times \frac{c'}{h} \times e + 0.004\ 000 \times a \times c'^2$

___ " ___ $a = 0.50\,b$ ___ " ___ $b^2 = 0.000\ 250.0 \times c \times \frac{c'}{h} \times e + 0.004\ 800 \times a \times c'^2$

___ " ___ $a = 0.40\,b$ ___ " ___ $b^2 = 0.000\ 312.5 \times c \times \frac{c'}{h} \times e + 0.006\ 000 \times a \times c'^2$

___ " ___ $a = 0.30\,b$ ___ " ___ $b^2 = 0.000\ 416.7 \times c \times \frac{c'}{h} \times e + 0.008\ 000 \times a \times c'^2$

___ " ___ $a = 0.20\,b$ ___ " ___ $b^2 = 0.000\ 625.0 \times c \times \frac{c'}{h} \times e + 0.012\ 000 \times a \times c'^2$

___ " ___ $a = 0.10\,b$ ___ " ___ $b^2 = 0.001\ 250.0 \times c \times \frac{c'}{h} \times e + 0.024\ 000 \times a \times c'^2$

___ La couverture étant en tuiles creuses maçonnées. ___

1.° Si la charpente est en bois brut

Et si l'on fait $a = b$ ___ on aura $b^2 = 0.000\ 142.9 \times c \times \frac{c'}{h} \times e + 0.003\ 429 \times a \times c'^2$

___ id ___ $a = 0.90\,b$ ___ id. ___ $b^2 = 0.000\ 158.7 \times c \times \frac{c'}{h} \times e + 0.003\ 810 \times a \times c'^2$

___ " ___ $a = 0.80\,b$ ___ " ___ $b^2 = 0.000\ 178.6 \times c \times \frac{c'}{h} \times e + 0.004\ 286 \times a \times c'^2$

___ " ___ $a = 0\ 75\,b$ ___ " ___ $b^2 = 0.000\ 190.5 \times c \times \frac{c'}{h} \times e + 0.004\ 572 \times a \times c'^2$

___ " ___ $a = 0.70\,b$ ___ " ___ $b^2 = 0.000\ 204.1 \times c \times \frac{c'}{h} \times e + 0.004\ 899 \times a \times c'^2$

2.° Si la charpente est en bois choisi grossièrement équarri.

Et si l'on fait $a = b$ ___ on aura $b^2 = 0.000\ 125\ 0 \times c \times \frac{c'}{h} \times e + 0.003\ 000 \times a \times c'^2$

___ id ___ $a = 0.90\,b$ ___ id ___ $b^2 = 0.000\ 138.9 \times c \times \frac{c'}{h} \times e + 0.003\ 333 \times a \times c'^2$

___ " ___ $a = 0.80\,b$ ___ . ___ $b^2 = 0.000\ 156.3 \times c \times \frac{c'}{h} \times e + 0.003\ 750 \times a \times c'^2$

___ " ___ $a = 0.75\,b$ ___ " ___ $b^2 = 0.000\ 166.7 \times c \times \frac{c'}{h} \times e + 0.004\ 000 \times a \times c'^2$

___ " ___ $a = 0.70\,b$ ___ " ___ $b^2 = 0.000\ 178.6 \times c \times \frac{c'}{h} \times e + 0.004\ 286 \times a \times c'^2$

___ " ___ $a = 0.60\,b$ ___ " ___ $b^2 = 0.000\ 208.3 \times c \times \frac{c'}{h} \times e + 0.005\ 000 \times a \times c'^2$

___ " ___ $a = 0.50\,b$ ___ . ___ $b^2 = 0.000\ 250.0 \times c \times \frac{c'}{h} \times e + 0.006\ 000 \times a \times c'^2$

3.° Si la charpente est en bois de choix à vives arêtes

Et si l'on fait $a = b$ ___ on aura $b^2 = 0.000\ 100\ 0 \times c \times \frac{c'}{h} \times e + 0.002\ 400 \times a \times c'^2$

___ id. ___ $a = 0.90\,b$ ___ id ___ $b^2 = 0.000\ 111.1 \times c \times \frac{c'}{h} \times e + 0.002\ 667 \times a \times c'^2$

Et si l'on fait $a = 0.80\,b$ on aura $b^2 = 0.000\ 1250 \times C \times \frac{c'}{h} \times e + 0.003\ 000 \times a \times c'^2$

—— id —— $a = 0.75\,b$ — id.— $b^2 = 0.000\ 133\ 3 \times C \times \frac{c'}{h} \times e + 0.003\ 200 \times a \times c'^2$

—— " —— $a = 0.70\,b$ — " — $b^2 = 0.000\ 142\ 9 \times C \times \frac{c'}{h} \times e + 0.003\ 429 \times a \times c'^2$

—— " —— $a = 0.60\,b$ — " — $b^2 = 0.000\ 166\ 7 \times C \times \frac{c'}{h} \times e + 0.004\ 000 \times a \times c'^2$

—— " —— $a = 0.50\,b$ — " — $b^2 = 0.000\ 200\ 0 \times C \times \frac{c'}{h} \times e + 0.004\ 800 \times a \times c'^2$

—— " —— $a = 0.40\,b$ — " — $b^2 = 0.000\ 250\ 0 \times C \times \frac{c'}{h} \times e + 0.006\ 000 \times a \times c'^2$

—— " —— $a = 0.30\,b$ — " — $b^2 = 0.000\ 333\ 3 \times C \times \frac{c'}{h} \times e + 0.008\ 000 \times a \times c'^2$

—— " —— $a = 0.20\,b$ — " — $b^2 = 0.000\ 500\ 0 \times C \times \frac{c'}{h} \times e + 0.012\ 000 \times a \times c'^2$

—— " —— $a = 0.10\,b$ — " — $b^2 = 0.001\ 000\ 0 \times C \times \frac{c'}{h} \times e + 0.024\ 000 \times a \times c'^2$

—————— La couverture étant en tuiles plates. ——————

1.º Si la charpente est en bois brut

Et si l'on fait $a = b$ —— on aura $b^2 = 0.000\ 116\ 1 \times C \times \frac{c'}{h} \times e + 0.003\ 429 \times a \times c'^2$

—— id —— $a = 0.90\,b$ —— id.— $b^2 = 0.000\ 129\ 0 \times C \times \frac{c'}{h} \times e + 0.003\ 810 \times a \times c'^2$

—— " —— $a = 0.80\,b$ —— " — $b^2 = 0.000\ 145\ 1 \times C \times \frac{c'}{h} \times e + 0.004\ 286 \times a \times c'^2$

—— " —— $a = 0.75\,b$ —— " — $b^2 = 0.000\ 154\ 8 \times C \times \frac{c'}{h} \times e + 0.004\ 572 \times a \times c'^2$

—— " —— $a = 0.70\,b$ —— " — $b^2 = 0.000\ 165\ 9 \times C \times \frac{c'}{h} \times e + 0.004\ 899 \times a \times c'^2$

2.º Si la charpente est en bois choisi grossièrement équarri

Et si l'on fait $a = b$ —— on aura $b^2 = 0.000\ 101\ 6 \times C \times \frac{c'}{h} \times e + 0.003\ 000 \times a \times c'^2$

—— id.— $a = 0.90\,b$ —— id.— $b^2 = 0.000\ 112\ 8 \times C \times \frac{c'}{h} \times e + 0.003\ 333 \times a \times c'^2$

—— " —— $a = 0.80\,b$ —— " — $b^2 = 0.000\ 127\ 0 \times C \times \frac{c'}{h} \times e + 0.003\ 750 \times a \times c'^2$

—— " —— $a = 0.75\,b$ —— " — $b^2 = 0.000\ 135\ 4 \times C \times \frac{c'}{h} \times e + 0.004\ 000 \times a \times c'^2$

—— " —— $a = 0.70\,b$ —— " — $b^2 = 0.000\ 145\ 1 \times C \times \frac{c'}{h} \times e + 0.004\ 286 \times a \times c'^2$

—— " —— $a = 0.60\,b$ —— " — $b^2 = 0.000\ 169\ 3 \times C \times \frac{c'}{h} \times e + 0.005\ 000 \times a \times c'^2$

—— " —— $a = 0.50\,b$ —— " — $b^2 = 0.000\ 203\ 1 \times C \times \frac{c'}{h} \times e + 0.006\ 000 \times a \times c'^2$

3.º Si la charpente est en bois de choix à vives arêtes

Et si l'on fait $a = b$ —— on aura $b^2 = 0.000\ 081\ 3 \times C \times \frac{c'}{h} \times e + 0.002\ 400 \times a \times c'^2$

—— id.— $a = 0.90\,b$ — id.— $b^2 = 0.000\ 090\ 3 \times C \times \frac{c'}{h} \times e + 0.002\ 667 \times a \times c'^2$

—— " —— $a = 0.80\,b$ —— " — $b^2 = 0.000\ 101\ 6 \times C \times \frac{c'}{h} \times e + 0.003\ 000 \times a \times c'^2$

—— " —— $a = 0.75\,b$ — " — $b^2 = 0.000\ 108\ 3 \times C \times \frac{c'}{h} \times e + 0.003\ 200 \times a \times c'^2$

—— " —— $a = 0.70\,b$ —— " — $b^2 = 0.000\ 116\ 1 \times C \times \frac{c'}{h} \times e + 0.003\ 429 \times a \times c'^2$

—— " —— $a = 0.60\,b$ —— " — $b^2 = 0.000\ 135\ 4 \times C \times \frac{c'}{h} \times e + 0.004\ 000 \times a \times c'^2$

—— " —— $a = 0.50\,b$ —— " — $b^2 = 0.000\ 162\ 5 \times C \times \frac{c'}{h} \times e + 0.004\ 800 \times a \times c'^2$

—— " —— $a = 0.40\,b$ —— " — $b^2 = 0.000\ 203\ 1 \times C \times \frac{c'}{h} \times e + 0,006\ 000 \times a \times c'^2$

Et si l'on fait a = 0.30 b on aura b² = 0.000 270 8 × c × $\frac{c'}{h}$ × e + 0.008 000 × a × c'²

——— id — a = 0.20 b — id — b² = 0.000 406 3 × c × $\frac{c'}{h}$ × e + 0.012 000 × a × c'²

——— " ——— a = 0.10 b — " — b² = 0.000 812 5 × c × $\frac{c'}{h}$ × e + 0.024 000 × a × c'²

——————————— La couverture étant en ardoises. —————

1° Si la charpente est en bois brut

Et si l'on fait a = b — on aura b² = 0.000 089 3 × c × $\frac{c'}{h}$ × e + 0.003 429 × a × c'²

——— id ——— a = 0.90 b — id — b² = 0.000 099 2 × c × $\frac{c'}{h}$ × e + 0.003 810 × a × c'²

——— " ——— a = 0.80 b ——— " — b² = 0.000 111 6 × c × $\frac{c'}{h}$ × e + 0.004 286 × a × c'²

——— " ——— a = 0.75 b — : — b² = 0.000 119 0 × c × $\frac{c'}{h}$ × e + 0.004 572 × a × c'²

——— " ——— a = 0.70 b — . — b² = 0.000 127 6 × c × $\frac{c'}{h}$ × e + 0.004 899 × a × c'²

2° Si la charpente est en bois choisi grossièrement équarri.

Et si l'on fait a = b — on aura b² = 0.000 078 1 × c × $\frac{c'}{h}$ × e + 0.003 000 × a × c'²

——— id ——— a = 0.90 b — id — b² = 0.000 086 8 × c × $\frac{c'}{h}$ × e + 0.003 333 × a × c'²

——— a = 0.80 b ——— . — b² = 0.000 097 7 × c × $\frac{c'}{h}$ × e + 0.003 750 × a × c'²

——— " ——— a = 0.75 b — " — b² = 0.000 104 2 × c × $\frac{c'}{h}$ × e + 0.004 000 × a × c'²

——— " ——— a = 0.70 b — " — b² = 0.000 111 6 × c × $\frac{c'}{h}$ × e + 0.004 286 × a × c'²

——— . ——— a = 0.60 b ——— . — b² = 0.000 130 2 × c × $\frac{c'}{h}$ × e + 0.005 000 × a × c'²

——— . ——— a = 0.50 b ——— . — b² = 0.000 156 3 × c × $\frac{c'}{h}$ × e + 0.006 000 × a × c'²

3° Si la charpente est en bois de choix à vives arêtes

Et si l'on fait a = b — on aura b² = 0.000 062 5 × c × $\frac{c'}{h}$ × e + 0.002 400 × a × c'²

——— id. ——— a = 0.90 b — id — b² = 0.000 069 4 × c × $\frac{c'}{h}$ × e + 0.002 667 × a × c'²

——— . ——— a = 0.80 b ——— . — b² = 0.000 078 1 × c × $\frac{c'}{h}$ × e + 0.003 000 × a × c'²

——— " ——— a = 0.75 b — " — b² = 0.000 083 3 × c × $\frac{c'}{h}$ × e + 0.003 200 × a × c'²

——— " ——— a = 0.70 b ——— . — b² = 0.000 089 3 × c × $\frac{c'}{h}$ × e + 0.003 429 × a × c'²

——— . ——— a = 0.60 b ——— " — b² = 0.000 104 2 × c × $\frac{c'}{h}$ × e + 0.004 000 × a × c'²

——— . ——— a = 0.50 b — . — b² = 0.000 125 0 × c × $\frac{c'}{h}$ × e + 0.004 800 × a × c'²

——— . ——— a = 0.40 b — " — b² = 0.000 156 0 × c × $\frac{c'}{h}$ × e + 0.006 000 × a × c'²

——— . ——— a = 0.30 b — . — b² = 0.000 208 3 × c × $\frac{c'}{h}$ × e + 0.008 000 × a × c'²

——— " ——— a = 0.20 b ——— " — b² = 0.000 312 5 × c × $\frac{c'}{h}$ × e + 0.012 000 × a × c'²

——— . ——— a = 0.10 b ——— " — b² = 0.000 625 0 × c × $\frac{c'}{h}$ × e + 0.024 000 × a × c'²

——— La couverture étant en zinc ou en tôle galvanisée. ———

1° Si la charpente est en bois brut

Et si l'on fait a = b on aura ——— b² = 0.000 058 0 × c × $\frac{c'}{h}$ × e + 0.003 429 × a × c'²

Et si l'on fait $a = 0.90\,b$ on aura $b^2 = 0.000\,064\,5 \times c \times \frac{c'}{h} \times e + 0.003\,810 \times a \times c^2$

——— id ——— $a = 0.80\,b$ —— id — $b^2 = 0.000\,072\,6 \times c \times \frac{c'}{h} \times e + 0.004\,286 \times a \times c^2$

——— . ——— $a = 0.75\,b$ —— " — $b^2 = 0.000\,077\,4 \times c \times \frac{c'}{h} \times e + 0.004\,572 \times a \times c^2$

——— . ——— $a = 0.70\,b$ —— " — $b^2 = 0.000\,0.829 \times c \times \frac{c'}{h} \times e + 0.004\,899 \times a \times c^2$

2°. Si la charpente est en bois choisi grossièrement équarri

Et si l'on fait $a = b$ ——— on aura $b^2 = 0.000\,050\,8 \times c \times \frac{c'}{h} \times e + 0.003\,000 \times a \times c^2$

——— id ——— $a = 0.90\,b$ —— id — $b^2 = 0.000\,056\,4 \times c \times \frac{c'}{h} \times e + 0.003\,333 \times a \times c^2$

——— " ——— $a = 0.80\,b$ —— " — $b^2 = 0.000\,063\,5 \times c \times \frac{c'}{h} \times e + 0.003\,750 \times a \times c^2$

——— " ——— $a = 0.75\,b$ —— " — $b^2 = 0.000\,067\,7 \times c \times \frac{c'}{h} \times e + 0.004\,000 \times a \times c^2$

——— " ——— $a = 0.70\,b$ —— . — $b^2 = 0.000\,072\,5 \times c \times \frac{c'}{h} \times e + 0.004\,286 \times a \times c^2$

——— " ——— $a = 0.60\,b$ —— " — $b^2 = 0.000\,084\,6 \times c \times \frac{c'}{h} \times e + 0.005\,000 \times a \times c^2$

——— . ——— $a = 0.50\,b$ —— " — $b^2 = 0.000\,101\,6 \times c \times \frac{c'}{h} \times e + 0.006\,000 \times a \times c^2$

3°. Si la charpente est en bois de choix à vives arêtes.

Et si l'on fait $a = b$ ——— on aura $b^2 = 0.000\,040\,6 \times c \times \frac{c'}{h} \times e + 0.002\,400 \times a \times c^2$

——— id. ——— $a = 0.90\,b$ —— id — $b^2 = 0.000\,045\,1 \times c \times \frac{c'}{h} \times e + 0.002\,667 \times a \times c^2$

——— " ——— $a = 0.80\,b$ —— " — $b^2 = 0.000\,050\,8 \times c \times \frac{c'}{h} \times e + 0.003\,000 \times a \times c^2$

——— . ——— $a = 0.75\,b$ —— " — $b^2 = 0.000\,054\,2 \times c \times \frac{c'}{h} \times e + 0.003\,200 \times a \times c^2$

——— . ——— $a = 0.70\,b$ —— . — $b^2 = 0.000\,058\,0 \times c \times \frac{c'}{h} \times e + 0.003\,429 \times a \times c^2$

——— . ——— $a = 0.60\,b$ —— . — $b^2 = 0.000\,067\,7 \times c \times \frac{c'}{h} \times e + 0.004\,000 \times a \times c^2$

——— " ——— $a = 0.50\,b$ —— . — $b^2 = 0.000\,081\,3 \times c \times \frac{c'}{h} \times e + 0.004\,800 \times a \times c^2$

——— . ——— $a = 0.40\,b$ —— . — $b^2 = 0.000\,101\,6 \times c \times \frac{c'}{h} \times e + 0.006\,000 \times a \times c^2$

——— " ——— $a = 0.30\,b$ —— " — $b^2 = 0.000\,135\,4 \times c \times \frac{c'}{h} \times e + 0.008\,000 \times a \times c^2$

——— " ——— $a = 0.20\,b$ —— . — $b^2 = 0.000\,203\,2 \times c \times \frac{c'}{h} \times e + 0.012\,000 \times a \times c^2$

——— . ——— $a = 0.10\,b$ —— . — $b^2 = 0.000\,406\,3 \times c \times \frac{c'}{h} \times e + 0.024\,000 \times a \times c^2$

Dans le cas où le tirant serait supporté par une ou plusieurs aiguilles on supprimerait, dans les formules précédentes (70), la partie qui se trouve au delà du signe +, cette partie n'ayant rapport qu'au poids du tirant.

1er Exemple.

Déterminer l'équarrissage d'un tirant horizontal en bois choisi grossièrement équarri de section transversale rectangulaire telle que $a = 0.80\,b$. La couverture étant en tuiles plates, l'écartement e des fermes étant de 2 mètres, l'angle A formé par l'arbalétrier et l'horizon étant de 30 degrés et la portée 2 c' de la ferme ou l'écartement des murs étant de 6 mètres.

En cherchant dans les formules précédentes (70) s'appliquant aux tirants en bois choisi grossièrement équarri, des charpentes couvertes en tuiles plates, on trouve en regard de $a = 0.80\ b$:

$$b^2 = 0.000\ 127\ 0 \times c \times \frac{c'}{h} \times e + 0.003\ 750 \times a \times c'^2$$

Si on remplace les lettres de cette formule par leurs valeurs, on a :

$$b^2 = 0.000\ 127\ 0 \times 3.465 \times 1.733 \times 2.00 + 0.003\ 750 \times a \times 9.00$$

On obtiendra la valeur de C et de $\frac{c'}{h}$ à l'aide du tableau XIV. L'inclinaison de l'arbalétrier ou l'angle A' qu'il forme avec l'horizon étant de 30 degrés, on trouve en regard de ce nombre, dans la huitième colonne : $\frac{c'}{h} = 1.733$, et dans la troisième colonne C = 1.155 × C', or, comme dans cet exemple, 2 C' est égal à 6 mètres, C' sera égal à 3 mètres et l'on aura C = 1.155 × 3.00 = 3.465

Pour obtenir une première valeur de a, on cherchera la valeur de b en se servant de la formule ci-dessus, dont on supprimera la partie au delà du signe + et l'on aura :

$$b^2 = 0.000\ 127\ 0 \times 3.465 \times 1.733 \times 2.00.\ \text{d'où} : b = 0.^m04.$$

$$\text{Et}\quad a = 0.04 \times 0.80 = 0^m 032.$$

Cette première valeur de a obtenue, on l'introduira dans la formule ci-dessus trouvée dans le tableau précédent (70), et l'on aura alors :

$$b^2 = 0.000\ 127\ 0 \times 3.465 \times 1.733 \times 2.00 + 0.003\ 750 \times 0^m 032 \times 9.00$$

Et par suite $b = 0.^m 051$ et $a = 0.^m 051 \times 0.80 = 0^m 041$

Fermes simples.

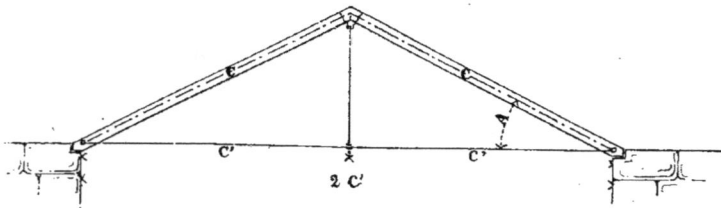

71. Formules pratiques pour déterminer approximative-ment les dimensions des tirants horizontaux en fer forgé ne supportant que leur propre poids.

——— La couverture étant en tuiles creuses maçonnées. ———

Et si l'on fait $a = b$ on aura $b^2 = 0.000\ 020\ 83 \times c \times \frac{c'}{h} \times e + 0.003\ 900 \times a \times c'^2$

Et si l'on fait $a = 0.95\,b$ on aura, $b^2 = 0.000\ 021\ 93 \times c \times \frac{c'}{h} \times e + 0.004\ 105 \times a \times c^2$

___ id ___ $a = 0.90\,b$ ___ id ___ $b^2 = 0.000\ 023\ 14 \times c \times \frac{c'}{h} \times e + 0.004\ 333\ x a \times c^2$

___ ,, ___ $a = 0.85\,b$ ___ ,, ___ $b^2 = 0.000\ 024\ 51 \times c \times \frac{c'}{h} \times e + 0.004\ 588\ \times a \times c^2$

___ ,, ___ $a = 0.80\,b$ ___ : ___ $b^2 = 0.000\ 026\ 04 \times c \times \frac{c'}{h} \times e + 0.004\ 875\ \times a \times c^2$

___ ,, ___ $a = 0.75\,b$ ___ ,, ___ $b^2 = 0.000\ 027\ 77 \times c \times \frac{c'}{h} \times e + 0.005\ 200\ \times a \times c^2$

___ ,, ___ $a = 0.70\,b$ ___ ,, ___ $b^2 = 0.000\ 029\ 76 \times c \times \frac{c'}{h} \times e + 0.005\ 571\ \times a \times c^2$

___ ,, ___ $a = 0.65\,b$ ___ ,, ___ $b^2 = 0.000\ 032\ 05 \times c \times \frac{c'}{h} \times e + 0.006\ 000\ \times a \times c^2$

___ ,, ___ $a = 0.60\,b$ ___ ,, ___ $b^2 = 0.000\ 034\ 72 \times c \times \frac{c'}{h} \times e + 0.006\ 500\ \times a \times c^2$

___ ,, ___ $a = 0.55\,b$ ___ ,, ___ $b^2 = 0.000\ 037\ 87 \times c \times \frac{c'}{h} \times e + 0.007\ 091\ \times a \times c^2$

___ ,, ___ $a = 0.50\,b$ ___ ,, ___ $b^2 = 0.000\ 041\ 66 \times c \times \frac{c'}{h} \times e + 0.007\ 800\ \times a \times c^2$

___ ,, ___ $a = 0.45\,b$ ___ ,, ___ $b^2 = 0.000\ 046\ 29 \times c \times \frac{c'}{h} \times e + 0.008\ 667\ \times a \times c^2$

___ ,, ___ $a = 0.40\,b$ ___ ,, ___ $b^2 = 0.000\ 052\ 08 \times c \times \frac{c'}{h} \times e + 0.009\ 750\ \times a \times c^2$

___ ,, ___ $a = 0.35\,b$ ___ ,, ___ $b^2 = 0.000\ 059\ 51 \times c \times \frac{c'}{h} \times e + 0.011\ 143\ \times a \times c^2$

___ ,, ___ $a = 0.30\,b$ ___ ,, ___ $b^2 = 0.000\ 069\ 43 \times c \times \frac{c'}{h} \times e + 0.013\ 000\ \times a \times c^2$

___ ,, ___ $a = 0.25\,b$ ___ ,, ___ $b^2 = 0.000\ 083\ 32 \times c \times \frac{c'}{h} \times e + 0.015\ 600\ \times a \times c^2$

___ ,, ___ $a = 0.20\,b$ ___ ,, ___ $b^2 = 0.000\ 104\ 15 \times c \times \frac{c'}{h} \times e + 0.019\ 500\ \times a \times c^2$

___ ,, ___ $a = 0.15\,b$ ___ ,, ___ $b^2 = 0.000\ 138\ 87 \times c \times \frac{c'}{h} \times e + 0.026\ 000\ \times a \times c^2$

___ ,, ___ $a = 0.10\,b$ ___ ,, ___ $b^2 = 0.000\ 208\ 30 \times c \times \frac{c'}{h} \times e + 0.039\ 000\ \times a \times c^2$

___ ,, ___ $a = 0.05\,b$ ___ ,, ___ $b^2 = 0.000\ 416\ 60 \times c \times \frac{c'}{h} \times e + 0.078\ 000\ \times a \times c^2$

Si la section transversale est cylindrique, on aura $d^2 = 0.000\ 026\ 52 \times c \times \frac{c'}{h} \times e + 0.004\ 964 \times d \times c^2$

___ La couverture étant en tuiles creuses non maçonnées. ___

Et si l'on fait $a = b$ on aura $b^2 = 0.000\ 016\ 67 \times c \times \frac{c'}{h} \times e + 0.003\ 900 \times a \times c^2$

___ id ___ $a = 0.95\,b$ ___ id ___ $b^2 = 0.000\ 017\ 54 \times c \times \frac{c'}{h} \times e + 0.004\ 105 \times a \times c^2$

___ ,, ___ $a = 0.90\,b$ ___ . ___ $b^2 = 0.000\ 018\ 52 \times c \times \frac{c'}{h} \times e + 0.004\ 333 \times a \times c^2$

___ ,, ___ $a = 0.85\,b$ ___ ,, ___ $b^2 = 0.000\ 019\ 61 \times c \times \frac{c'}{h} \times e + 0.004\ 588 \times a \times c^2$

___ ,, ___ $a = 0.80\,b$ ___ ,, ___ $b^2 = 0.000\ 020\ 84 \times c \times \frac{c'}{h} \times e + 0.004\ 875 \times a \times c^2$

___ ,, ___ $a = 0.75\,b$ ___ ,, ___ $b^2 = 0.000\ 022\ 23 \times c \times \frac{c'}{h} \times e + 0.005\ 200 \times a \times c^2$

___ ,, ___ $a = 0.70\,b$ ___ ,, ___ $b^2 = 0.000\ 023\ 81 \times c \times \frac{c'}{h} \times e + 0.005\ 571 \times a \times c^2$

___ ,, ___ $a = 0.65\,b$ ___ ,, ___ $b^2 = 0.000\ 025\ 65 \times c \times \frac{c'}{h} \times e + 0.006\ 000 \times a \times c^2$

___ ,, ___ $a = 0.60\,b$ ___ . ___ $b^2 = 0.000\ 027\ 78 \times c \times \frac{c'}{h} \times e + 0.006\ 500 \times a \times c^2$

___ ,, ___ $a = 0.55\,b$ ___ ,, ___ $b^2 = 0.000\ 030\ 31 \times c \times \frac{c'}{h} \times e + 0.007\ 091 \times a \times c^2$

___ ,, ___ $a = 0.50\,b$ ___ . ___ $b^2 = 0.000\ 033\ 34 \times c \times \frac{c'}{h} \times e + 0.007\ 800 \times a \times c^2$

___ ,, ___ $a = 0.45\,b$ ___ ,, ___ $b^2 = 0.000\ 037\ 04 \times c \times \frac{c'}{h} \times e + 0.008\ 667 \times a \times c^2$

___ ,, ___ $a = 0.40\,b$ ___ ,, ___ $b^2 = 0.000\ 041\ 68 \times c \times \frac{c'}{h} \times e + 0.009\ 750 \times a \times c^2$

Et si l'on fait $a = 0.35\,b$ on aura $b^2 = 0.000\,047\,63 \times c \times \frac{c'}{h} \times e + 0.011\,143 \times a \times c'^2$

——— id. — $a = 0.30\,b$ — id — $b^2 = 0.000\,055\,57 \times c \times \frac{c'}{h} \times e + 0.013\,000 \times a \times c'^2$

——— " ——— $a = 0.25\,b$ " ——— $b^2 = 0.000\,066\,68 \times c \times \frac{c'}{h} \times e + 0.015\,600 \times a \times c'^2$

——— " ——— $a = 0.20\,b$ — . — $b^2 = 0.000\,083\,35 \times c \times \frac{c'}{h} \times e + 0.019\,500 \times a \times c'^2$

——— " — $a = 0.15\,b$ — . — $b^2 = 0.000\,111\,13 \times c \times \frac{c'}{h} \times e + 0.026\,000 \times a \times c'^2$

——— " — $a = 0.10\,b$ — . — $b^2 = 0.000\,166\,70 \times c \times \frac{c'}{h} \times e + 0.039\,000 \times a \times c'^2$

——— " — $a = 0.05\,b$ — . — $b^2 = 0.000\,333\,40 \times c \times \frac{c'}{h} \times e + 0.078\,000 \times a \times c'^2$

Si la section transversale est cylindrique, on aura $d^2 = 0.000\,021\,22 \times c \times \frac{c'}{h} \times e + 0.004\,964 \times d \times c'^2$

——————— La couverture étant en tuiles plates. ———————

Et si l'on fait $a = b$ —— on aura $b^2 = 0.000\,013\,54 \times c \times \frac{c'}{h} \times e + 0.003\,900 \times a \times c'^2$

——— id — $a = 0.95\,b$ — id — $b^2 = 0.000\,014\,25 \times c \times \frac{c'}{h} \times e + 0.004\,105 \times a \times c'^2$

——— . ——— $a = 0.90\,b$ " — $b^2 = 0.000\,015\,04 \times c \times \frac{c'}{h} \times e + 0.004\,333 \times a \times c'^2$

——— " — $a = 0.85\,b$ — " — $b^2 = 0.000\,015\,93 \times c \times \frac{c'}{h} \times e + 0.004\,588 \times a \times c'^2$

——— " — $a = 0.80\,b$ " — $b^2 = 0.000\,016\,93 \times c \times \frac{c'}{h} \times e + 0.004\,875 \times a \times c'^2$

——— " — $a = 0.75\,b$ " — $b^2 = 0.000\,018\,05 \times c \times \frac{c'}{h} \times e + 0.005\,200 \times a \times c'^2$

——— " — $a = 0.70\,b$ " — $b^2 = 0.000\,019\,34 \times c \times \frac{c'}{h} \times e + 0.005\,571 \times a \times c'^2$

——— " — $a = 0.65\,b$ " — $b^2 = 0.000\,020\,83 \times c \times \frac{c'}{h} \times e + 0.006\,000 \times a \times c'^2$

——— " — $a = 0.60\,b$ " — $b^2 = 0.000\,022\,57 \times c \times \frac{c'}{h} \times e + 0.006\,500 \times a \times c'^2$

——— " — $a = 0.55\,b$. — $b^2 = 0.000\,024\,62 \times c \times \frac{c'}{h} \times e + 0.007\,091 \times a \times c'^2$

——— " — $a = 0.50\,b$ " — $b^2 = 0.000\,027\,08 \times c \times \frac{c'}{h} \times e + 0.007\,800 \times a \times c'^2$

——— . — $a = 0.45\,b$ — . — $b^2 = 0.000\,030\,09 \times c \times \frac{c'}{h} \times e + 0.008\,667 \times a \times c'^2$

——— " — $a = 0.40\,b$ " — $b^2 = 0.000\,033\,85 \times c \times \frac{c'}{h} \times e + 0.009\,750 \times a \times c'^2$

——— " — $a = 0.35\,b$ " — $b^2 = 0.000\,038\,69 \times c \times \frac{c'}{h} \times e + 0.011\,143 \times a \times c'^2$

——— " — $a = 0.30\,b$ — " — $b^2 = 0.000\,045\,13 \times c \times \frac{c'}{h} \times e + 0.013\,000 \times a \times c'^2$

——— " — $a = 0.25\,b$ " — $b^2 = 0.000\,054\,16 \times c \times \frac{c'}{h} \times e + 0.015\,600 \times a \times c'^2$

——— " — $a = 0.20\,b$ " — $b^2 = 0.000\,067\,70 \times c \times \frac{c'}{h} \times e + 0.019\,500 \times a \times c'^2$

——— " — $a = 0.15\,b$ " — $b^2 = 0.000\,090\,27 \times c \times \frac{c'}{h} \times e + 0.026\,000 \times a \times c'^2$

——— " — $a = 0.10\,b$ — . — $b^2 = 0.000\,135\,40 \times c \times \frac{c'}{h} \times e + 0.039\,000 \times a \times c'^2$

——— " — $a = 0.05\,b$ — " — $b^2 = 0.000\,270\,80 \times c \times \frac{c'}{h} \times e + 0.078\,000 \times a \times c'^2$

Si la section transversale est cylindrique, on aura $d^2 = 0.000\,017\,24 \times c \times \frac{c'}{h} \times e + 0.004\,964 \times d \times c'^2$

——————— La couverture étant en ardoises. ———————

Et si l'on fait $a = b$ —— on aura $b^2 = 0.000\,010\,42 \times c \times \frac{c'}{h} \times e + 0.003\,900 \times a \times c'^2$

——— id — $a = 0.95\,b$ — id — $b^2 = 0.000\,010\,97 \times c \times \frac{c'}{h} \times e + 0.004\,105 \times a \times c'^2$

Et si l'on fait $a = 0.90\,b$, on aura $b^2 = 0.000\,011\,58 \times C \times \frac{c'}{h} \times e + 0.004\,333 \times a \times c'^2$

id. — $a = 0.85\,b$ — id. — $b^2 = 0.000\,012\,26 \times C \times \frac{c'}{h} \times e + 0.004\,588 \times a \times c'^2$

" — $a = 0.80\,b$ — " — $b^2 = 0.000\,013\,03 \times C \times \frac{c'}{h} \times e + 0.004\,875 \times a \times c'^2$

" — $a = 0.75\,b$ — " — $b^2 = 0.000\,013\,89 \times C \times \frac{c'}{h} \times e + 0.005\,200 \times a \times c'^2$

" — $a = 0.70\,b$ — " — $b^2 = 0.000\,014\,89 \times C \times \frac{c'}{h} \times e + 0.005\,571 \times a \times c'^2$

" — $a = 0.65\,b$ — " — $b^2 = 0.000\,016\,03 \times C \times \frac{c'}{h} \times e + 0.006\,000 \times a \times c'^2$

" — $a = 0.60\,b$ — " — $b^2 = 0.000\,017\,37 \times C \times \frac{c'}{h} \times e + 0.006\,500 \times a \times c'^2$

" — $a = 0.55\,b$ — " — $b^2 = 0.000\,018\,95 \times C \times \frac{c'}{h} \times e + 0.007\,091 \times a \times c'^2$

" — $a = 0.50\,b$ — " — $b^2 = 0.000\,020\,84 \times C \times \frac{c'}{h} \times e + 0.007\,800 \times a \times c'^2$

" — $a = 0.45\,b$ — " — $b^2 = 0.000\,023\,16 \times C \times \frac{c'}{h} \times e + 0.008\,667 \times a \times c'^2$

" — $a = 0.40\,b$ — " — $b^2 = 0.000\,026\,05 \times C \times \frac{c'}{h} \times e + 0.009\,750 \times a \times c'^2$

" — $a = 0.35\,b$ — " — $b^2 = 0.000\,029\,77 \times C \times \frac{c'}{h} \times e + 0.011\,143 \times a \times c'^2$

" — $a = 0.30\,b$ — " — $b^2 = 0.000\,034\,73 \times C \times \frac{c'}{h} \times e + 0.013\,000 \times a \times c'^2$

" — $a = 0.25\,b$ — " — $b^2 = 0.000\,041\,68 \times C \times \frac{c'}{h} \times e + 0.015\,600 \times a \times c'^2$

" — $a = 0.20\,b$ — " — $b^2 = 0.000\,052\,10 \times C \times \frac{c'}{h} \times e + 0.019\,500 \times a \times c'^2$

" — $a = 0.15\,b$ — " — $b^2 = 0.000\,069\,47 \times C \times \frac{c'}{h} \times e + 0.026\,000 \times a \times c'^2$

" — $a = 0.10\,b$ — " — $b^2 = 0.000\,104\,20 \times C \times \frac{c'}{h} \times e + 0.039\,000 \times a \times c'^2$

" — $a = 0.05\,b$ — " — $b^2 = 0.000\,208\,40 \times C \times \frac{c'}{h} \times e + 0.078\,000 \times a \times c'^2$

Si la section transversale est cylindrique, on aura $d^2 = 0.000\,013\,26 \times C \times \frac{c'}{h} \times e + 0.004\,964 \times d \times c'^2$

La couverture étant en tôle galvanisée ou en zinc.

Et si l'on fait $a = b$ — on aura $b^2 = 0.000\,006\,77 \times C \times \frac{c'}{h} \times e + 0.003\,900 \times a \times c'^2$

id. — $a = 0.95\,b$ — id. — $b^2 = 0.000\,007\,13 \times C \times \frac{c'}{h} \times e + 0.004\,105 \times a \times c'^2$

" — $a = 0.90\,b$ — . — $b^2 = 0.000\,007\,52 \times C \times \frac{c'}{h} \times e + 0.004\,333 \times a \times c'^2$

. — $a = 0.85\,b$ — . — $b^2 = 0.000\,007\,97 \times C \times \frac{c'}{h} \times e + 0.004\,588 \times a \times c'^2$

. — $a = 0.80\,b$ — " — $b^2 = 0.000\,008\,47 \times C \times \frac{c'}{h} \times e + 0.004\,875 \times a \times c'^2$

" — $a = 0.75\,b$ — " — $b^2 = 0.000\,009\,03 \times C \times \frac{c'}{h} \times e + 0.005\,200 \times a \times c'^2$

. — $a = 0.70\,b$ — . — $b^2 = 0.000\,009\,67 \times C \times \frac{c'}{h} \times e + 0.005\,571 \times a \times c'^2$

" — $a = 0.65\,b$ — " — $b^2 = 0.000\,010\,42 \times C \times \frac{c'}{h} \times e + 0.006\,000 \times a \times c'^2$

. — $a = 0.60\,b$ — " — $b^2 = 0.000\,011\,29 \times C \times \frac{c'}{h} \times e + 0.006\,500 \times a \times c'^2$

" — $a = 0.55\,b$ — " — $b^2 = 0.000\,012\,31 \times C \times \frac{c'}{h} \times e + 0.007\,091 \times a \times c'^2$

" — $a = 0.50\,b$ — " — $b^2 = 0.000\,013\,54 \times C \times \frac{c'}{h} \times e + 0.007\,800 \times a \times c'^2$

" — $a = 0.45\,b$ — " — $b^2 = 0.000\,015\,05 \times C \times \frac{c'}{h} \times e + 0.008\,667 \times a \times c'^2$

" — $a = 0.40\,b$ — " — $b^2 = 0.000\,016\,93 \times C \times \frac{c'}{h} \times e + 0.009\,750 \times a \times c'^2$

" — $a = 0.35\,b$ — " — $b^2 = 0.000\,019\,35 \times C \times \frac{c'}{h} \times e + 0.011\,143 \times a \times c'^2$

Et si l'on fait $a = 0.30\,b$ on aura $b^2 = 0.000\,022\,57 \times C \times \frac{C'}{h} \times e + 0.013\,000\,x\,a \times C'^2$

— id — $a = 0.25\,b$ — id — $b^2 = 0.000\,027\,08 \times C \times \frac{C'}{h} \times e + 0.015\,600\,x\,a \times C'^2$

— " — $a = 0.20\,b$ — " — $b^2 = 0.000\,033\,85 \times C \times \frac{C'}{h} \times e + 0.019\,500\,x\,a \times C'^2$

— " — $a = 0.15\,b$ — , — $b^2 = 0.000\,045\,14 \times C \times \frac{C'}{h} \times e + 0.026\,000\,x\,a \times C'^2$

— " — $a = 0.10\,b$ — " — $b^2 = 0.000\,067\,70 \times C \times \frac{C'}{h} \times e + 0.039\,000\,x\,a \times C'^2$

— " — $a = 0.05\,b$ — " — $b^2 = 0.000\,135\,40 \times C \times \frac{C'}{h} \times e + 0.078\,000\,x\,a \times C'^2$

Si la section transversale est cylindrique, on aura $d^2 = 0.000\,008\,62 \times c \times \frac{C'}{h} \times e + 0.004\,964\,x\,d\times C'^2$

Dans le cas où le tirant serait supporté par une ou plusieurs aiguilles on supprimerait dans les formules précédentes (71) la partie qui se trouve au delà du signe +, cette partie n'ayant rapport qu'au poids du tirant.

1er Exemple.

Déterminer l'équarrissage d'un tirant horizontal en fer forgé de section transversale rectangulaire telle que $a = 0.40\,b$. La couverture étant en ardoises, l'écartement e des fermes étant de 4 mètres, l'angle A formé par l'arbalétrier et l'horizon étant de 40 degrés, et la portée 2 C' de la ferme, ou l'écartement des murs, étant de 8 mètres.

En cherchant dans les formules précédentes (71) s'appliquant aux tirants en fer des charpentes couvertes en ardoises, on trouve en regard de $a = 0.40\,b$:

$$b^2 = 0.000\,026\,05 \times C \times \frac{C'}{h} \times e + 0.009\,750\,x\,a\times C'^2$$

Si on remplace les lettres de cette formule par leurs valeurs, on a :

$$b^2 = 0.000\,026\,05 \times 5.220 \times 1.192 \times 4.00 + 0.009\,750 \times a \times 16.00$$

On obtiendra la valeur de C et de $\frac{C'}{h}$ à l'aide du tableau XIV. L'inclinaison de l'arbalétrier ou l'angle A qu'il forme avec l'horizon étant de 40 degrés, on trouve en regard de ce nombre, dans la huitième colonne : $\frac{C'}{h} = 1.192$, et dans la troisième colonne : $C = 1.305 \times C'$, or, comme dans cet exemple, 2 C' est égal à 8m.00, C' sera égal à 4m.00, et l'on aura : $C = 1.305 \times 4.00 = 5.220$.

Pour obtenir une première valeur de a, on cherchera la valeur de b en se servant de la formule ci-dessus, dont on supprimera la partie au delà du signe + et l'on aura :

$$b = 0.000\,026\,05 \times 5.220 \times 1.192 \times 4.00$$

d'où : $b = 0^m026$ et $a = 0^m 026 \times 0.40 = 0^m 0104$

Cette première valeur de a obtenue, on l'introduira dans la formule ci-dessus trouvée dans le tableau précédent (71) et l'on aura alors :

$$b^2 = 0.000\,026\,05 \times 5.220 \times 1.192 \times 4.00 + 0.009\,750 \times 0.0104 \times 16.00$$

Et par suite : $b = 0^m 048$, et $a = 0^m 048 \times 0.40 = 0^m 019$

2ème Exemple.

Déterminer le diamètre de la section transversale cylindrique d'un tirant horizontal en fer forgé. La couverture étant en ardoises, l'écartement e des formes étant de 4 mètres, l'angle A formé par l'arbalétrier et l'horizon étant de 40 degrés et la portée 2 C' de la ferme, ou l'écartement des murs, étant de 8 mètres.

En cherchant dans les formules précédentes (71) s'appliquant aux tirants en fer des charpentes couvertes en ardoises, on trouve pour une section cylindrique :

$$d^2 = 0.000\,013\,26 \times C \times \frac{C'}{h} \times e + 0.004\,964 \times d \times c'^2$$

Si on remplace les lettres de cette formule par leurs valeurs, on a :

$$d^2 = 0.000\,013\,26 \times 5.220 \times 1.192 \times 4.00 + 0.004\,964 \times d \times 16.00$$

On obtiendra la valeur de C et de $\frac{C'}{h}$ à l'aide du tableau XIV. L'inclinaison de l'arbalétrier ou l'angle A qu'il forme avec l'horizon étant de 40 degrés, on trouve en regard de ce nombre dans la huitième colonne : $\frac{C'}{h} = 1.192$ et dans la troisième colonne : $C = 1.305 \times C'$, or, comme dans cet exemple 2 C' est égal à $8^m 00$, C' sera égal à $4^m 00$ et l'on aura : $C = 1.305 \times 4.00 = 5^m 220$.

Pour obtenir une première valeur du diamètre d, on se servira de la formule ci-dessus, dont on supprimera la partie au delà du signe + et on aura alors :

$$d^2 = 0.000\,013\,26 \times 5.22 \times 1.192 \times 4.00 , \text{ d'où } d = 0^m 019 .$$

Cette première valeur de d trouvée on l'introduira dans la formule ci-dessus trouvée dans le tableau précédent (71) et l'on aura :

$$d^2 = 0.000\,013\,26 \times 5.22 \times 1.192 \times 4.00 + 0.004\,964 \times 0^m 019 \times 16.00$$

Et par suite : $d = 0^m 043$.

3ème Exemple.

Déterminer le diamètre de la section transversale cylindrique d'un tirant horizontal en fer forgé supporté en son milieu par une aiguille. La couverture étant en ardoises, l'écartement e des formes étant de 4 mètres, l'angle A formé par l'arbalétrier et l'horizon étant de 40 degrés et la portée 2 C' de la ferme, ou l'écartement des murs, étant de 8 mètres.

En cherchant dans les formules précédentes (71) s'appliquant aux tirants horizontaux en fer des charpentes couvertes en ardoises, on trouve pour une section cylindrique.

$$d^2 = 0.000\,013\,26 \times c \times \frac{c'}{h} \times e + 0.004\,964 \times d \times c'^2$$

Le tirant étant supporté par une aiguille, on ne tiendra pas compte de son propre poids, et on supprimera alors dans la formule ci-dessous la partie au delà du signe + qui n'a rapport qu'à ce poids, et l'on aura

$$d^2 = 0.000\,013\,26 \times c \times \frac{c'}{h} \times e$$

Si on remplace les lettres de cette formule par leurs valeurs, on a :

$$d^2 = 0.000\,013\,26 \times 5.22 \times 1.192 \times 4.00$$

Et par suite : $d = 0^m19$.

On obtiendra la valeur des lettres de la formule ci-dessus à l'aide du tableau XIV. L'inclinaison de l'arbalétrier ou l'angle A qu'il forme avec l'horizon étant de 40 degrés, on trouve en regard de ce nombre dans la huitième colonne : $\frac{c'}{h} = 1.192$ et dans la troisième colonne : $C = 1.305 \times C'$, or, comme dans cet exemple 2 C' est égal à 8^m00, C' sera égal à 4^m00 et l'on aura : $C = 1.305 \times 4^m00 = 5.220$.

Fermes simples.

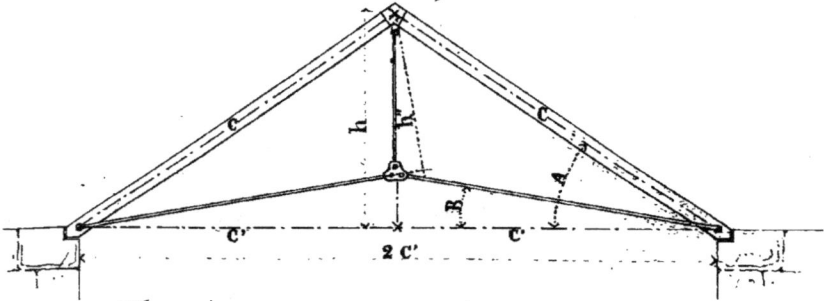

72. Formules pratiques pour déterminer approximativement les dimensions des tirants en fer forgé formant avec l'horizon un angle B.

Pour calculer les dimensions de ces tirants, on se servira des formules précédentes (71), dont on supprimera la partie au delà du signe + et que l'on multipliera ensuite par $\frac{h}{h''}$.

On trouvera les différentes valeurs de $\frac{h}{h''}$ dans le tableau XIV.

1er Exemple.

Déterminer l'équarrissage d'un tirant oblique en fer forgé d'une section transversale rectangulaire telle que $d = 0.40\,b$. La couverture étant en ardoises, l'écartement e des fermes étant de 4 mètres, l'angle A formé par l'arbalétrier et l'horizon étant de 40 degrés, la portée 2 c' de la ferme, ou l'écartement des murs, étant de 8 mètres, l'angle B formé par le tirant et l'horizon étant égal à 10 degrés et le tirant étant supporté en son milieu par une aiguille.

En cherchant dans les formules précédentes (71) s'appliquant aux tirants horizontaux en fer des charpentes couvertes en ardoises, on trouve en regard de $a = 0.40$ b

$$b^2 = 0.000\ 026\ 05 \times c \times \frac{c'}{h} \times e + 0.009\ 750 \times a \times c'^2$$

formule qui donnera la valeur de b pour un tirant horizontal qui ne serait supporté par aucune aiguille, et qui se transformera en la suivante pour un tirant oblique supporté en son milieu par une aiguille et dont on ne tiendrait pas compte du propre poids :

$$b^2 = \left(0.000\ 026\ 05 \times c \times \frac{c'}{h} \times e\right) \frac{h}{h''}$$

Si on remplace les lettres de cette formule par leurs valeurs, on a :

$$b^2 = (0.000\ 026\ 05 \times 5.22 \times 1.192 \times 4.00)\ 1.28$$

Et par suite : $b = 0^m.029$ et $a = 0^m.029 \times 0.40 = 0^m.012$.

On obtiendra la valeur des lettres de la formule ci-dessus à l'aide du tableau XIV. L'inclinaison de l'arbalétrier ou l'angle A qu'il forme avec l'horizon étant de 40 degrés, on trouve en regard de ce nombre, sur la ligne sur laquelle se trouve la valeur de l'angle B formée par le tirant et l'horizon ou 10 degrés, dans la huitième colonne : $\frac{c'}{h} = 1.192$, dans la septième : $\frac{h}{h''} = 1.280$ et dans la troisième : $c = 1.305 \times c'$, or, comme dans cet exemple 2 c' est égal à $8^m.00$, c' sera égal à $4^m.00$, et l'on aura : $c = 1.305 \times 4^m.00 = 5.220$.

2ème Exemple.

Déterminer le diamètre de la section transversale cylindrique d'un tirant oblique en fer forgé supporté par son milieu par une aiguille. La couverture étant en ardoises, l'écartement e des fermes étant de 4 mètres, l'angle A formé par l'arbalétrier et l'horizon étant de 40 degrés, la portée 2 c' de la ferme, ou l'écartement des murs, étant de 8 mètres et l'angle B formé par le tirant et l'horizon étant égal à 10 degrés.

En cherchant dans les formules précédentes (71) s'appliquant aux tirants horizontaux en fer des charpentes couvertes en ardoises, on trouve pour une section cylindrique :

$$d^2 = 0.000\ 013\ 26 \times c \times \frac{c'}{h} \times e + 0.004\ 964 \times d \times c'^2$$

formule qui donnera la valeur du diamètre d pour un tirant horizontal qui
ne serait supporté par aucune aiguille, et qui se transformera en la suivante
pour un tirant oblique supporté en son milieu par une aiguille et dont on ne
tiendrait pas compte du propre poids.

$$d^2 = (0.000\ 013\ 26 \times C \times \frac{c'}{h} \times e)\ \frac{h}{h''}$$

Si on remplace les lettres de cette formule par leurs valeurs on a :

$$d^2 = (0,000\ 013\ 26 \times 5.22 \times 1.192 \times 4.09)\ 1.28$$

Et par suite : $d = 0^m\ 021$

On obtiendra la valeur des lettres de la formule ci-dessus à l'aide du
tableau XIV, en opérant comme dans l'exemple précédent.

Termes simples.

73. — **Formules pratiques** pour déterminer approximativement les dimensions des tirants horizontaux
chargés sur leur longueur d'un poids P par mètre courant.

Ces formules sont applicables aux tirants supportant un plancher et par conséquent une charge additionnelle représentée par la
lettre P.

La tension qui résulte de l'action de l'arbalétrier sur le tirant
étant très faible par rapport à celle du plancher, on pourra la négli-
ger et on considérera alors le tirant comme une poutre chargée dans
toute sa longueur d'un poids P par mètre courant, dont on déterminera
les dimensions à l'aide des formules du n° 93.

Exemple :

Déterminer les dimensions d'un tirant en bois choisi grossièrement équarri d'une section transversale telle que, a = 0.80 b et
devant supporter une charge additionnelle P de 300 k. par mètre
courant.

En cherchant dans les formules qui ont rapport aux poutres en bois
choisi grossièrement équarri, on trouve en regard de a = 0.80 b

$$b^3 = 0.000\ 004\ 69 \times P \times c^2$$

Si on remplace les lettres de cette formule par leurs valeurs, on a :

$$b^3 = 0.000\ 004\ 69 \times 300^k \times 9$$

d'où $b = 0^m233$ et $a = 0^m233 \times 0.80 = 0^m186$

Si le tirant était supporté en son milieu par une aiguille, on procéderait comme ci-dessous, en remplaçant C dans la formule par $\frac{C}{2}$.

Si le tirant était supporté par plusieurs aiguilles on donnerait à C la valeur de la moitié de la plus grande des distances qui existeraient entre elles.

Fermes avec un seul entrait retroussé.

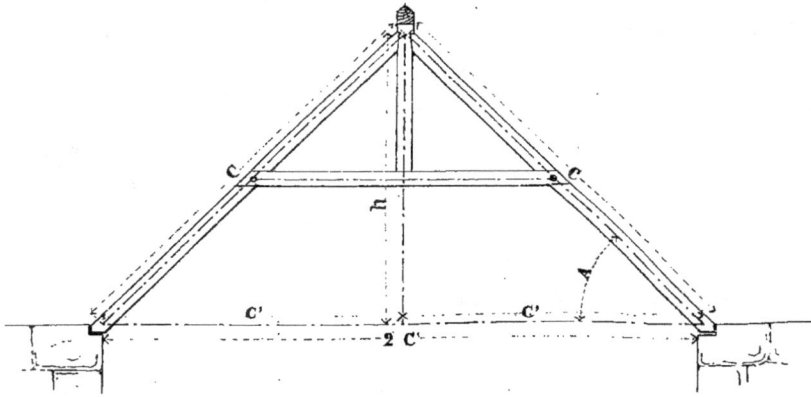

74. — Formules pratiques pour déterminer approxima-tivement les dimensions des tirants ou entraits retroussés.

Pour déterminer les dimensions des tirants, on se servira des formules précédentes (70 et 71) qui ont rapport aux tirants des fermes simples, en faisant le changement indiqué ci-dessous :

Lorsque l'entrait sera retroussé au $\frac{1}{4}$ de la hauteur (à partir de la base de la ferme) on remplacera $\frac{c'}{h}$ par $\frac{4}{3}\frac{c'}{h}$

| id | id | $\frac{1}{2}$ | id | id | id | id | id | $\frac{c'}{h}$ | id | $\frac{2}{h}\frac{c'}{}$ |

| " | " | $\frac{2}{3}$ | " | " | " | " | " | $\frac{c'}{h}$ | " | $\frac{3}{2}\frac{c'}{h}$ |

| " | " | $\frac{3}{4}$ | " | " | " | " | " | $\frac{c'}{h}$ | " | $4\frac{c'}{h}$ |

On trouvera les différentes valeurs de $\frac{c'}{h}$ dans le tableau XIV ; une fois ces valeurs trouvées, on les multipliera par $\frac{4}{3}$, par 2, par $\frac{3}{2}$, ou enfin par 4, suivant la hauteur à laquelle l'entrait inférieur sera retroussé.

1er Exemple.

Déterminer les dimensions d'un tirant en bois choisi grossièrement équarri de section transversale rectangulaire telle que $a = 0.80\,b$ retroussé à la moitié de la hauteur de la ferme. La couverture étant en tuiles plates, l'écartement e des fermes étant de deux mètres, l'angle A formé par l'arbalétrier et l'horizon étant de 30 degrés et la portée $2\,c'$ de la ferme, ou l'écartement des murs, étant de 6 mètres.

On cherchera dans les formules s'appliquant aux tirants en bois choisi, grossièrement équarri, (70) des fermes simples des charpentes couvertes en tuiles plates, celle qui conviendrait au tirant dans le cas où il serait placé au bas de la ferme au lieu d'être retroussé, et l'on aura :

$$b^2 = 0.000\,127\,0 \times c \times \frac{c'}{h} \times e + 0.003\,750 \times a \times c'^2$$

Cette formule posée, pour déterminer les dimensions du tirant ou entrait retroussé dont il s'agit, il suffira, vu la hauteur à laquelle il est retroussé, de remplacer $\frac{c'}{h}$ par $\frac{2\,c'}{h}$, ainsi que l'indique le tableau ci-dessus, et l'on aura alors

$$b^2 = 0.000\,127\,0 \times c \times \frac{2\,c'}{h} \times e + 0.003\,750 \times a \times c'^2$$

Si on remplace les lettres de cette formule par leurs valeurs, et que l'on procède comme précédemment (1er Exemple des formules n° 70), on a :

$$b^2 = 0.000\,127\,0 \times 3.465 \times 3.466 \times 2.00 + 0.003.750 \times 0.041 \times 9.00$$

et par suite : $b = 0^m 067$ et $a = 0^m 067 \times 0.80 = 0^m 054$.

2ème Exemple.

Déterminer le diamètre de la section transversale cylindrique d'un tirant en fer forgé retroussé au $\frac{3}{4}$ de la hauteur de la ferme. La couverture étant en ardoises, l'écartement e des fermes étant de 4 mètres, l'angle A formé par l'arbalétrier et l'horizon étant de 40 degrés et la portée $2\,c'$ de la ferme, ou l'écartement des murs, étant de 8 mètres.

On cherchera dans les formules s'appliquant aux tirants en fer (71) des fermes simples des charpentes couvertes en ardoises, celle qui conviendrait au tirant dans le cas où il serait placé au bas de la ferme au lieu d'être retroussé, et on aura :

$$d^2 = 0.000\,013\,26 \times c \times \frac{c'}{h} \times e + 0.004\,964 \times d \times c'^2$$

Cette formule posée pour déterminer les dimensions du tirant retroussé dont il s'agit, il suffira, vu la hauteur à laquelle il est retroussé, de remplacer $\frac{c'}{h}$ par $\frac{3\,c'}{2\,h}$, ainsi que l'indique le tableau précédent, et l'on aura alors :

$$d^2 = 0.000\ 013\ 26 \times c \times \frac{3c'}{2h} \times e + 0.004\ 964 \times d \times c^2$$

Si on remplace les lettres de cette formule par leurs valeurs et que l'on procède comme précédemment (2e Exemple des formules n° 71) on a :

$$d^2 = 0.000\ 013\ 26 \times 5.220 \times 1.788 \times 4.00 + 0.004\ 964 \times 0.043 \times 16.00$$

d'où $d = 0^m060$.

Fermes à entrait retroussé.

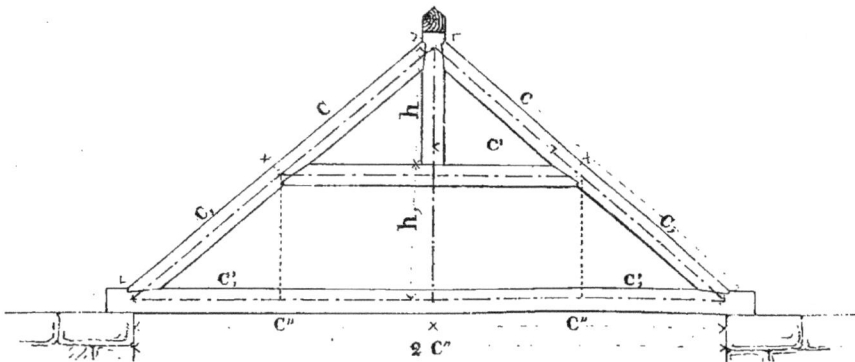

Fermes à entrait retroussé aux deux tiers de leur hauteur
$h_1 = 2h$.

75. — Formules pratiques pour déterminer approximativement les dimensions des entraits inférieurs horizontaux en bois de section transversale rectangulaire; ces tirants ne supportant que leur propre poids.

_____ La couverture étant en tuiles creuses maçonnées. _____

1° Si la charpente est en bois brut

Et si l'on fait $a = b$ — on aura $b^2 = 0.000\ 250\ 00 \times c_1 \times \frac{c'_1}{h_1} \times e + 0.003\ 429 \times a \times c^2$

_____ id _____ $a = 0.90\ b$ ____ id ___ $b^2 = 0.000\ 277\ 78 \times c_1 \times \frac{c'_1}{h_1} \times e + 0.003\ 810 \times a \times c^2$

_____ , _____ $a = 0.80\ b$ ____ , ___ $b^2 = 0.000\ 312\ 50 \times c_1 \times \frac{c'_1}{h_1} \times e + 0.004\ 286 \times a \times c^2$

_____ . _____ $a = 0.75\ b$ ____ " ___ $b^2 = 0.000\ 333\ 33 \times c_1 \times \frac{c'_1}{h_1} \times e + 0.004\ 572 \times a \times c^2$

_____ " _____ $a = 0.70\ b$ ____ . ___ $b^2 = 0.000\ 357\ 14 \times c_1 \times \frac{c'_1}{h_1} \times e + 0.004\ 899 \times a \times c^2$

2° Si la charpente est en bois choisi grossièrement équarri.

Et si l'on fait $a = b$ — on aura $b^2 = 0.000\ 218\ 75 \times c_1 \times \frac{c'_1}{h_1} \times e + 0.003\ 000 \times a \times c^2$

_____ id ____ $a = 90\ b$ ___ id ___ $b^2 = 0.000\ 243\ 06 \times c_1 \times \frac{c'_1}{h_1} \times e + 0.003\ 333 \times a \times c^2$

Et si l'on fait $a = 0.80\,b$ on aura $b^2 = 0.000\ 273\ 44 \times c_i \times \frac{c_i}{h_i} \times e + 0.003\ 750 \times a \times c^2$

—— id —— $a = 0.75\,b$ —— id —— $b^2 = 0.000\ 291\ 67 \times c_i \times \frac{c_i}{h_i} \times e + 0.004\ 000 \times a \times c^2$

—— „ —— $a = 0.70\,b$ —— „ —— $b^2 = 0.000\ 312\ 50 \times c_i \times \frac{c_i}{h_i} \times e + 0.004\ 286 \times a \times c^2$

—— „ —— $a = 0.60\,b$ —— „ —— $b^2 = 0.000\ 364\ 58 \times c_i \times \frac{c_i}{h_i} \times e + 0.005\ 000 \times a \times c^2$

—— „ —— $a = 0.50\,b$ —— „ —— $b^2 = 0.000\ 437\ 50 \times c_i \times \frac{c_i}{h_i} \times e + 0.006\ 000 \times a \times c^2$

3.° Si la charpente est en bois de choix à vives arêtes,

Et si l'on fait $a = b$ on aura $b^2 = 0.000\ 175\ 00 \times c_i \times \frac{c_i}{h_i} \times e + 0.002\ 400 \times a \times c^2$

—— id —— $a = 0.90\,b$ —— id —— $b^2 = 0.000\ 194\ 44 \times c_i \times \frac{c_i}{h_i} \times e + 0.002\ 667 \times a \times c^2$

—— „ —— $a = 0.80\,b$ —— „ —— $b^2 = 0.000\ 218\ 75 \times c_i \times \frac{c_i}{h_i} \times e + 0.003\ 000 \times a \times c^2$

—— „ —— $a = 0.75\,b$ —— „ —— $b^2 = 0.000\ 233\ 33 \times c_i \times \frac{c_i}{h_i} \times e + 0.003\ 429 \times a \times c^2$

—— „ —— $a = 0.70\,b$ —— „ —— $b^2 = 0.000\ 250\ 00 \times c_i \times \frac{c_i}{h_i} \times e + 0.003\ 200 \times a \times c^2$

—— „ —— $a = 0.60\,b$ —— „ —— $b^2 = 0.000\ 291\ 67 \times c_i \times \frac{c_i}{h_i} \times e + 0.004\ 000 \times a \times c^2$

—— „ —— $a = 0.50\,b$ —— „ —— $b^2 = 0.000\ 350\ 00 \times c_i \times \frac{c_i}{h_i} \times e + 0.004\ 800 \times a \times c^2$

—— „ —— $a = 0.40\,b$ —— „ —— $b^2 = 0.000\ 437\ 50 \times c_i \times \frac{c_i}{h_i} \times e + 0.006\ 000 \times a \times c^2$

—— „ —— $a = 0.30\,b$ —— „ —— $b^2 = 0.000\ 583\ 33 \times c_i \times \frac{c_i}{h_i} \times e + 0.008\ 000 \times a \times c^2$

—— „ —— $a = 0.20\,b$ —— „ —— $b^2 = 0.000\ 875\ 00 \times c_i \times \frac{c_i}{h_i} \times e + 0.012\ 000 \times a \times c^2$

—— „ —— $a = 0.10\,b$ —— „ —— $b^2 = 0.001\ 750\ 00 \times c_i \times \frac{c_i}{h_i} \times e + 0.024\ 000 \times a \times c^2$

—————— La couverture étant en tuiles creuses non maçonnées. ——————

1.° Si la charpente est en bois brut.

Et si l'on fait $a = b$ on aura $b^2 = 0.000\ 200\ 00 \times c_i \times \frac{c_i}{h_i} \times e + 0.003\ 429 \times a \times c^2$

—— id —— $a = 0.90\,b$ —— id —— $b^2 = 0.000\ 222\ 22 \times c_i \times \frac{c_i}{h_i} \times e + 0.003\ 810 \times a \times c^2$

—— „ —— $a = 0.80\,b$ —— „ —— $b^2 = 0.000\ 250\ 00 \times c_i \times \frac{c_i}{h_i} \times e + 0.004\ 286 \times a \times c^2$

—— „ —— $a = 0.75\,b$ —— „ —— $b^2 = 0.000\ 266\ 67 \times c_i \times \frac{c_i}{h_i} \times e + 0.004\ 572 \times a \times c^2$

—— „ —— $a = 0.70\,b$ —— „ —— $b^2 = 0.000\ 285\ 71 \times c_i \times \frac{c_i}{h_i} \times e + 0.004\ 899 \times a \times c^2$

2.° Si la charpente est en bois choisi grossièrement équarri

Et si l'on fait $a = b$ on aura $b^2 = 0.000\ 175\ 00 \times c_i \times \frac{c_i}{h_i} \times e + 0.003\ 000 \times a \times c^2$

—— id —— $a = 0.90\,b$ —— id —— $b^2 = 0.006\ 194\ 44 \times c_i \times \frac{c_i}{h_i} \times e + 0.003\ 333 \times a \times c^2$

—— „ —— $a = 0.80\,b$ —— „ —— $b^2 = 0.000\ 218\ 75 \times c_i \times \frac{c_i}{h_i} \times e + 0.003\ 750 \times a \times c^2$

—— „ —— $a = 0.75\,b$ —— „ —— $b^2 = 0.000\ 233\ 33 \times c_i \times \frac{c_i}{h_i} \times e + 0.004\ 000 \times a \times c^2$

—— „ —— $a = 0.70\,b$ —— „ —— $b^2 = 0.000\ 250\ 00 \times c_i \times \frac{c_i}{h_i} \times e + 0.004\ 286 \times a \times c^2$

—— „ —— $a = 0.60\,b$ —— „ —— $b^2 = 0.000\ 291\ 67 \times c_i \times \frac{c_i}{h_i} \times e + 0.005\ 000 \times a \times c^2$

—— „ —— $a = 0.50\,b$ —— „ —— $b^2 = 0.000\ 350\ 00 \times c_i \times \frac{c_i}{h_i} \times e + 0.006\ 000 \times a \times c^2$

3.° Si la charpente est en bois de choix à vives arêtes

Et si l'on fait $a = b$ on aura $b^2 = 0.000\ 140\ 00 \times c_i \times \frac{c_i}{h_i} \times e + 0.002\ 400 \times a \times c^2$

Et si l'on fait $a = 0.90\,b$ on aura $b^2 = 0.000\,155\,56 \times c_i \times \frac{c'_i}{h_i} \times e + 0.002\,667 \times a \times c''^2$

— id — $a = 0.80\,b$ — id — $b^2 = 0.000\,175\,00 \times c_i \times \frac{c'_i}{h_i} \times e + 0.003\,000 \times a \times c''^2$

— " — $a = 0.75\,b$ " — $b^2 = 0.000\,186\,67 \times c_i \times \frac{c'_i}{h_i} \times e + 0.003\,200 \times a \times c''^2$

— " — $a = 0.70\,b$ — " — $b^2 = 0.000\,200\,00 \times c_i \times \frac{c'_i}{h_i} \times e + 0.003\,429 \times a \times c''^2$

— " — $a = 0.60\,b$ — " — $b^2 = 0.000\,233\,33 \times c_i \times \frac{c'_i}{h_i} \times e + 0.004\,000 \times a \times c''^2$

— " — $a = 0.50\,b$ " — $b^2 = 0.000\,280\,00 \times c_i \times \frac{c'_i}{h_i} \times e + 0.004\,800 \times a \times c''^2$

— " — $a = 0.40\,b$ — " — $b^2 = 0.000\,350\,00 \times c_i \times \frac{c'_i}{h_i} \times e + 0.006\,000 \times a \times c''^2$

— " — $a = 0.30\,b$ " — $b^2 = 0.000\,466\,67 \times c_i \times \frac{c'_i}{h_i} \times e + 0.008\,000 \times a \times c''^2$

— " — $a = 0.20\,b$ " — $b^2 = 0.000\,700\,00 \times c_i \times \frac{c'_i}{h_i} \times e + 0.012\,000 \times a \times c''^2$

— " — $a = 0.10\,b$ " — $b^2 = 0.001\,400\,00 \times c_i \times \frac{c'_i}{h_i} \times e + 0.024\,000 \times a \times c''^2$

La couverture étant en tuiles plates.

1° Si la charpente est en bois brut

Et si l'on fait $a = b$ — on aura $b^2 = 0.000\,162\,50 \times c_i \times \frac{c'_i}{h_i} \times e + 0.003\,429 \times a \times c''^2$

— id — $a = 0.90\,b$ — id — $b^2 = 0.000\,180\,56 \times c_i \times \frac{c'_i}{h_i} \times e + 0.003\,810 \times a \times c''^2$

— " — $a = 0.80\,b$ — " — $b^2 = 0.000\,203\,13 \times c_i \times \frac{c'_i}{h_i} \times e + 0.004\,286 \times a \times c''^2$

— " — $a = 0.75\,b$ — " — $b^2 = 0.000\,216\,67 \times c_i \times \frac{c'_i}{h_i} \times e + 0.004\,572 \times a \times c''^2$

— " — $a = 0.70\,b$ — " — $b^2 = 0.000\,232\,14 \times c_i \times \frac{c'_i}{h_i} \times e + 0.004\,899 \times a \times c''^2$

2° Si la charpente est en bois choisi grossièrement équarri,

Et si l'on fait $a = b$ — on aura $b^2 = 0.000\,142\,19 \times c_i \times \frac{c'_i}{h_i} \times e + 0.000\,300 \times a \times c''^2$

— id — $a = 0.90\,b$ — id — $b^2 = 0.000\,157\,99 \times c_i \times \frac{c'_i}{h_i} \times e + 0.003\,333 \times a \times c''^2$

— " — $a = 0.80\,b$ — " — $b^2 = 0.000\,177\,74 \times c_i \times \frac{c'_i}{h_i} \times e + 0.003\,750 \times a \times c''^2$

— " — $a = 0.75\,b$ — " — $b^2 = 0.000\,189\,59 \times c_i \times \frac{c'_i}{h_i} \times e + 0.004\,000 \times a \times c''^2$

— " — $a = 0.70\,b$ — " — $b^2 = 0.000\,203\,13 \times c_i \times \frac{c'_i}{h_i} \times e + 0.004\,286 \times a \times c''^2$

— " — $a = 0.60\,b$ — " — $b^2 = 0.000\,236\,98 \times c_i \times \frac{c'_i}{h_i} \times e + 0.005\,000 \times a \times c''^2$

— " — $a = 0.50\,b$ — " — $b^2 = 0.000\,284\,38 \times c_i \times \frac{c'_i}{h_i} \times e + 0.006\,000 \times a \times c''^2$

3° Si la charpente est en bois de choix à vives arêtes

Et si l'on fait $a = b$ — on aura $b^2 = 0.000\,113\,75 \times c_i \times \frac{c'_i}{h_i} \times e + 0.002\,400 \times a \times c''^2$

— id — $a = 0.90\,b$ — id — $b^2 = 0.000\,126\,29 \times c_i \times \frac{c'_i}{h_i} \times e + 0.002\,667 \times a \times c''^2$

— " — $a = 0.80\,b$ — " — $b^2 = 0.000\,142\,19 \times c_i \times \frac{c'_i}{h_i} \times e + 0.003\,000 \times a \times c''^2$

— " — $a = 0.75\,b$ — " — $b^2 = 0.000\,151\,67 \times c_i \times \frac{c'_i}{h_i} \times e + 0.003\,200 \times a \times c''^2$

— " — $a = 0.70\,b$ — " — $b^2 = 0.000\,162\,50 \times c_i \times \frac{c'_i}{h_i} \times e + 0.003\,429 \times a \times c''^2$

— " — $a = 0.60\,b$ — " — $b^2 = 0.000\,189\,58 \times c_i \times \frac{c'_i}{h_i} \times e + 0.004\,000 \times a \times c''^2$

— " — $a = 0.50\,b$ — " — $b^2 = 0.000\,227\,50 \times c_i \times \frac{c'_i}{h_i} \times e + 0.004\,800 \times a \times c''^2$

— " — $a = 0.40\,b$ — " — $b^2 = 0.000\,284\,38 \times c_i \times \frac{c'_i}{h_i} \times e + 0.006\,000 \times a \times c''^2$

Et si l'on fait $a = 0.30\,b$ on aura $b^2 = 0.000\ 379\ 17 \times c_i \times \dfrac{c'_i}{h_i} \times e + 0.008\ 000 \times a \times c''^2$

—— $i\partial$ —— $a = 0.20\,b$ —— " —— $b^2 = 0.000\ 563\ 75 \times c_i \times \dfrac{c'_i}{h_i} \times e + 0.012\ 000 \times a \times c''^2$

—— " —— $a = 0.10\,b$ —— " —— $b^2 = 0.001\ 137\ 50 \times c_i \times \dfrac{c'_i}{h_i} \times e + 0.024\ 000 \times a \times c''^2$

—————— La couverture étant en ardoises. ——————

1º Si la charpente est en bois brut

Et si l'on fait $a = b$ —— on aura $b^2 = 0.000\ 125\ 00 \times c_i \times \dfrac{c'_i}{h_i} \times e + 0.003\ 429 \times a \times c''^2$

—— $i\partial$ —— $a = 0.90\,b$ —— $i\partial$ —— $b^2 = 0.000\ 138\ 89 \times c_i \times \dfrac{c'_i}{h_i} \times e + 0.003\ 810 \times a \times c''^2$

—— " —— $a = 0.80\,b$ —— " —— $b^2 = 0.000\ 156\ 25 \times c_i \times \dfrac{c'_i}{h_i} \times e + 0.004\ 286 \times a \times c''^2$

—— " —— $a = 0.75\,b$ —— " —— $b^2 = 0.000\ 166\ 67 \times c_i \times \dfrac{c'_i}{h_i} \times e + 0.004\ 572 \times a \times c''^2$

—— " —— $a = 0.70\,b$ —— " —— $b^2 = 0.000\ 178\ 57 \times c_i \times \dfrac{c'_i}{h_i} \times e + 0.004\ 899 \times a \times c''^2$

2º Si la charpente est en bois choisi grossièrement équarri

Et si l'on fait $a = b$ —— on aura $b^2 = 0.000\ 109\ 37 \times c_i \times \dfrac{c'_i}{h_i} \times e + 0.003\ 000 \times a \times c''^2$

—— $i\partial$ —— $a = 0.90\,b$ —— $i\partial$ —— $b^2 = 0.000\ 121\ 52 \times c_i \times \dfrac{c'_i}{h_i} \times e + 0.003\ 333 \times a \times c''^2$

—— ; —— $a = 0.80\,b$ —— " —— $b^2 = 0.000\ 136\ 71 \times c_i \times \dfrac{c'_i}{h_i} \times e + 0.003\ 750 \times a \times c''^2$

—— " —— $a = 0.75\,b$ —— " —— $b^2 = 0.000\ 145\ 83 \times c_i \times \dfrac{c'_i}{h_i} \times e + 0.004\ 000 \times a \times c''^2$

—— " —— $a = 0.70\,b$ —— " —— $b^2 = 0.000\ 156\ 24 \times c_i \times \dfrac{c'_i}{h_i} \times e + 0.004\ 286 \times a \times c''^2$

—— " —— $a = 0.60\,b$ —— " —— $b^2 = 0.000\ 182\ 28 \times c_i \times \dfrac{c'_i}{h_i} \times e + 0.005\ 000 \times a \times c''^2$

—— " —— $a = 0.50\,b$ —— " —— $b^2 = 0.000\ 218\ 74 \times c_i \times \dfrac{c'_i}{h_i} \times e + 0.006\ 000 \times a \times c''^2$

3º Si la charpente est en bois de chêne à vives arêtes

Et si l'on fait $a = b$ —— on aura $b^2 = 0.000\ 087\ 50 \times c_i \times \dfrac{c'_i}{h_i} \times e + 0.002\ 400 \times a \times c''^2$

—— $i\partial$ —— $a = 0.90\,b$ —— $i\partial$ —— $b^2 = 0.000\ 097\ 22 \times c_i \times \dfrac{c'_i}{h_i} \times e + 0.002\ 667 \times a \times c''^2$

—— " —— $a = 0.80\,b$ —— " —— $b^2 = 0.000\ 109\ 38 \times c_i \times \dfrac{c'_i}{h_i} \times e + 0.003\ 000 \times a \times c''^2$

—— " —— $a = 0.75\,b$ —— " —— $b^2 = 0.000\ 116\ 67 \times c_i \times \dfrac{c'_i}{h_i} \times e + 0.003\ 200 \times a \times c''^2$

—— " —— $a = 0.70\,b$ —— " —— $b^2 = 0.000\ 125\ 00 \times c_i \times \dfrac{c'_i}{h_i} \times e + 0.003\ 429 \times a \times c''^2$

—— " —— $a = 0.60\,b$ —— " —— $b^2 = 0.000\ 145\ 83 \times c_i \times \dfrac{c'_i}{h_i} \times e + 0.004\ 000 \times a \times c''^2$

—— " —— $a = 0.50\,b$ —— " —— $b^2 = 0.000\ 175\ 00 \times c_i \times \dfrac{c'_i}{h_i} \times e + 0.004\ 800 \times a \times c''^2$

—— " —— $a = 0.40\,b$ —— " —— $b^2 = 0.000\ 218\ 75 \times c_i \times \dfrac{c'_i}{h_i} \times e + 0.006\ 000 \times a \times c''^2$

—— " —— $a = 0.30\,b$ —— " —— $b^2 = 0.000\ 291\ 67 \times c_i \times \dfrac{c'_i}{h_i} \times e + 0.008\ 000 \times a \times c''^2$

—— " —— $a = 0.20\,b$ —— " —— $b^2 = 0.000\ 437\ 50 \times c_i \times \dfrac{c'_i}{h_i} \times e + 0.012\ 000 \times a \times c''^2$

—— " —— $a = 0.10\,b$ —— " —— $b^2 = 0.000\ 875\ 00 \times c_i \times \dfrac{c'_i}{h_i} \times e + 0.024\ 000 \times a \times c''^2$

—————— La couverture étant en zinc ou en tôle galvanisée ! ——————

1º Si la charpente est en bois brut

Et si l'on fait $a = b$ on aura $b^2 = 0.000\ 081\ 25 \times c_i \times \dfrac{c'_i}{h_i} \times e + 0.003\ 429 \times a \times c''^2$

Et si l'on fait $a = 0.90\,b$ on aura $b^2 = 0.000\,090\,28 \times C_i \times \dfrac{C_i}{h_i} \times e + 0.003\,810 \times a \times c''^2$

—— id —— $a = 0.80\,b$ —— id —— $b^2 = 0.000\,101\,56 \times C_i \times \dfrac{C_i}{h_i} \times e + 0.004\,286 \times a \times c''^2$

—— „ —— $a = 0.75\,b$ —— „ —— $b^2 = 0.000\,108\,33 \times C_i \times \dfrac{C_i}{h_i} \times e + 0.004\,572 \times a \times c''^2$

—— „ —— $a = 0.70\,b$ —— „ —— $b^2 = 0.000\,116\,07 \times C_i \times \dfrac{C_i}{h_i} \times e + 0.004\,899 \times a \times c''^2$

2º. Si la charpente est en bois choisi grossièrement équarri.

Et si l'on fait $a = b$ —— on aura $b^2 = 0.000\,071\,09 \times C_i \times \dfrac{C_i}{h_i} \times e + 0.003\,000 \times a \times c''^2$

—— id —— $a = 0.90\,b$ —— id —— $b^2 = 0.000\,078\,99 \times C_i \times \dfrac{C_i}{h_i} \times e + 0.003\,333 \times a \times c''^2$

—— „ —— $a = 0.80\,b$ —— „ —— $b^2 = 0.000\,088\,86 \times C_i \times \dfrac{C_i}{h_i} \times e + 0.003\,750 \times a \times c''^2$

—— „ —— $a = 0.75\,b$ —— . —— $b^2 = 0.000\,094\,79 \times C_i \times \dfrac{C_i}{h_i} \times e + 0.004\,000 \times a \times c''^2$

—— „ —— $a = 0.70\,b$ —— „ —— $b^2 = 0.000\,101\,56 \times C_i \times \dfrac{C_i}{h_i} \times e + 0.004\,286 \times a \times c''^2$

—— „ —— $a = 0.60\,b$ —— „ —— $b^2 = 0.000\,118\,48 \times C_i \times \dfrac{C_i}{h_i} \times e + 0.005\,000 \times a \times c''^2$

—— „ —— $a = 0.50\,b$ —— „ —— $b^2 = 0.000\,142\,18 \times C_i \times \dfrac{C_i}{h_i} \times e + 0.006\,000 \times a \times c''^2$

3º. Si la charpente est en bois de choix à vives arêtes.

Et si l'on fait $a = b$ —— on aura $b^2 = 0.000\,056\,88 \times C_i \times \dfrac{C_i}{h_i} \times e + 0.002\,400 \times a \times c''^2$

—— id —— $a = 0.90\,b$ —— id —— $b^2 = 0.000\,063\,20 \times C_i \times \dfrac{C_i}{h_i} \times e + 0.002\,667 \times a \times c''^2$

—— „ —— $a = 0.80\,b$ —— „ —— $b^2 = 0.000\,071\,10 \times C_i \times \dfrac{C_i}{h_i} \times e + 0.003\,000 \times a \times c''^2$

—— „ —— $a = 0.75\,b$ —— . —— $b^2 = 0.000\,075\,84 \times C_i \times \dfrac{C_i}{h_i} \times e + 0.003\,200 \times a \times c''^2$

—— „ —— $a = 0.70\,b$ —— „ —— $b^2 = 0.000\,081\,26 \times C_i \times \dfrac{C_i}{h_i} \times e + 0.003\,429 \times a \times c''^2$

—— „ —— $a = 0.60\,b$ —— . —— $b^2 = 0.000\,094\,80 \times C_i \times \dfrac{C_i}{h_i} \times e + 0.004\,000 \times a \times c''^2$

—— „ —— $a = 0.50\,b$ —— . —— $b^2 = 0.000\,113\,76 \times C_i \times \dfrac{C_i}{h_i} \times e + 0.004\,800 \times a \times c''^2$

—— „ —— $a = 0.40\,b$ —— . —— $b^2 = 0.000\,142\,20 \times C_i \times \dfrac{C_i}{h_i} \times e + 0.006\,000 \times a \times c''^2$

—— „ —— $a = 0.30\,b$ —— „ —— $b^2 = 0.000\,189\,60 \times C_i \times \dfrac{C_i}{h_i} \times e + 0.008\,000 \times a \times c''^2$

—— „ —— $a = 0.20\,b$ —— „ —— $b^2 = 0.000\,284\,40 \times C_i \times \dfrac{C_i}{h_i} \times e + 0.012\,000 \times a \times c''^2$

—— „ —— $a = 0.10\,b$ —— „ —— $b^2 = 0.000\,568\,80 \times C_i \times \dfrac{C_i}{h_i} \times e + 0.024\,000 \times a \times c''^2$

Fermes à entrait retroussé aux deux tiers de leur hauteur.
$h_i = 2\,h$.

---

76. — Formules pratiques pour déterminer approximativement les dimensions des tirants inférieurs horizontaux en fer forgé ne supportant que leur propre poids.

La couverture étant en tuiles creuses maçonnées

Et si l'on fait $a = b$ on aura $b^2 = 0.000\,029\,17 \times C_i \times \dfrac{C_i}{h_i} \times e + 0.003\,900 \times a \times c''^2$

Et si l'on fait $a = 0.95\,b$ on aura $b^2 = 0.000\ 030\ 71 \times c_i \times \frac{c_i'}{h_i} \times e + 0.004\ 105 \times a \times c_i^2$

—— id —— $a = 0.90\,b$ —— id —— $b^2 = 0.000\ 032\ 41 \times c_i \times \frac{c_i'}{h_i} \times e + 0.004\ 333 \times a \times c_i^2$

—— . —— $a = 0.85\,b$ —— . —— $b^2 = 0.000\ 034\ 32 \times c_i \times \frac{c_i'}{h_i} \times e + 0.004\ 588 \times a \times c_i^2$

—— . —— $a = 0.80\,b$ —— . —— $b^2 = 0.000\ 036\ 46 \times c_i \times \frac{c_i'}{h_i} \times e + 0.004\ 875 \times a \times c_i^2$

—— . —— $a = 0.75\,b$ —— . —— $b^2 = 0.000\ 038\ 89 \times c_i \times \frac{c_i'}{h_i} \times e + 0.005\ 200 \times a \times c_i^2$

—— " —— $a = 0.70\,b$ —— " —— $b^2 = 0.000\ 041\ 67 \times c_i \times \frac{c_i'}{h_i} \times e + 0.005\ 571 \times a \times c_i^2$

—— . —— $a = 0.65\,b$ —— . —— $b^2 = 0.000\ 044\ 88 \times c_i \times \frac{c_i'}{h_i} \times e + 0.006\ 000 \times a \times c_i^2$

—— . —— $a = 0.60\,b$ —— " —— $b^2 = 0.000\ 048\ 62 \times c_i \times \frac{c_i'}{h_i} \times e + 0.006\ 500 \times a \times c_i^2$

—— . —— $a = 0.55\,b$ —— " —— $b^2 = 0.000\ 053\ 04 \times c_i \times \frac{c_i'}{h_i} \times e + 0.007\ 091 \times a \times c_i^2$

—— . —— $a = 0.50\,b$ —— " —— $b^2 = 0.000\ 058\ 34 \times c_i \times \frac{c_i'}{h_i} \times e + 0.007\ 800 \times a \times c_i^2$

—— " —— $a = 0.45\,b$ —— " —— $b^2 = 0.000\ 064\ 82 \times c_i \times \frac{c_i'}{h_i} \times e + 0.008\ 667 \times a \times c_i^2$

—— " —— $a = 0.40\,b$ —— " —— $b^2 = 0.000\ 072\ 93 \times c_i \times \frac{c_i'}{h_i} \times e + 0.009\ 750 \times a \times c_i^2$

—— " —— $a = 0.35\,b$ —— " —— $b^2 = 0.000\ 083\ 34 \times c_i \times \frac{c_i'}{h_i} \times e + 0.011\ 143 \times a \times c_i^2$

—— " —— $a = 0.30\,b$ —— " —— $b^2 = 0.000\ 097\ 23 \times c_i \times \frac{c_i'}{h_i} \times e + 0.013\ 000 \times a \times c_i^2$

—— " —— $a = 0.25\,b$ —— " —— $b^2 = 0.000\ 116\ 64 \times c_i \times \frac{c_i'}{h_i} \times e + 0.015\ 600 \times a \times c_i^2$

—— . —— $a = 0.20\,b$ —— . —— $b^2 = 0.000\ 145\ 80 \times c_i \times \frac{c_i'}{h_i} \times e + 0.019\ 500 \times a \times c_i^2$

—— . —— $a = 0.15\,b$ —— " —— $b^2 = 0.000\ 194\ 40 \times c_i \times \frac{c_i'}{h_i} \times e + 0.026\ 000 \times a \times c_i^2$

—— " —— $a = 0.10\,b$ —— " —— $b^2 = 0.000\ 291\ 70 \times c_i \times \frac{c_i'}{h_i} \times e + 0.039\ 000 \times a \times c_i^2$

—— " —— $a = 0.05\,b$ —— . —— $b^2 = 0.000\ 583\ 40 \times c_i \times \frac{c_i'}{h_i} \times e + 0.078\ 000 \times a \times c_i^2$

Si la section transversale est cylindrique on aura $d^2 = 0.000\ 037\ 13 \times c_i \times \frac{c_i'}{h_i} \times e + 0.004\ 964 \times d \times c_i^2$

La couverture étant en tuiles creuses non maçonnées

Et si l'on fait $a = b$ —— on aura $b^2 = 0.000\ 023\ 33 \times c_i \times \frac{c_i'}{h_i} \times e + 0.003\ 900 \times a \times c_i^2$

—— id —— $a = 0.95\,b$ —— id —— $b^2 = 0.000\ 024\ 56 \times c_i \times \frac{c_i'}{h_i} \times e + 0.004\ 105 \times a \times c_i^2$

—— . —— $a = 0.90\,b$ —— " —— $b^2 = 0.000\ 025\ 92 \times c_i \times \frac{c_i'}{h_i} \times e + 0.004\ 333 \times a \times c_i^2$

—— " —— $a = 0.85\,b$ —— —— $b^2 = 0.000\ 027\ 45 \times c_i \times \frac{c_i'}{h_i} \times e + 0.004\ 588 \times a \times c_i^2$

—— " —— $a = 0.80\,b$ —— " —— $b^2 = 0.000\ 029\ 16 \times c_i \times \frac{c_i'}{h_i} \times e + 0.004\ 875 \times a \times c_i^2$

—— " —— $a = 0.75\,b$ —— . —— $b^2 = 0.000\ 031\ 11 \times c_i \times \frac{c_i'}{h_i} \times e + 0.005\ 200 \times a \times c_i^2$

—— " —— $a = 0.70\,b$ —— . —— $b^2 = 0.000\ 033\ 33 \times c_i \times \frac{c_i'}{h_i} \times e + 0.005\ 571 \times a \times c_i^2$

—— " —— $a = 0.65\,b$ —— " —— $b^2 = 0.000\ 035\ 89 \times c_i \times \frac{c_i'}{h_i} \times e + 0.006\ 000 \times a \times c_i^2$

—— " —— $a = 0.60\,b$ —— . —— $b^2 = 0.000\ 038\ 88 \times c_i \times \frac{c_i'}{h_i} \times e + 0.006\ 500 \times a \times c_i^2$

—— " —— $a = 0.55\,b$ —— " —— $b^2 = 0.000\ 042\ 36 \times c_i \times \frac{c_i'}{h_i} \times e + 0.007\ 091 \times a \times c_i^2$

—— . —— $a = 0.50\,b$ —— " —— $b^2 = 0.000\ 046\ 66 \times c_i \times \frac{c_i'}{h_i} \times e + 0.007\ 800 \times a \times c_i^2$

—— . —— $a = 0.45\,b$ —— . —— $b^2 = 0.000\ 051\ 84 \times c_i \times \frac{c_i'}{h_i} \times e + 0.008\ 667 \times a \times c_i^2$

—— " —— $a = 0.40\,b$ —— . —— $b^2 = 0.000\ 058\ 33 \times c_i \times \frac{c_i'}{h_i} \times e + 0.009\ 750 \times a \times c_i^2$

Et si l'on fait $a = 0.35\,b$ on aura $b^2 = 0.000\,066\,66 \times c_i \times \frac{c_i}{h_i} \times e + 0.011\,143 \times a \times c''^2$

—— id —— $a = 0.30\,b$ —— id —— $b^2 = 0.000\,077\,77 \times c_i \times \frac{c_i}{h_i} \times e + 0.013\,000 \times a \times c''^2$

—— " —— $a = 0.25\,b$ " —— $b^2 = 0.000\,093\,32 \times c_i \times \frac{c_i}{h_i} \times e + 0.015\,600 \times a \times c''^2$

—— " —— $a = 0.20\,b$ —— " —— $b^2 = 0.000\,116\,65 \times c_i \times \frac{c_i}{h_i} \times e + 0.019\,500 \times a \times c''^2$

—— " —— $a = 0.15\,b$ —— " —— $b^2 = 0.000\,155\,53 \times c_i \times \frac{c_i}{h_i} \times e + 0.026\,000 \times a \times c''^2$

—— " —— $a = 0.10\,b$ —— " —— $b^2 = 0.000\,233\,30 \times c_i \times \frac{c_i}{h_i} \times e + 0.039\,000 \times a \times c''^2$

—— " —— $a = 0.05\,b$ —— " —— $b^2 = 0.000\,466\,60 \times c_i \times \frac{c_i}{h_i} \times e + 0.078\,000 \times a \times c''^2$

Si la section transversale est cylindrique on aura $d^2 = 0.000\,029\,70 \times c_i \times \frac{c_i}{h_i} \times e + 0.004\,964 \times d \times c''^2$

—————————— La couverture étant en tuiles plates ——————————

Et si l'on fait $a = b$ —— on aura $b^2 = 0.000\,018\,96 \times c_i \times \frac{c_i}{h_i} \times e + 0.003\,900 \times a \times c''^2$

—— id —— $a = 0.95\,b$ —— id —— $b^2 = 0.000\,019\,96 \times c_i \times \frac{c_i}{h_i} \times e + 0.004\,105 \times a \times c''^2$

—— " —— $a = 0.90\,b$ " —— $b^2 = 0.000\,021\,07 \times c_i \times \frac{c_i}{h_i} \times e + 0.004\,333 \times a \times c''^2$

—— " —— $a = 0.85\,b$ —— " —— $b^2 = 0.000\,022\,31 \times c_i \times \frac{c_i}{h_i} \times e + 0.004\,588 \times a \times c''^2$

—— " —— $a = 0.80\,b$ —— " —— $b^2 = 0.000\,023\,70 \times c_i \times \frac{c_i}{h_i} \times e + 0.004\,875 \times a \times c''^2$

—— " —— $a = 0.75\,b$ —— " —— $b^2 = 0.000\,025\,28 \times c_i \times \frac{c_i}{h_i} \times e + 0.005\,200 \times a \times c''^2$

—— " —— $a = 0.70\,b$ —— " —— $b^2 = 0.000\,027\,09 \times c_i \times \frac{c_i}{h_i} \times e + 0.005\,571 \times a \times c''^2$

—— " —— $a = 0.65\,b$ —— " —— $b^2 = 0.000\,029\,17 \times c_i \times \frac{c_i}{h_i} \times e + 0.006\,000 \times a \times c''^2$

—— " —— $a = 0.60\,b$ —— " —— $b^2 = 0.000\,031\,60 \times c_i \times \frac{c_i}{h_i} \times e + 0.006\,500 \times a \times c''^2$

—— " —— $a = 0.55\,b$ —— " —— $b^2 = 0.000\,034\,47 \times c_i \times \frac{c_i}{h_i} \times e + 0.007\,091 \times a \times c''^2$

—— " —— $a = 0.50\,b$ —— " —— $b^2 = 0.000\,037\,92 \times c_i \times \frac{c_i}{h_i} \times e + 0.007\,800 \times a \times c''^2$

—— " —— $a = 0.45\,b$ —— " —— $b^2 = 0.000\,042\,13 \times c_i \times \frac{c_i}{h_i} \times e + 0.008\,667 \times a \times c''^2$

—— " —— $a = 0.40\,b$ —— " —— $b^2 = 0.000\,047\,40 \times c_i \times \frac{c_i}{h_i} \times e + 0.009\,750 \times a \times c''^2$

—— " —— $a = 0.35\,b$ —— " —— $b^2 = 0.000\,054\,17 \times c_i \times \frac{c_i}{h_i} \times e + 0.011\,143 \times a \times c''^2$

—— " —— $a = 0.30\,b$ —— " —— $b^2 = 0.000\,063\,20 \times c_i \times \frac{c_i}{h_i} \times e + 0.013\,000 \times a \times c''^2$

—— " —— $a = 0.25\,b$ —— " —— $b^2 = 0.000\,075\,84 \times c_i \times \frac{c_i}{h_i} \times e + 0.015\,600 \times a \times c''^2$

—— " —— $a = 0.20\,b$ —— " —— $b^2 = 0.000\,094\,80 \times c_i \times \frac{c_i}{h_i} \times e + 0.019\,500 \times a \times c''^2$

—— " —— $a = 0.15\,b$ —— " —— $b^2 = 0.000\,126\,40 \times c_i \times \frac{c_i}{h_i} \times e + 0.026\,000 \times a \times c''^2$

—— " —— $a = 0.10\,b$ —— " —— $b^2 = 0.000\,199\,60 \times c_i \times \frac{c_i}{h_i} \times e + 0.039\,000 \times a \times c''^2$

—— " —— $a = 0.05\,b$ —— " —— $b^2 = 0.000\,379\,20 \times c_i \times \frac{c_i}{h_i} \times e + 0.073\,000 \times a \times c''^2$

Si la section transversale est cylindrique on aura $d^2 = 0.000\,024\,14 \times c_i \times \frac{c_i}{h_i} \times e + 0.004\,964 \times d \times c''^2$

—————————— La couverture étant en ardoises. ——————————

Et si l'on fait $a = b$ —— on aura $b^2 = 0.000\,014\,58 \times c_i \times \frac{c_i}{h_i} \times e + 0.003\,900 \times a \times c''^2$

—— id —— $a = 0.95\,b$ —— id —— $b^2 = 0.000\,015\,35 \times c_i \times \frac{c_i}{h_i} \times e + 0.004\,105 \times a \times c''^2$

Et si l'on fait $a = 0.90\, b$ on aura $b^2 = 0.000\,016\,20 \times c_, \times \frac{c_i}{h_,} \times e + 0.004\,333 \times a \times c_,^2$

— id — $a = 0.85\, b$ — id — $b^2 = 0.000\,017\,15 \times c_, \times \frac{c_i}{h_,} \times e + 0.004\,588 \times a \times c_,^2$

— " — $a = 0.80\, b$ — " — $b^2 = 0.000\,018\,23 \times c_, \times \frac{c_i}{h_,} \times e + 0.004\,875 \times a \times c_,^2$

— " — $a = 0.75\, b$ — " — $b^2 = 0.000\,019\,44 \times c_, \times \frac{c_i}{h_,} \times e + 0.005\,200 \times a \times c_,^2$

— " — $a = 0.70\, b$ — " — $b^2 = 0.000\,020\,83 \times c_, \times \frac{c_i}{h_,} \times e + 0.005\,571 \times a \times c_,^2$

— " — $a = 0.65\, b$ — " — $b^2 = 0.000\,021\,43 \times c_, \times \frac{c_i}{h_,} \times e + 0.006\,000 \times a \times c_,^2$

— " — $a = 0.60\, b$ — " — $b^2 = 0.000\,024\,30 \times c_, \times \frac{c_i}{h_,} \times e + 0.006\,500 \times a \times c_,^2$

— " — $a = 0.55\, b$ — " — $b^2 = 0.000\,026\,51 \times c_, \times \frac{c_i}{h_,} \times e + 0.007\,091 \times a \times c_,^2$

— " — $a = 0.50\, b$ — " — $b^2 = 0.000\,029\,16 \times c_, \times \frac{c_i}{h_,} \times e + 0.007\,800 \times a \times c_,^2$

— " — $a = 0.45\, b$ — " — $b^2 = 0.000\,032\,40 \times c_, \times \frac{c_i}{h_,} \times e + 0.008\,667 \times a \times c_,^2$

— " — $a = 0.40\, b$ — " — $b^2 = 0.000\,036\,45 \times c_, \times \frac{c_i}{h_,} \times e + 0.009\,750 \times a \times c_,^2$

— " — $a = 0.35\, b$ — " — $b^2 = 0.000\,041\,66 \times c_, \times \frac{c_i}{h_,} \times e + 0.011\,143 \times a \times c_,^2$

— " — $a = 0.30\, b$ — " — $b^2 = 0.000\,048\,60 \times c_, \times \frac{c_i}{h_,} \times e + 0.013\,000 \times a \times c_,^2$

— " — $a = 0.25\, b$ — " — $b^2 = 0.000\,058\,32 \times c_, \times \frac{c_i}{h_,} \times e + 0.015\,600 \times a \times c_,^2$

— " — $a = 0.20\, b$ — " — $b^2 = 0.000\,072\,90 \times c_, \times \frac{c_i}{h_,} \times e + 0.019\,500 \times a \times c_,^2$

— " — $a = 0.15\, b$ — " — $b^2 = 0.000\,097\,20 \times c_, \times \frac{c_i}{h_,} \times e + 0.026\,000 \times a \times c_,^2$

— " — $a = 0.10\, b$ — " — $b^2 = 0.000\,145\,80 \times c_, \times \frac{c_i}{h_,} \times e + 0.039\,000 \times a \times c_,^2$

— " — $a = 0.05\, b$ — " — $b^2 = 0.000\,291\,60 \times c_, \times \frac{c_i}{h_,} \times e + 0.078\,000 \times a \times c_,^2$

Si la section transversale est cylindrique on aura $d^2 = 0.000\,018\,56 \times c_, \times \frac{c_i}{h_,} \times e + 0.004\,964 \times d \times c_,^2$

La couverture étant en zinc ou en tôle galvanisée.

Et si l'on fait $a = b$ — on aura $b^2 = 0.000\,009\,48 \times c_, \times \frac{c_i}{h_,} \times e + 0.003\,900 \times a \times c_,^2$

— id — $a = 0.95\, b$ — id — $b^2 = 0.000\,009\,98 \times c_, \times \frac{c_i}{h_,} \times e + 0.004\,105 \times a \times c_,^2$

— " — $a = 0.90\, b$ — " — $b^2 = 0.000\,010\,53 \times c_, \times \frac{c_i}{h_,} \times e + 0.004\,333 \times a \times c_,^2$

— " — $a = 0.85\, b$ — " — $b^2 = 0.000\,011\,15 \times c_, \times \frac{c_i}{h_,} \times e + 0.004\,588 \times a \times c_,^2$

— " — $a = 0.80\, b$ — " — $b^2 = 0.000\,011\,85 \times c_, \times \frac{c_i}{h_,} \times e + 0.004\,875 \times a \times c_,^2$

— " — $a = 0.75\, b$ — " — $b^2 = 0.000\,012\,64 \times c_, \times \frac{c_i}{h_,} \times e + 0.005\,200 \times a \times c_,^2$

— " — $a = 0.70\, b$ — " — $b^2 = 0.000\,013\,54 \times c_, \times \frac{c_i}{h_,} \times e + 0.005\,571 \times a \times c_,^2$

— " — $a = 0.65\, b$ — " — $b^2 = 0.000\,014\,58 \times c_, \times \frac{c_i}{h_,} \times e + 0.006\,000 \times a \times c_,^2$

— " — $a = 0.60\, b$ — " — $b^2 = 0.000\,015\,80 \times c_, \times \frac{c_i}{h_,} \times e + 0.006\,500 \times a \times c_,^2$

— " — $a = 0.55\, b$ — " — $b^2 = 0.000\,017\,24 \times c_, \times \frac{c_i}{h_,} \times e + 0.007\,091 \times a \times c_,^2$

— " — $a = 0.50\, b$ — " — $b^2 = 0.000\,018\,96 \times c_, \times \frac{c_i}{h_,} \times e + 0.007\,800 \times a \times c_,^2$

— " — $a = 0.45\, b$ — " — $b^2 = 0.000\,021\,07 \times c_, \times \frac{c_i}{h_,} \times e + 0.008\,667 \times a \times c_,^2$

— " — $a = 0.40\, b$ — " — $b^2 = 0.000\,023\,70 \times c_, \times \frac{c_i}{h_,} \times e + 0.009\,750 \times a \times c_,^2$

— " — $a = 0.35\, b$ — " — $b^2 = 0.000\,027\,09 \times c_, \times \frac{c_i}{h_,} \times e + 0.011\,143 \times a \times c_,^2$

Et si l'on fait $a = 0.30\,b$ on aura $b^2 = 0.000\ 031\ 60 \times C_i \times \frac{c_i}{h_i} \times e + 0.013\ 000 \times a \times c^2$

—— "" —— $a = 0.25\,b$ —— "" —— $b^2 = 0.000\ 037\ 92 \times C_i \times \frac{c_i}{h_i} \times e + 0.015\ 600 \times a \times c^2$

—— "" —— $a = 0.20\,b$ —— . —— $b^2 = 0.000\ 047\ 40 \times C_i \times \frac{c_i}{h_i} \times e + 0.019\ 500 \times a \times c^2$

—— "" —— $a = 0.15\,b$ —— "" —— $b^2 = 0.000\ 063\ 20 \times C_i \times \frac{c_i}{h_i} \times e + 0.026\ 000 \times a \times c^2$

—— , —— $a = 0.10\,b$ —— , —— $b^2 = 0.000\ 094\ 80 \times C_i \times \frac{c_i}{h_i} \times e + 0.039\ 000 \times a \times c^2$

—— "" —— $a = 0.05\,b$ —— . —— $b^2 = 0.000\ 189\ 60 \times C_i \times \frac{c_i}{h_i} \times e + 0.078\ 000 \times a \times c^2$

Si la section transversale est cylindrique on aura $d^2 = 0.000\ 012\ 07 \times C_i \times \frac{c_i}{h_i} \times e + 0.004\ 964 \times d \times c^2$

Fermes à entrait retroussé à la moitié de leur hauteur
$h = h_i$

77. — Formules pratiques pour déterminer approximativement les dimensions des tirants inférieurs horizontaux en bois de section transversale rectangulaire ne supportant que leur propre poids.

—— La couverture étant en tuiles creuses maçonnées ——

1° La charpente étant en bois brut.

Et si l'on fait $a = b$ —— on aura $b^2 = 0.000\ 321\ 43 \times C_i \times \frac{c_i}{h_i} \times e + 0.003\ 429 \times a \times c^2$

—— "" —— $a = 0.90\,b$ —— "" —— $b^2 = 0.000\ 357\ 14 \times C_i \times \frac{c_i}{h_i} \times e + 0.003\ 810 \times a \times c^2$

—— . —— $a = 0.80\,b$ —— . —— $b^2 = 0.000\ 401\ 79 \times C_i \times \frac{c_i}{h_i} \times e + 0.004\ 286 \times a \times c^2$

—— . —— $a = 0.75\,b$ —— . —— $b^2 = 0.000\ 428\ 57 \times C_i \times \frac{c_i}{h_i} \times e + 0.004\ 572 \times a \times c^2$

—— . —— $a = 0.70\,b$ —— . —— $b^2 = 0.000\ 459\ 19 \times C_i \times \frac{c_i}{h_i} \times e + 0.004\ 899 \times a \times c^2$

2° La charpente étant en bois choisi grossièrement équarri.

Et si l'on fait $a = b$ —— on aura $b^2 = 0.000\ 281\ 25 \times C_i \times \frac{c_i}{h_i} \times e + 0.003\ 000 \times a \times c^2$

—— "" —— $a = 0.90\,b$ —— "" —— $b^2 = 0.000\ 312\ 50 \times C_i \times \frac{c_i}{h_i} \times e + 0.003\ 333 \times a \times c^2$

—— "" —— $a = 0.80\,b$ —— . —— $b^2 = 0.000\ 351\ 56 \times C_i \times \frac{c_i}{h_i} \times e + 0.003\ 750 \times a \times c^2$

—— "" —— $a = 0.75\,b$ —— . —— $b^2 = 0.000\ 375\ 00 \times C_i \times \frac{c_i}{h_i} \times e + 0.004\ 000 \times a \times c^2$

—— "" —— $a = 0.70\,b$ —— . —— $b^2 = 0.000\ 401\ 79 \times C_i \times \frac{c_i}{h_i} \times e + 0.004\ 286 \times a \times c^2$

—— : —— $a = 0.65\,b$ —— . —— $b^2 = 0.000\ 468\ 75 \times C_i \times \frac{c_i}{h_i} \times e + 0.005\ 000 \times a \times c^2$

—— "" —— $a = 0.60\,b$ —— . —— $b^2 = 0.000\ 562\ 50 \times C_i \times \frac{c_i}{h_i} \times e + 0.006\ 000 \times a \times c^2$

3° La charpente étant en bois de choix à vives arêtes

Et si l'on fait $a = b$ —— on aura $b^2 = 0.000\ 225\ 00 \times C_i \times \frac{c_i}{h_i} \times e + 0.002\ 400 \times a \times c^2$

—— "" —— $a = 0.90\,b$ —— "" —— $b^2 = 0.000\ 250\ 00 \times C_i \times \frac{c_i}{h_i} \times e + 0.002\ 667 \times a \times c^2$

Et si l'on fait $a = 0.80\,b$ on aura $b^2 = 0.000\,281\,50 \times C_1 \times \frac{c_1}{h_1} \times e + 0.003\,000 \times a \times c^2$

——— id ——— $a = 0.75\,b$ ——— id ——— $b^2 = 0.000\,300\,00 \times C_1 \times \frac{c_1}{h_1} \times e + 0.003\,200 \times a \times c^2$

——— " ——— $a = 0.70\,b$ ——— " ——— $b^2 = 0.000\,321\,43 \times C_1 \times \frac{c_1}{h_1} \times e + 0.003\,429 \times a \times c^2$

——— " ——— $a = 0.60\,b$ ——— " ——— $b^2 = 0.000\,375\,00 \times C_1 \times \frac{c_1}{h_1} \times e + 0.004\,000 \times a \times c^2$

——— " ——— $a = 0.50\,b$ ——— " ——— $b^2 = 0.000\,450\,00 \times C_1 \times \frac{c_1}{h_1} \times e + 0.004\,800 \times a \times c^2$

——— " ——— $a = 0.40\,b$ ——— . ——— $b^2 = 0.000\,562\,50 \times C_1 \times \frac{c_1}{h_1} \times e + 0.006\,000 \times a \times c^2$

——— " ——— $a = 0.30\,b$ ——— . ——— $b^2 = 0.000\,750\,00 \times C_1 \times \frac{c_1}{h_1} \times e + 0.008\,000 \times a \times c^2$

——— " ——— $a = 0.20\,b$ ——— " ——— $b^2 = 0.000\,125\,00 \times C_1 \times \frac{c_1}{h_1} \times e + 0.012\,000 \times a \times c^2$

——— " ——— $a = 0.10\,b$ ——— . ——— $b^2 = 0.000\,250\,00 \times C_1 \times \frac{c_1}{h_1} \times e + 0.024\,000 \times a \times c^2$

——— La couverture étant en tuiles creuses non maçonnées. ———

1.° Si la charpente est en bois brut

Et si l'on fait $a = b$ ——— on aura $b^2 = 0.000\,257\,14 \times C_1 \times \frac{c_1}{h_1} \times e + 0.003\,429 \times a \times c^2$

——— id ——— $a = 0.90\,b$ ——— id ——— $b^2 = 0.000\,285\,71 \times C_1 \times \frac{c_1}{h_1} \times e + 0.003\,810 \times a \times c^2$

——— . ——— $a = 0.80\,b$ ——— " ——— $b^2 = 0.000\,321\,43 \times C_1 \times \frac{c_1}{h_1} \times e + 0.004\,286 \times a \times c^2$

——— " ——— $a = 0.75\,b$ ——— " ——— $b^2 = 0.000\,342\,85 \times C_1 \times \frac{c_1}{h_1} \times e + 0.004\,572 \times a \times c^2$

——— . ——— $a = 0.70\,b$ ——— . ——— $b^2 = 0.000\,367\,34 \times C_1 \times \frac{c_1}{h_1} \times e + 0.004\,899 \times a \times c^2$

2.° Si la charpente est en bois choisi grossièrement équarri

Et si l'on fait $a = b$ ——— on aura $b^2 = 0.000\,225\,00 \times C_1 \times \frac{c_1}{h_1} \times e + 0.003\,000 \times a \times c^2$

——— id ——— $a = 0.90\,b$ ——— id ——— $b^2 = 0.000\,250\,00 \times C_1 \times \frac{c_1}{h_1} \times e + 0.003\,333 \times a \times c^2$

——— id ——— $a = 0.80\,b$ ——— " ——— $b^2 = 0.000\,281\,50 \times C_1 \times \frac{c_1}{h_1} \times e + 0.003\,750 \times a \times c^2$

——— . ——— $a = 0.75\,b$ ——— . ——— $b^2 = 0.000\,300\,00 \times C_1 \times \frac{c_1}{h_1} \times e + 0.004\,000 \times a \times c^2$

——— . ——— $a = 0.70\,b$ ——— . ——— $b^2 = 0.000\,321\,43 \times C_1 \times \frac{c_1}{h_1} \times e + 0.004\,286 \times a \times c^2$

——— . ——— $a = 0.60\,b$ ——— . ——— $b^2 = 0.000\,375\,00 \times C_1 \times \frac{c_1}{h_1} \times e + 0.005\,000 \times a \times c^2$

——— . ——— $a = 0.50\,b$ ——— . ——— $b^2 = 0.000\,450\,00 \times C_1 \times \frac{c_1}{h_1} \times e + 0.006\,000 \times a \times c^2$

3.° Si la charpente est en bois de choix à vives arêtes.

Et si l'on fait $a = b$ ——— on aura $b^2 = 0.000\,180\,00 \times C_1 \times \frac{c_1}{h_1} \times e + 0.002\,400 \times a \times c^2$

——— id ——— $a = 0.90\,b$ ——— id ——— $b^2 = 0.000\,200\,00 \times C_1 \times \frac{c_1}{h_1} \times e + 0.002\,667 \times a \times c^2$

——— . ——— $a = 0.80\,b$ ——— . ——— $b^2 = 0.000\,225\,00 \times C_1 \times \frac{c_1}{h_1} \times e + 0.003\,000 \times a \times c^2$

——— . ——— $a = 0.75\,b$ ——— . ——— $b^2 = 0.000\,240\,00 \times C_1 \times \frac{c_1}{h_1} \times e + 0.003\,200 \times a \times c^2$

——— " ——— $a = 0.70\,b$ ——— . ——— $b^2 = 0.000\,257\,14 \times C_1 \times \frac{c_1}{h_1} \times e + 0.003\,429 \times a \times c^2$

——— . ——— $a = 0.60\,b$ ——— . ——— $b^2 = 0.000\,300\,00 \times C_1 \times \frac{c_1}{h_1} \times e + 0.004\,000 \times a \times c^2$

——— " ——— $a = 0.50\,b$ ——— . ——— $b^2 = 0.000\,360\,00 \times C_1 \times \frac{c_1}{h_1} \times e + 0.004\,800 \times a \times c^2$

——— . ——— $a = 0.40\,b$ ——— . ——— $b^2 = 0.000\,450\,00 \times C_1 \times \frac{c_1}{h_1} \times e + 0.006\,000 \times a \times c^2$

——— " ——— $a = 0.30\,b$ ——— . ——— $b^2 = 0.000\,600\,00 \times C_1 \times \frac{c_1}{h_1} \times e + 0.008\,000 \times a \times c^2$

Et si l'on fait $a = 0.20\ b$ on aura $b^2 = 0.000\ 900\ 00 \times c_i \times \frac{c_i'}{h_i} \times e + 0.012\ 000 \times a \times c_i^2$

_____ id ___ $a = 0.10\ b$ ___ id ___ $b^2 = 0.001\ 800.00 \times c_i \times \frac{c_i'}{h_i} \times e + 0.024\ 000 \times a \times c_i^2$

_____ La couverture étant en tuiles plates _____

1° Si la charpente est en bois brut

Et si l'on fait $a = b$ ___ on aura $b^2 = 0.000\ 208\ 93 \times c_i \times \frac{c_i'}{h_i} \times e + 0.003\ 429 \times a \times c_i^2$

____ id ___ $a = 0.90\ b$ ___ id ___ $b^2 = 0.000\ 232\ 14 \times c_i \times \frac{c_i'}{h_i} \times e + 0.003\ 810 \times a \times c_i^2$

____ " ___ $a = 0.80\ b$ ___ . ___ $b^2 = 0.000\ 261\ 16 \times c_i \times \frac{c_i'}{h_i} \times e + 0.004\ 286 \times a \times c_i^2$

____ " ___ $a = .75\ b$ ___ " ___ $b^2 = 0.000\ 278\ 57 \times c_i \times \frac{c_i'}{h_i} \times e + 0.004\ 572 \times a \times c_i^2$

____ " ___ $a = 0.70\ b$ ___ " ___ $b^2 = 0.000\ 298\ 47 \times c_i \times \frac{c_i'}{h_i} \times e + 0.004\ 899 \times a \times c_i^2$

2° Si la charpente est en bois choisi grossièrement équarri

Et si l'on fait $a = b$ ___ on aura $b^2 = 0.000\ 182\ 81 \times c_i \times \frac{c_i'}{h_i} \times e + 0.003\ 000 \times a \times c_i^2$

____ id. ___ $a = 0.90\ b$ ___ id ___ $b^2 = 0.000\ 203\ 12 \times c_i \times \frac{c_i'}{h_i} \times e + 0.003\ 333 \times a \times c_i^2$

____ . ___ $a = 0.80\ b$ ___ id ___ $b^2 = 0.000\ 228\ 51 \times c_i \times \frac{c_i'}{h_i} \times e + 0.003\ 750 \times a \times c_i^2$

____ " ___ $a = 0.75\ b$ ___ . ___ $b^2 = 0.000\ 243\ 75 \times c_i \times \frac{c_i'}{h_i} \times e + 0.004\ 000 \times a \times c_i^2$

____ . ___ $a = 0.70\ b$ ___ " ___ $b^2 = 0.000\ 261\ 16 \times c_i \times \frac{c_i'}{h_i} \times e + 0.004\ 286 \times a \times c_i^2$

____ " ___ $a = 0.60\ b$ ___ . ___ $b^2 = 0.000\ 304\ 68 \times c_i \times \frac{c_i'}{h_i} \times e + 0.005\ 000 \times a \times c_i^2$

____ " ___ $a = 0.50\ b$ ___ . ___ $b^2 = 0.000\ 365\ 62 \times c_i \times \frac{c_i'}{h_i} \times e + 0.006\ 000 \times a \times c_i^2$

3° Si la charpente est en bois de choix à vives arêtes.

Et si l'on fait $a = b$ ___ on aura $b^2 = 0.000\ 146\ 25 \times c_i \times \frac{c_i'}{h_i} \times e + 0.002\ 400 \times a \times c_i^2$

____ id ___ $a = 0.90\ b$ ___ id ___ $b^2 = 0.000\ 162\ 50 \times c_i \times \frac{c_i'}{h_i} \times e + 0.002\ 667 \times a \times c_i^2$

____ " ___ $a = 0.80\ b$ ___ . ___ $b^2 = 0.000\ 182\ 81 \times c_i \times \frac{c_i'}{h_i} \times e + 0.003\ 000 \times a \times c_i^2$

____ " ___ $a = 0.75\ b$ ___ " ___ $b^2 = 0.000\ 195\ 00 \times c_i \times \frac{c_i'}{h_i} \times e + 0.003\ 200 \times a \times c_i^2$

____ " ___ $a = 0.70\ b$ ___ . ___ $b^2 = 0.000\ 208\ 93 \times c_i \times \frac{c_i'}{h_i} \times e + 0.003\ 429 \times a \times c_i^2$

____ . ___ $a = 0.60\ b$ ___ . ___ $b^2 = 0.000\ 243\ 75 \times c_i \times \frac{c_i'}{h_i} \times e + 0.004\ 000 \times a \times c_i^2$

____ . ___ $a = 0.50\ b$ ___ . ___ $b^2 = 0.000\ 292\ 50 \times c_i \times \frac{c_i'}{h_i} \times e + 0.004\ 800 \times a \times c_i^2$

____ " ___ $a = 0.40\ b$ ___ . ___ $b^2 = 0.000\ 365\ 63 \times c_i \times \frac{c_i'}{h_i} \times e + 0.006\ 000 \times a \times c_i^2$

____ " ___ $a = 0.30\ b$ ___ . ___ $b^2 = 0.000\ 487\ 50 \times c_i \times \frac{c_i'}{h_i} \times e + 0.008\ 000 \times a \times c_i^2$

____ " ___ $a = 0.20\ b$ ___ . ___ $b^2 = 0.000\ 731\ 25 \times c_i \times \frac{c_i'}{h_i} \times e + 0.012\ 000 \times a \times c_i^2$

____ " ___ $a = 0.10\ b$ ___ . ___ $b^2 = 0.001\ 462\ 50 \times c_i \times \frac{c_i'}{h_i} \times e + 0.024\ 000 \times a \times c_i^2$

_____ La couverture étant en ardoises. _____

1° Si la charpente est en bois brut

Et si l'on fait $a = b$ ___ on aura $b^2 = 0.000\ 160\ 71 \times c_i \times \frac{c_i'}{h_i} \times e + 0.003\ 429 \times a \times c_i^2$

____ id ___ $a = 0.90\ b$ ___ id ___ $b^2 = 0.000\ 178\ 57 \times c_i \times \frac{c_i'}{h_i} \times e + 0.003\ 810 \times a \times c_i^2$

Et si l'on fait $a = 0.80\,b$ on aura $b^2 = 0.000\ 200\ 89 \times c_1 \times \dfrac{c_1^2}{h_1} \times e + 0.004\ 286 \times a \times c^2$

—— id —— $a = 0\,75\,b$ —— id —— $b^2 = 0.000\ 214\ 28 \times c_1 \times \dfrac{c_1^2}{h_1} \times e + 0.004\ 572 \times a \times c^2$

—— " —— $a = 0.70\,b$ —— . —— $b^2 = 0.000\ 229\ 59 \times c_1 \times \dfrac{c_1^2}{h_1} \times e + 0.004\ 899 \times a \times c^2$

2.° Si la charpente est en bois choisi grossièrement équarri.

Et si l'on fait $a = b$ —— on aura $b^2 = 0.000\ 140\ 63 \times c_1 \times \dfrac{c_1^2}{h_1} \times e + 0.003\ 000 \times a \times c^2$

—— id —— $a = 0.90\,b$ —— id —— $b^2 = 0.000\ 156\ 26 \times c_1 \times \dfrac{c_1^2}{h_1} \times e + 0.003\ 333 \times a \times c^2$

—— . —— $a = 0.80\,b$ —— . —— $b^2 = 0.000\ 175\ 79 \times c_1 \times \dfrac{c_1^2}{h_1} \times e + 0.003\ 750 \times a \times c^2$

—— " —— $a = 0.75\,b$ —— " —— $b^2 = 0.000\ 187\ 51 \times c_1 \times \dfrac{c_1^2}{h_1} \times e + 0.004\ 000 \times a \times c^2$

—— " —— $a = 0.70\,b$ —— . —— $b^2 = 0.000\ 200\ 90 \times c_1 \times \dfrac{c_1^2}{h_1} \times e + 0.004\ 286 \times a \times c^2$

—— " —— $a = 0.60\,b$ —— . —— $b^2 = 0.000\ 234\ 38 \times c_1 \times \dfrac{c_1^2}{h_1} \times e + 0.005\ 000 \times a \times c^2$

—— . —— $a = 0.50\,b$ —— " —— $b^2 = 0.000\ 281\ 26 \times c_1 \times \dfrac{c_1^2}{h_1} \times e + 0.006\ 000 \times a \times c^2$

3.° Si la charpente est en bois de choix à vives arêtes.

Et si l'on fait $a = b$ —— on aura $b^2 = 0.000\ 112\ 50 \times c_1 \times \dfrac{c_1^2}{h_1} \times e + 0.002\ 400 \times a \times c^2$

—— id —— $a = 0.90\,b$ —— id. —— $b^2 = 0.000\ 125\ 00 \times c_1 \times \dfrac{c_1^2}{h_1} \times e + 0.002\ 667 \times a \times c^2$

—— " —— $a = 0.80\,b$ —— . —— $b^2 = 0.000\ 140\ 63 \times c_1 \times \dfrac{c_1^2}{h_1} \times e + 0.003\ 000 \times a \times c^2$

—— . —— $a = 0.75\,b$ —— " —— $b^2 = 0.000\ 150\ 00 \times c_1 \times \dfrac{c_1^2}{h_1} \times e + 0.003\ 200 \times a \times c^2$

—— " —— $a = 0.70\,b$ —— " —— $b^2 = 0.000\ 160\ 71 \times c_1 \times \dfrac{c_1^2}{h_1} \times e + 0.003\ 429 \times a \times c^2$

—— " —— $a = 0.60\,b$ —— " —— $b^2 = 0.000\ 187\ 50 \times c_1 \times \dfrac{c_1^2}{h_1} \times e + 0.004\ 000 \times a \times c^2$

—— " —— $a = 0.50\,b$ —— " —— $b^2 = 0.000\ 225\ 00 \times c_1 \times \dfrac{c_1^2}{h_1} \times e + 0.004\ 800 \times a \times c^2$

—— . —— $a = 0.40\,b$ —— " —— $b^2 = 0.000\ 281\ 25 \times c_1 \times \dfrac{c_1^2}{h_1} \times e + 0.006\ 000 \times a \times c^2$

—— " —— $a = 0.30\,b$ —— . —— $b^2 = 0.000\ 375\ 00 \times c_1 \times \dfrac{c_1^2}{h_1} \times e + 0.008\ 000 \times a \times c^2$

—— " —— $a = 0.20\,b$ —— . —— $b^2 = 0.000\ 562\ 50 \times c_1 \times \dfrac{c_1^2}{h_1} \times e + 0.012\ 000 \times a \times c^2$

—— " —— $a = 0.10\,b$ —— . —— $b^2 = 0.001\ 125\ 00 \times c_1 \times \dfrac{c_1^2}{h_1} \times e + 0.024\ 000 \times a \times c^2$

—— La couverture étant en zinc ou en tôle galvanisée. ——

1.° Si la charpente est en bois brut

Et si l'on fait $a = b$. —— on aura $b^2 = 0.000\ 104\ 46 \times c_1 \times \dfrac{c_1^2}{h_1} \times e + 0.003\ 429 \times a \times c^2$

—— id —— $a = 0.90\,b$ —— id —— $b^2 = 0.000\ 116\ 07 \times c_1 \times \dfrac{c_1^2}{h_1} \times e + 0.003\ 810 \times a \times c^2$

—— " —— $a = 0.80\,b$ —— . —— $b^2 = 0.000\ 130\ 58 \times c_1 \times \dfrac{c_1^2}{h_1} \times e + 0.004\ 286 \times a \times c^2$

—— . —— $a = 0.75\,b$ —— . —— $b^2 = 0.000\ 139\ 28 \times c_1 \times \dfrac{c_1^2}{h_1} \times e + 0.004\ 572 \times a \times c^2$

—— " —— $a = 0.70\,b$ —— . —— $b^2 = 0.000\ 149\ 23 \times c_1 \times \dfrac{c_1^2}{h_1} \times e + 0.004\ 899 \times a \times c^2$

2.° Si la charpente est en bois choisi grossièrement équarri

Et si l'on fait $a = b$ —— on aura $b^2 = 0.000\ 091\ 41 \times c_1 \times \dfrac{c_1^2}{h_1} \times e + 0.003\ 000 \times a \times c^2$

—— id —— $a = 0.90\,b$ —— id —— $b^2 = 0.000\ 101\ 57 \times c_1 \times \dfrac{c_1^2}{h_1} \times e + 0.003\ 333 \times a \times c^2$

Et si l'on fait $a = 0.80\,b$ on aura $b^2 = 0.000\ 114\ 26 \times c_i \times \dfrac{c_i}{h_i} \times e + 0.003\ 750 \times a \times c^2$

——— $\check{w}$ ——— $a = 0.75\,b$ ——— $\check{w}$ ——— $b^2 = 0.000\ 121\ 88 \times c_i \times \dfrac{c_i}{h_i} \times e + 0.004\ 000 \times a \times c^2$

——— ,, ——— $a = 0.70\,b$ ——— ,, ——— $b^2 = 0.000\ 130\ 59 \times c_i \times \dfrac{c_i}{h_i} \times e + 0.004\ 286 \times a \times c^2$

——— ,, ——— $a = 0.60\,b$ ——— ,, ——— $b^2 = 0.000\ 152\ 35 \times c_i \times \dfrac{c_i}{h_i} \times e + 0.005\ 000 \times a \times c^2$

——— ,, ——— $a = 0.50\,b$ ——— ,, ——— $b^2 = 0.000\ 182\ 82 \times c_i \times \dfrac{c_i}{h_i} \times e + 0.006\ 000 \times a \times c^2$

3°. Si la charpente est en bois de choix à vives arêtes

Et si l'on fait $a = b$ ——— on aura $b^2 = 0.000\ 073\ 13 \times c_i \times \dfrac{c_i}{h_i} \times e + 0.002\ 400 \times a \times c^2$

——— $\check{w}$ ——— $a = 0.90\,b$ ——— $\check{w}$ ——— $b^2 = 0.000\ 081\ 26 \times c_i \times \dfrac{c_i}{h_i} \times e + 0.002\ 667 \times a \times c^2$

——— ,, ——— $a = 0.80\,b$ ——— ,, ——— $b^2 = 0.000\ 091\ 41 \times c_i \times \dfrac{c_i}{h_i} \times e + 0.003\ 000 \times a \times c^2$

——— ,, ——— $a = 0.75\,b$ ——— ,, ——— $b^2 = 0.000\ 097\ 51 \times c_i \times \dfrac{c_i}{h_i} \times e + 0.003\ 200 \times a \times c^2$

——— ,, ——— $a = 0.70\,b$ ——— ,, ——— $b^2 = 0.000\ 104\ 47 \times c_i \times \dfrac{c_i}{h_i} \times e + 0.003\ 429 \times a \times c^2$

——— ,, ——— $a = 0.60\,b$ ——— ,, ——— $b^2 = 0.000\ 121\ 88 \times c_i \times \dfrac{c_i}{h_i} \times e + 0.004\ 000 \times a \times c^2$

——— ,, ——— $a = 0.50\,b$ ——— ,, ——— $b^2 = 0.000\ 146\ 26 \times c_i \times \dfrac{c_i}{h_i} \times e + 0.004\ 800 \times a \times c^2$

——— ,, ——— $a = 0.40\,b$ ——— ,, ——— $b^2 = 0.000\ 182\ 83 \times c_i \times \dfrac{c_i}{h_i} \times e + 0.006\ 000 \times a \times c^2$

——— ,, ——— $a = 0.30\,b$ ——— ,, ——— $b^2 = 0.000\ 243\ 77 \times c_i \times \dfrac{c_i}{h_i} \times e + 0.008\ 000 \times a \times c^2$

——— ,, ——— $a = 0.20\,b$ ——— ,, ——— $b^2 = 0.000\ 365\ 65 \times c_i \times \dfrac{c_i}{h_i} \times e + 0.012\ 000 \times a \times c^2$

——— ,, ——— $a = 0.10\,b$ ——— ,, ——— $b^2 = 0.000\ 731\ 30 \times c_i \times \dfrac{c_i}{h_i} \times e + 0.024\ 000 \times a \times c^2$

Fermes à entrait retroussé à la moitié de leur hauteur.
$h = h_i$

78. — Formules pratiques pour déterminer approximativement les dimensions des tirants inférieurs horizontaux en fer forgé, ne supportant que leur propre poids.

——— La couverture étant en tuiles creuses maçonnées. ———

Et si l'on fait $a = b$ ——— on aura $b^2 = 0.000\ 037\ 50 \times c_i \times \dfrac{c_i}{h_i} \times e + 0.003\ 900 \times a \times c^2$

——— $\check{w}$ ——— $a = 0.95\,b$ ——— $\check{w}$ ——— $b^2 = 0.000\ 039\ 47 \times c_i \times \dfrac{c_i}{h_i} \times e + 0.004\ 105 \times a \times c^2$

——— ,, ——— $a = 0.90\,b$ ——— ,, ——— $b^2 = 0.000\ 041\ 67 \times c_i \times \dfrac{c_i}{h_i} \times e + 0.004\ 333 \times a \times c^2$

——— ,, ——— $a = 0.85\,b$ ——— ,, ——— $b^2 = 0.000\ 044\ 12 \times c_i \times \dfrac{c_i}{h_i} \times e + 0.004\ 588 \times a \times c^2$

——— ,, ——— $a = 0.80\,b$ ——— ,, ——— $b^2 = 0.000\ 046\ 88 \times c_i \times \dfrac{c_i}{h_i} \times e + 0.004\ 875 \times a \times c^2$

——— ,, ——— $a = 0.75\,b$ ——— ,, ——— $b^2 = 0.000\ 050\ 00 \times c_i \times \dfrac{c_i}{h_i} \times e + 0.005\ 200 \times a \times c^2$

——— ,, ——— $a = 0.70\,b$ ——— ,, ——— $b^2 = 0.000\ 053\ 57 \times c_i \times \dfrac{c_i}{h_i} \times e + 0.005\ 571 \times a \times c^2$

——— ,, ——— $a = 0.65\,b$ ——— ,, ——— $b^2 = 0.000\ 057\ 69 \times c_i \times \dfrac{c_i}{h_i} \times e + 0.006\ 000 \times a \times c^2$

——— ,, ——— $a = 0.60\,b$ ——— ,, ——— $b^2 = 0.000\ 062\ 50 \times c_i \times \dfrac{c_i}{h_i} \times e + 0.006\ 500 \times a \times c^2$

Et si l'on fait $a = 0.55\,b$ on aura $b^2 = 0.000\,068\,18 \times c_, \times \dfrac{c'_i}{h_,} \times e + 0.007\,091 \times a \times c'^2$

—— id —— $a = 0.50\,b$ —— id —— $b^2 = 0.000\,075\,00 \times c_, \times \dfrac{c'_i}{h_,} \times e + 0.007\,800 \times a \times c'^2$

—— „ —— $a = 0.45\,b$ —— . —— $b^2 = 0.000\,083\,33 \times c_, \times \dfrac{c'_i}{h_,} \times e + 0.008\,667 \times a \times c'^2$

—— „ —— $a = 0.40\,b$ —— „ —— $b^2 = 0.000\,093\,75 \times c_, \times \dfrac{c'_i}{h_,} \times e + 0.009\,750 \times a \times c'^2$

—— , —— $a = 0.35\,b$ —— . —— $b^2 = 0.000\,107\,14 \times c_, \times \dfrac{c'_i}{h_,} \times e + 0.011\,143 \times a \times c'^2$

—— , —— $a = 0.30\,b$ —— , —— $b^2 = 0.000\,125\,00 \times c_, \times \dfrac{c'_i}{h_,} \times e + 0.013\,000 \times a \times c'^2$

—— „ —— $a = 0.25\,b$ —— . —— $b^2 = 0.000\,150\,00 \times c_, \times \dfrac{c'_i}{h_,} \times e + 0.015\,600 \times a \times c'^2$

—— „ —— $a = 0.20\,b$ —— „ —— $b^2 = 0.000\,187\,50 \times c_, \times \dfrac{c'_i}{h_,} \times e + 0.019\,500 \times a \times c'^2$

—— „ —— $a = 0.15\,b$ —— . —— $b^2 = 0.000\,250\,00 \times c_, \times \dfrac{c'_i}{h_,} \times e + 0.026\,000 \times a \times c'^2$

—— , —— $a = 0.10\,b$ —— „ —— $b^2 = 0.000\,375\,00 \times c_, \times \dfrac{c'_i}{h_,} \times e + 0.039\,000 \times a \times c'^2$

—— , —— $a = 0.05\,b$ —— . —— $b^2 = 0.000\,750.00 \times c_, \times \dfrac{c'_i}{h_,} \times e + 0.078\,000 \times a \times c'^2$

Si la section transversale est cylindrique on aura $d^2 = 0.000\,047\,74 \times c_, \times \dfrac{c'_i}{h_,} \times e + 0.004\,964 \times d \times c'^2$

—— *La couverture étant en tuiles creuses non maçonnées.* ——

Et si l'on fait $a = b$ —— on aura $b^2 = 0.000\,030\,00 \times c_, \times \dfrac{c'_i}{h_,} \times e + 0.003\,900 \times a \times c'^2$

—— id —— $a = 0.95\,b$ —— id —— $b^2 = 0.000\,031\,58 \times c_, \times \dfrac{c'_i}{h_,} \times e + 0.004\,105 \times a \times c'^2$

—— , —— $a = 0.90\,b$ —— „ —— $b^2 = 0.000\,033\,33 \times c_, \times \dfrac{c'_i}{h_,} \times e + 0.004\,333 \times a \times c'^2$

—— , —— $a = 0.85\,b$ —— „ —— $b^2 = 0.000\,035\,29 \times c_, \times \dfrac{c'_i}{h_,} \times e + 0.004\,588 \times a \times c'^2$

—— , —— $a = 0.80\,b$ —— „ —— $b^2 = 0.000\,037\,50 \times c_, \times \dfrac{c'_i}{h_,} \times e + 0.004\,875 \times a \times c'^2$

—— „ —— $a = 0.75\,b$ —— . —— $b^2 = 0.000\,040\,00 \times c_, \times \dfrac{c'_i}{h_,} \times e + 0.005\,200 \times a \times c'^2$

—— „ —— $a = 0.70\,b$ —— „ —— $b^2 = 0.000\,042\,86 \times c_, \times \dfrac{c'_i}{h_,} \times e + 0.005\,571 \times a \times c'^2$

—— „ —— $a = 0.65\,b$ —— „ —— $b^2 = 0.000\,046\,15 \times c_, \times \dfrac{c'_i}{h_,} \times e + 0.006\,000 \times a \times c'^2$

—— , —— $a = 0.60\,b$ —— . —— $b^2 = 0.000\,050\,00 \times c_, \times \dfrac{c'_i}{h_,} \times e + 0.006\,500 \times a \times c'^2$

—— „ —— $a = 0.55\,b$ —— , —— $b^2 = 0.000\,054\,55 \times c_, \times \dfrac{c'_i}{h_,} \times e + 0.007\,091 \times a \times c'^2$

—— , —— $a = 0.50\,b$ —— . —— $b^2 = 0.000\,060\,00 \times c_, \times \dfrac{c'_i}{h_,} \times e + 0.007\,800 \times a \times c'^2$

—— „ —— $a = 0.45\,b$ —— . —— $b^2 = 0.000\,066\,67 \times c_, \times \dfrac{c'_i}{h_,} \times e + 0.008\,667 \times a \times c'^2$

—— . —— $a = 0.40\,b$ —— . —— $b^2 = 0.000\,075\,00 \times c_, \times \dfrac{c'_i}{h_,} \times e + 0.009\,750 \times a \times c'^2$

—— „ —— $a = 0.35\,b$ —— , —— $b^2 = 0.000\,085\,71 \times c_, \times \dfrac{c'_i}{h_,} \times e + 0.011\,143 \times a \times c'^2$

—— „ —— $a = 0.30\,b$ —— „ —— $b^2 = 0.000\,100\,00 \times c_, \times \dfrac{c'_i}{h_,} \times e + 0.013\,000 \times a \times c'^2$

—— „ —— $a = 0.25\,b$ —— . —— $b^2 = 0.000\,120.00 \times c_, \times \dfrac{c'_i}{h_,} \times e + 0.015\,600 \times a \times c'^2$

—— „ —— $a = 0.20\,b$ —— , —— $b^2 = 0.000\,150\,00 \times c_, \times \dfrac{c'_i}{h_,} \times e + 0.019\,500 \times a \times c'^2$

—— „ —— $a = 0.15\,b$ —— . —— $b^2 = 0.000\,200\,00 \times c_, \times \dfrac{c'_i}{h_,} \times e + 0.026\,000 \times a \times c'^2$

—— , —— $a = 0.10\,b$ —— . —— $b^2 = 0.000\,300\,00 \times c_, \times \dfrac{c'_i}{h_,} \times e + 0.039\,000 \times a \times c'^2$

—— , —— $a = 0.05\,b$ —— . —— $b^2 = 0.000\,600\,00 \times c_, \times \dfrac{c'_i}{h_,} \times e + 0.078\,000 \times a \times c'^2$

Si la section transversale est cylindrique on aura $d^2 = 0.000\,038\,19 \times c_, \times \dfrac{c'_i}{h_,} \times e + 0.004\,964 \times d \times c'^2$

La couverture étant en tuiles plates.

Et si l'on fait $a = b$ — on aura $b^2 = 0.000\,024\,38 \times c_1 \times \frac{c_1}{h_1} \times e + 0.003\,900 \times a \times c''^2$

— id — $a = 0.95\,b$ — id — $b^2 = 0.000\,025\,66 \times c_1 \times \frac{c_1}{h_1} \times e + 0.004\,105 \times a \times c''^2$

— „ — $a = 0.90\,b$ — „ — $b^2 = 0.000\,027\,09 \times c_1 \times \frac{c_1}{h_1} \times e + 0.004\,333 \times a \times c''^2$

— „ — $a = 0.85\,b$ — „ — $b^2 = 0.000\,028\,68 \times c_1 \times \frac{c_1}{h_1} \times e + 0.004\,588 \times a \times c''^2$

— „ — $a = 0.80\,b$ — „ — $b^2 = 0.000\,030\,48 \times c_1 \times \frac{c_1}{h_1} \times e + 0.004\,875 \times a \times c''^2$

— „ — $a = 0.75\,b$ — „ — $b^2 = 0.000\,032\,51 \times c_1 \times \frac{c_1}{h_1} \times e + 0.005\,200 \times a \times c''^2$

— „ — $a = 0.70\,b$ — „ — $b^2 = 0.000\,034\,83 \times c_1 \times \frac{c_1}{h_1} \times e + 0.005\,571 \times a \times c''^2$

— „ — $a = 0.65\,b$ — „ — $b^2 = 0.000\,037\,51 \times c_1 \times \frac{c_1}{h_1} \times e + 0.006\,000 \times a \times c''^2$

— „ — $a = 0.60\,b$ — „ — $b^2 = 0.000\,040\,63 \times c_1 \times \frac{c_1}{h_1} \times e + 0.006\,500 \times a \times c''^2$

— „ — $a = 0.55\,b$ — „ — $b^2 = 0.000\,044\,33 \times c_1 \times \frac{c_1}{h_1} \times e + 0.007\,091 \times a \times c''^2$

— „ — $a = 0.50\,b$ — „ — $b^2 = 0.000\,048\,76 \times c_1 \times \frac{c_1}{h_1} \times e + 0.007\,800 \times a \times c''^2$

— „ — $a = 0.45\,b$ — „ — $b^2 = 0.000\,054\,18 \times c_1 \times \frac{c_1}{h_1} \times e + 0.008\,667 \times a \times c''^2$

— „ — $a = 0.40\,b$ — „ — $b^2 = 0.000\,060\,95 \times c_1 \times \frac{c_1}{h_1} \times e + 0.009\,750 \times a \times c''^2$

— „ — $a = 0.35\,b$ — „ — $b^2 = 0.000\,069\,66 \times c_1 \times \frac{c_1}{h_1} \times e + 0.011\,143 \times a \times c''^2$

— „ — $a = 0.30\,b$ — „ — $b^2 = 0.000\,081\,27 \times c_1 \times \frac{c_1}{h_1} \times e + 0.013\,000 \times a \times c''^2$

— „ — $a = 0.25\,b$ — „ — $b^2 = 0.000\,097\,52 \times c_1 \times \frac{c_1}{h_1} \times e + 0.015\,600 \times a \times c''^2$

— „ — $a = 0.20\,b$ — „ — $b^2 = 0.000\,121\,90 \times c_1 \times \frac{c_1}{h_1} \times e + 0.019\,500 \times a \times c''^2$

— „ — $a = 0.15\,b$ — „ — $b^2 = 0.000\,162\,53 \times c_1 \times \frac{c_1}{h_1} \times e + 0.026\,000 \times a \times c''^2$

— „ — $a = 0.10\,b$ — „ — $b^2 = 0.000\,243\,80 \times c_1 \times \frac{c_1}{h_1} \times e + 0.039\,000 \times a \times c''^2$

— „ — $a = 0.05\,b$ — „ — $b^2 = 0.000\,487\,60 \times c_1 \times \frac{c_1}{h_1} \times e + 0.078\,000 \times a \times c''^2$

Si la section transversale est cylindrique on aura $d^2 = 0.000\,031\,36 \times c_1 \times \frac{c_1}{h_1} \times e + 0.004\,964 \times d \times c''^2$

La couverture étant en ardoises.

Et si l'on fait $a = b$ — on aura $b^2 = 0.000\,018\,75 \times c_1 \times \frac{c_1}{h_1} \times e + 0.003\,900 \times a \times c''^2$

— id — $a = 0.95\,b$ — id — $b^2 = 0.000\,019\,74 \times c_1 \times \frac{c_1}{h_1} \times e + 0.004\,105 \times a \times c''^2$

— „ — $a = 0.90\,b$ — „ — $b^2 = 0.000\,020\,83 \times c_1 \times \frac{c_1}{h_1} \times e + 0.004\,333 \times a \times c''^2$

— „ — $a = 0.85\,b$ — „ — $b^2 = 0.000\,022\,06 \times c_1 \times \frac{c_1}{h_1} \times e + 0.004\,588 \times a \times c''^2$

— „ — $a = 0.80\,b$ — „ — $b^2 = 0.000\,023\,44 \times c_1 \times \frac{c_1}{h_1} \times e + 0.004\,875 \times a \times c''^2$

— „ — $a = 0.75\,b$ — „ — $b^2 = 0.000\,025\,00 \times c_1 \times \frac{c_1}{h_1} \times e + 0.005\,200 \times a \times c''^2$

— „ — $a = 0.70\,b$ — „ — $b^2 = 0.000\,026\,79 \times c_1 \times \frac{c_1}{h_1} \times e + 0.005\,571 \times a \times c''^2$

— „ — $a = 0.65\,b$ — „ — $b^2 = 0.000\,028\,85 \times c_1 \times \frac{c_1}{h_1} \times e + 0.006\,000 \times a \times c''^2$

— „ — $a = 0.60\,b$ — „ — $b^2 = 0.000\,031\,25 \times c_1 \times \frac{c_1}{h_1} \times e + 0.006\,500 \times a \times c''^2$

— „ — $a = 0.55\,b$ — „ — $b^2 = 0.000\,034\,09 \times c_1 \times \frac{c_1}{h_1} \times e + 0.007\,091 \times a \times c''^2$

— „ — $a = 0.50\,b$ — „ — $b^2 = 0.000\,037\,50 \times c_1 \times \frac{c_1}{h_1} \times e + 0.007\,800 \times a \times c''^2$

Et si l'on fait $a = 0.45\,b$ on aura $b^2 = 0.000\,041\,67 \times c_1 \times \frac{c_i}{h_1} \times e + 0.008\,667 \times a \times c^2$

—— io —— $a = 0.40\,b$ —— io —— $b^2 = 0.000\,046\,88 \times c_1 \times \frac{c_i}{h_1} \times e + 0.009\,750 \times a \times c^2$

—— „ —— $a = 0.35\,b$. —— $b^2 = 0.000\,053\,57 \times c_1 \times \frac{c_i}{h_1} \times e + 0.011\,143 \times a \times c^2$

—— „ —— $a = 0.30\,b$ —— „ $b^2 = 0.000\,062\,50 \times c_1 \times \frac{c_i}{h_1} \times e + 0.013\,000 \times a \times c^2$

—— „ —— $a = 0.25\,b$. —— $b^2 = 0.000\,075\,00 \times c_1 \times \frac{c_i}{h_1} \times e + 0.015\,600 \times a \times c^2$

—— „ —— $a = 0.20\,b$ „ —— $b^2 = 0.000\,093\,75 \times c_1 \times \frac{c_i}{h_1} \times e + 0.019\,500 \times a \times c^2$

—— „ —— $a = 0.15\,b$ —— „ —— $b^2 = 0.000\,125\,00 \times c_1 \times \frac{c_i}{h_1} \times e + 0.026\,000 \times a \times c^2$

—— „ —— $a = 0.10\,b$ —— „ —— $b^2 = 0.000\,187\,50 \times c_1 \times \frac{c_i}{h_1} \times e + 0.039\,000 \times a \times c^2$

—— „ —— $a = 0.05\,b$ —— „ —— $b^2 = 0.000\,375\,00 \times c_1 \times \frac{c_i}{h_1} \times e + 0.078\,000 \times a \times c^2$

Si la section transversale est cylindrique on aura $d^2 = 0.000\,023\,87 \times c_1 \times \frac{c_i}{h_1} \times e + 0.004\,964 \times d \times c^2$

—————— La couverture étant en zinc ou en tôle galvanisée. ——————

Et si l'on fait $a = b$ —— on aura $b^2 = 0.000\,012\,19 \times c_1 \times \frac{c_i}{h_1} \times e + 0.003\,900 \times a \times c^2$

—— io —— $a = 0.95\,b$ —— io —— $b^2 = 0.000\,012\,83 \times c_1 \times \frac{c_i}{h_1} \times e + 0.004\,105 \times a \times c^2$

—— „ —— $a = 0.90\,b$ —— „ —— $b^2 = 0.000\,013\,54 \times c_1 \times \frac{c_i}{h_1} \times e + 0.004\,333 \times a \times c^2$

—— „ —— $a = 0.85\,b$ —— „ —— $b^2 = 0.000\,014\,34 \times c_1 \times \frac{c_i}{h_1} \times e + 0.004\,588 \times a \times c^2$

—— „ —— $a = 0.80\,b$. —— $b^2 = 0.000\,015\,24 \times c_1 \times \frac{c_i}{h_1} \times e + 0.004\,875 \times a \times c^2$

. —— $a = 0.75\,b$. —— $b^2 = 0.000\,016\,25 \times c_1 \times \frac{c_i}{h_1} \times e + 0.005\,200 \times a \times c^2$

. —— $a = 0.70\,b$. —— $b^2 = 0.000\,017\,41 \times c_1 \times \frac{c_i}{h_1} \times e + 0.005\,571 \times a \times c^2$

—— „ —— $a = 0.65\,b$. —— $b^2 = 0.000\,018\,75 \times c_1 \times \frac{c_i}{h_1} \times e + 0.006\,000 \times a \times c^2$

. —— $a = 0.60\,b$. —— $b^2 = 0.000\,020\,32 \times c_1 \times \frac{c_i}{h_1} \times e + 0.006\,500 \times a \times c^2$

. —— $a = 0.55\,b$. —— $b^2 = 0.000\,022\,16 \times c_1 \times \frac{c_i}{h_1} \times e + 0.007\,091 \times a \times c^2$

. —— $a = 0.50\,b$. —— $b^2 = 0.000\,024\,38 \times c_1 \times \frac{c_i}{h_1} \times e + 0.007\,800 \times a \times c^2$

. —— $a = 0.45\,b$. —— $b^2 = 0.000\,027\,09 \times c_1 \times \frac{c_i}{h_1} \times e + 0.008\,667 \times a \times c^2$

. —— $a = 0.40\,b$. —— $b^2 = 0.000\,030\,48 \times c_1 \times \frac{c_i}{h_1} \times e + 0.009\,750 \times a \times c^2$

„ —— $a = 0.35\,b$ „ —— $b^2 = 0.000\,034\,83 \times c_1 \times \frac{c_i}{h_1} \times e + 0.011\,143 \times a \times c^2$

. —— $a = 0.30\,b$. —— $b^2 = 0.000\,040\,63 \times c_1 \times \frac{c_i}{h_1} \times e + 0.013\,000 \times a \times c^2$

. —— $a = 0.25\,b$. —— $b^2 = 0.000\,048\,76 \times c_1 \times \frac{c_i}{h_1} \times e + 0.015\,600 \times a \times c^2$

„ —— $a = 0.20\,b$. —— $b^2 = 0.000\,060\,95 \times c_1 \times \frac{c_i}{h_1} \times e + 0.019\,500 \times a \times c^2$

. —— $a = 0.15\,b$ „ —— $b^2 = 0.000\,081\,27 \times c_1 \times \frac{c_i}{h_1} \times e + 0.026\,000 \times a \times c^2$

. —— $a = 0.10\,b$, —— $b^2 = 0.000\,121\,90 \times c_1 \times \frac{c_i}{h_1} \times e + 0.039\,000 \times a \times c^2$

. —— $a = 0.05\,b$. —— $b^2 = 0.000\,243\,80 \times c_1 \times \frac{c_i}{h_1} \times e + 0.078\,000 \times a \times c^2$

Si la section transversale est cylindrique on aura $d^2 = 0.000\,015\,52 \times c_1 \times \frac{c_i}{h_1} \times e + 0.004\,964 \times d \times c^2$

Dans le cas où le tirant serait supporté par une ou plusieurs aiguilles, on supprimerait dans les formules des Nos 75, 76, 77 et 78 la partie qui se trouve au-delà du signe +, cette partie n'ayant rapport qu'au poids du tirant.

1er Exemple.

Déterminer l'équarrissage du tirant inférieur horizontal en bois choisi grossièrement équarri d'une ferme à entrait retroussé aux deux tiers de sa hauteur et de section transversale telle, que $a = 0.80\,b$. La couverture étant en tuiles plates l'écartement e des fermes étant de 3 mètres, l'angle A formé par l'arbalétrier et l'horizon étant de 30 degrés, et la portée $2\,C''$ de la ferme, ou l'écartement des murs, étant de 12 mètres.

En cherchant dans les formules précédentes (75) s'appliquant aux tirants en bois choisi grossièrement équarri des charpentes couvertes en tuiles plates, on trouve en regard de $a = 0.80\,b$:

$$b^2 = 0.000\ 177\ 74 \times c_i \times \frac{c_i}{h_i} \times e + 0.003\ 750 \times a \times c''^2$$

Si on remplace les lettres de cette formule par leurs valeurs, on a :

$$b^2 = 0.000\ 177\ 74 \times 4.620 \times 1.733 \times 3.00 + 0.003\ 750 \times a \times 36.00$$

On obtiendra la valeur de c_i et de $\frac{c_i}{h_i}$ à l'aide du tableau XIV. L'inclinaison de l'arbalétrier ou l'angle A qu'il forme avec l'horizon étant de 30 degrés, on trouve en regard de ce nombre dans la neuvième colonne : $\frac{c_i}{h_i} = 1.733$ et dans la quatrième $c_i = 1555 \times c''$. L'entrait supérieur étant retroussé aux deux tiers de la hauteur, c''_i sera égal aux deux tiers de $2\,C''$, or, comme dans cet exemple $2\,C''$ est égal à 12 mètres, c''_i sera égal à 4 mètres et l'on aura $c_i = 1.555 \times 4$, d'où enfin $c_i = 4^m\,620$

Pour obtenir une première valeur de a on cherchera la valeur de b en se servant de la formule ci-dessus dont on supprimera la partie au delà du signe + et l'on aura :

$$b^2 = 0.000\ 177\ 74 \times 4.620 \times 1.733 \times 3.00,\ \text{d'où } b = 0^m\,066 \text{ et } a = 0^m\,066 \times 0.80 = 0^m\,053$$

Cette première valeur de a obtenue on l'introduira dans la formule trouvée dans les tableaux ci-dessus et l'on aura alors :

$$b^2 = 0.000\ 177\ 74 \times 4.620 \times 1.733 \times 3.00 + 0.003\ 750 \times 0.053 \times 36.00$$

et par suite $b = 0^m\,107$ et $a = 0^m\,107 \times 0.80 = 0^m\,086$.

2me Exemple.

Déterminer l'équarrissage du tirant inférieur horizontal en fer forgé d'une ferme à entrait retroussé aux deux tiers de sa hauteur et de section transversale rectangulaire telle, que $a = 0.50\,b$. La couverture étant en tuiles plates, l'écartement e des fermes étant de 3 mètres, l'angle A formé par l'arbalétrier et l'horizon étant de 30 degrés et la portée $2\,c''$ de la ferme, ou l'écartement des murs, étant de 12 mètres.

En cherchant dans les formules précédentes (76) s'appliquant aux tirants en fer forgé des charpentes couvertes en tuiles plates, on trouve en regard de $a = 0.50\,b$.

$$b^2 = 0.000\,037\,92 \times c_i \times \frac{c_i}{h_i} \times e + 0.007\,800 \times a \times c''^2$$

Si on remplace les lettres de cette formule par leurs valeurs, en se servant du tableau XIV et en opérant comme dans l'exemple précédent, on a :

$$b^2 = 0.000\,037\,92 \times 4.620 \times 1.733 \times 3.00 + 0.007\,800 \times a \times 36.00$$

Pour obtenir une première valeur de a, on cherchera la valeur de b en se servant de la formule ci-dessus dont on supprimera la partie au-delà du signe + et l'on aura :

$$b^2 = 0.000\,037\,92 \times 4.620 \times 1.733 \times 3.00$$

d'où $b = 0^m 03$ et $a = 0^m 03 \times 0.50 = 0^m 015$

Cette première valeur de a obtenue, on l'introduira dans la formule trouvée dans les tableaux et l'on aura alors :

$$b^2 = 0.000\,037\,92 \times 4.620 \times 1.733 \times 3.00 + 0.007\,800 \times 0.015 \times 36.00$$

et par suite $b = 0^m 072$ et $a = 0^m 072 \times 0.50 = 0^m 036$

3ème Exemple.

Déterminer l'équarrissage du tirant inférieur horizontal en bois de choix à vives arêtes d'une ferme à entrait retroussé à la moitié de sa hauteur et de section transversale rectangulaire telle que $a = 0.70\,b$. La couverture étant en ardoises, l'écartement e des fermes étant de 3 mètres, l'angle A formé par l'arbalétrier et l'horizon étant de 30 degrés et la portée $2\,c''$ de la ferme ou l'écartement des murs étant de 12 mètres.

En cherchant dans les formules précédentes (77) s'appliquant aux tirants en bois de choix à vives arêtes des charpentes couvertes en ardoises, on trouve en regard de $a = 0.70\,b$

$$b^2 = 0.000\,160\,71 \times c_i \times \frac{c_i}{h_i} \times e + 0.003\,429 \times a \times c''^2$$

Si on remplace les lettres de cette formule par leurs valeurs, on a :

$$b^2 = 0.000\,160\,71 \times 3.465 \times 1.733 \times 3.00 + 0.003\,429 \times a \times 36.00$$

On obtiendra les valeurs de c_i et de $\frac{c_i}{h_i}$ à l'aide du tableau XIV. L'inclinaison de l'arbalétrier ou l'angle A qu'il forme avec l'horizon étant de 30 degrés, on trouve en regard de ce nombre dans la neuvième colonne : $\frac{c_i}{h_i} = 1.733$ et dans la quatrième $c_i = 1.555 \times c''$

L'entrait supérieur étant retroussé à la moitié de la hauteur, c_i sera égal au quart de $2 C''$; or, comme dans cet exemple, $2 C''$ est égal à 12 mètres c_i sera égal à 3 mètres, et l'on aura : $c_i = 1,555 \times 3.00$ d'où enfin $c_i = 3^m.465$

Pour obtenir une première valeur de a, on cherchera la valeur de b en se servant de la formule ci-dessus dont on supprimera la partie au-delà du signe + et l'on aura :

$$b^2 = 0.000\ 160\ 71 \times 3.465 \times 1.733 \times 3.00$$

d'où $b = 0^m.054$ et $a = 0^m.054 \times 0.70 = 0^m.038$.

Cette première valeur de a obtenue on l'introduira dans la formule trouvée dans les tableaux ci-dessus et l'on aura alors :

$$b^2 = 0,000\ 160\ 71 \times 3.465 \times 1.733 \times 3.00 + 0.003\ 429 \times 0,038 \times 36,00$$

Et par suite $b = 0^m.088$ et $a = 0^m.088 \times 0.70 = 0^m.062$.

4ème Exemple.

Déterminer le diamètre de la section transversale cylindrique du tirant inférieur horizontal en fer forgé d'une ferme à entrait retroussé à la moitié de sa hauteur. La couverture étant en ardoises, l'écartement e des fermes étant de 3 mètres, l'angle A formé par l'arbalétrier et l'horizon étant de 30 degrés et la portée $2 C''$ de la ferme, ou l'écartement des murs, étant de 12 mètres.

En cherchant dans les formules précédentes (78) s'appliquant aux tirants en fer des charpentes couvertes en ardoises, on trouve pour une section cylindrique :

$$d^2 = 0.000\ 023\ 87 \times c_i \times \frac{c_i}{h_i} \times e + 0,004\ 964 \times d \times c_i^2$$

Si on remplace les lettres de cette formule par leurs valeurs, on a :

$$d^2 = 0.000\ 023\ 87 \times 3.465 \times 1.733 \times 3.00 + 0.004\ 964 \times d \times 36.00$$

On obtiendra la valeur de c_i et de $\frac{c_i}{h_i}$ à l'aide du tableau XIV et en procédant comme dans l'exemple précédent

Pour obtenir une première valeur de d, on se servira de la formule ci-dessus dont on supprimera la partie au-delà du signe + et l'on aura alors :

$$d^2 = 0,000\ 023\ 87 \times 3.465 \times 1.733 \times 3,00 \quad \text{d'où} \quad d = 0^m.021.$$

Cette première valeur de d obtenue, on l'introduira dans la formule trouvée dans les tableaux ci-dessus et l'on aura :

$$d^2 = 0.000\ 023\ 87 \times 3,465 \times 1.733 \times 3,00 + 0,004\ 964 \times 0,021 \times 36,00$$

Et par suite $d = 0^m.065$

5ème Exemple.

Déterminer le diamètre de la section transversale cylindrique d'un

tirant inférieur horizontal en fer forgé d'une ferme à entrait retroussé à la moitié
de sa hauteur. La couverture étant en ardoises, l'écartement e des formes étant de
3 mètres, l'angle A formé par l'arbalétrier et l'horizon étant de 30 degrés, la
portée 2 c" de la ferme, ou l'écartement des murs, étant de 12 mètres et le tirant étant
supporté par une ou plusieurs aiguilles.

En cherchant dans les formules précédentes (78) s'appliquant aux tirants en
fer des charpentes couvertes en ardoises, on trouve pour une section cylindrique :

$$d^2 = 0,000\ 023\ 87 \times c, \times \frac{c_i}{h_i} \times e + 0,004\ 964 \times d \times c''^2$$

Cette formule s'applique aux tirants qui ne doivent être supportés par aucune
aiguille et dont on tient compte du propre poids, dans le cas où ils seraient supportés
par une ou plusieurs aiguilles on supprimerait dans la formule ci-dessus, la partie qui
se trouve au delà du signe +, cette partie, dans toutes les formules précédentes, n'ayant
rapport qu'au poids des tirants, et l'on aurait :

$$d^2 = 0,000\ 023\ 87 \times c, \times \frac{c_i}{h_i} \times e$$

Si on remplace les lettres de cette formule par leurs valeurs on a :

$$d^2 = 0,000\ 023\ 87 \times 3.465 \times 1,733 \times 3.00$$

Et par suite $d = 0,^m 021$

On obtiendra les valeurs de c, et de $\frac{c_i}{h_i}$ à l'aide du tableau XIV, en procédant comme
dans le 3ème exemple précédent.

Fermes à entrait retroussé.

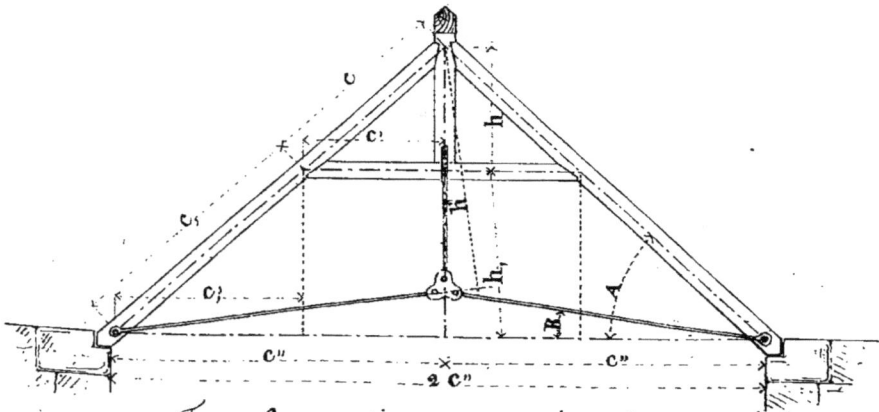

79. — Formules pratiques pour déterminer approximativement les dimensions des tirants en fer forgé formant avec
l'horizon un angle B.

Pour calculer les dimensions de ces tirants on se servira des formules précédentes (76 et 78) dont on supprimera la partie au delà du signe + (cette partie n'ayant rapport qu'aux poids des tirants) et que l'on multipliera par la valeur de $\frac{h_i + h}{h}$ donnée par le tableau XIV.

1er Exemple.

Déterminer le diamètre de la section transversale cylindrique du tirant inférieur oblique en fer forgé d'une ferme à entrait retroussé à la moitié de sa hauteur. La couverture étant en ardoises, l'écartement e des fermes étant de 3 mètres, l'angle A formé par l'arbalétrier et l'horizon étant de 30 degrés, la portée 2 c^i de la ferme, ou l'écartement des murs, étant de 12 mètres, l'angle B formé par le tirant et l'horizon étant de 10 degrés et le tirant étant supporté en son milieu par une aiguille.

En cherchant dans les formules précédentes (78) s'appliquant aux tirants horizontaux en fer des fermes, à entrait retroussé à la moitié de la hauteur des charpentes couvertes en ardoises, on trouve pour une section cylindrique :

$$d^2 = 0,000\ 023\ 87 \times c_i \times \frac{c_i}{h_i} \times e + 0,004\ 964 \times d \times c^{i2}$$

formule qui donnera la valeur du diamètre d d'un tirant horizontal dont on tiendrait compte du propre poids et qui ne serait supporté par aucune aiguille, qui se transformera en la suivante pour un tirant oblique supporté en son milieu par une aiguille et dont on ne tiendrait pas compte du propre poids.

$$d^2 = \left(0,000\ 023\ 87 \times c_i \times \frac{c_i}{h_i} \times e\right) \frac{h_i + h}{h}$$

En remplaçant les lettres de cette formule par leurs valeurs, on a :

$$d^2 = \left(0,000\ 023\ 87 \times 3,465 \times 1,733 \times 3,00\right) 1,451$$

Et par suite $d = 0^m 025$.

Pour obtenir la valeur des lettres de la formule ci-dessous, on se servira du tableau XIV. L'inclinaison de l'arbalétrier ou l'angle A qu'il forme avec l'horizon étant de 30 degrés, on trouve en regard de ce nombre et sur la ligne sur laquelle se trouve la valeur de l'angle B formé par le tirant et l'horizon ou 10 degrés, dans la neuvième colonne $\frac{c_i}{h_i} = 1,733$, dans la septième $\frac{h_i + h}{h} = 1,451$, et dans la quatrième $c_i = 1,555 \times c_i^i$ l'entrait supérieur étant retroussé à la moitié de la hauteur, c_i^i sera égal au quart de 2 c^i, or, comme dans cet exemple, 2 c^i est égal à 12 mètres, c_i^i sera égal à 3 mètres, et l'on aura $c_i = 1^m 155 \times 3,00$, d'où enfin $c_i = 3^m 465$.

2ème Exemple.

Déterminer l'équarrissage du tirant inférieur oblique en fer forgé d'une ferme à entrait retroussé aux deux tiers de sa hauteur, de section transversale telle, que $a = 0,40\,b$. La couverture étant en tuiles plates, l'écartement e des fermes étant de 3 mètres, l'angle A formé par l'arbalétrier et l'horizon étant de 30 degrés, la portée 2 c° de la ferme, ou l'écartement des murs, étant de 12 mètres, l'angle B formé par le tirant et l'horizon étant de 5 degrés et le tirant étant supporté en son milieu par une aiguille.

En cherchant dans les formules précédentes (76) s'appliquant aux tirants horizontaux en fer des fermes, à entrait retroussé aux deux tiers de la hauteur, des charpentes couvertes en tuiles plates, on trouve en regard de $a = 0.40\,b$:

$$b^2 = 0,000\ 047\ 40 \times c_i \times \frac{c_i}{h_1} \times e + 0,009\ 750 \times a \times c^2$$

formule qui donnera la valeur de b pour un tirant horizontal dont on tiendrait compte du propre poids et qui ne serait supporté par aucune aiguille, qui se transformera en la suivante pour un tirant oblique supporté en son milieu par une aiguille, et dont on ne tiendrait pas compte du propre poids :

$$b^2 = \left(0.000\ 047\ 40 \times c_i \times \frac{c_i}{h_1} \times e\right) \frac{h_1 + h}{h}$$

En remplaçant les lettres de cette formule par leurs valeurs à l'aide du tableau XIV et en procédant comme dans l'exemple précédent, on a :

$$b^2 = (0,000\ 047\ 40 \times 4.620 \times 1,733 \times 3,00)\ 1,178$$

Et par suite : $b = 0,^m 037$ et $a = 0,^m 037 \times 0.40 = 0,^m 0148$

IV.

Aiguilles en fer forgé.

80. — Formules pratiques pour déterminer approximativement les dimensions des aiguilles en fer forgé supportant les tirants.

Lorsque le tirant est horizontal, les aiguilles n'ont d'autre charge à supporter que celle de leur propre poids, celle du tirant et celle d'un poids additionnel quand ce tirant doit supporter un plancher. On déterminera donc très facilement leurs dimensions en ne les chargeant pas au-delà de 5 kilogr. par millimètre carré de section transversale.

Exemple

Déterminer la section transversale d'une aiguille supportant une charge de 500 kilogrammes.

On obtiendra cette section en millimètres carrés en divisant 500 kilogrammes par la charge que peut supporter avec sécurité un millimètre carré, c'est-à-dire par 5 kilogr., et le quotient 100 exprimera le nombre de millimètres carrés de la section transversale.

Si cette section doit être cylindrique, on a : $\dfrac{d^2}{1,273} = 100$ millimètres.

d'où $d^2 = 1,273$. d'où $d = 0^m 0112$

Si la section transversale doit être rectangulaire, on a : $ab = 100$ millimètres,

Si cette section doit être carrée, on a : $b^2 = 100$ d'où $b = 0^m 01$

Si cette section doit être telle que $a = 0,70\, b$ on a : $b^2 = \dfrac{100}{0,70}$ d'où $b = 0^m 012$

et $a = 0^m 012 \times 0,70 = 0^m 0084$

Lorsque le tirant formera avec l'horizon un angle B on obtiendra la section transversale de l'aiguille en multipliant les formules à l'aide desquelles on calcule les dimensions des tirants horizontaux par les quantités ci-dessous :

Lorsque l'angle B = 5° on multiplie la formule des tirants horizontaux par 0,17

— ..... — 10° — ..... — ..... — ..... — 0,35

— " — 15° — " — " — " — 0,52

— " — 20° — " — " — " — 0,68

— " — 25° — " — " — " — 0,85

1er Exemple.

Déterminer la section transversale rectangulaire telle, que $a = 0,40\, b$ d'une aiguille en fer d'une ferme simple, les tirants en fer formant avec l'horizon un angle B de 10 degrés. La couverture étant en ardoises, l'écartement e des fermes étant de 4 mètres, l'angle A formé par l'arbalétrier et l'horizon étant de 40 degrés, la portée 2 C° de la ferme, ou l'écartement des murs, étant de 8 mètres.

On établira d'abord, en suivant la marche adoptée dans les exemples 1 et 2 du n° 72, la formule à l'aide de laquelle on déterminerait les dimensions des tirants obliques, sans tenir compte de leurs propres poids, de la ferme ci-dessus énoncée et l'on aura :

$$b^2 = \left(0,000\ 026\ 05 \times 5,22 \times 1,192 \times 4,00\right)\ 1,28$$

Cette formule établie, pour déterminer les dimensions de l'aiguille, il suffira, vu la valeur de l'angle B, de la multiplier par 0.35, ainsi que l'indique le tableau ci-dessus, et l'on aura alors :

$$b^2 = \left[\left(0.000\ 026\ 05 \times 5.22 \times 1.192 \times 4.00 \right) 1.28 \right] 0.35$$

d'où $b = 0^m\ 017$ et $a = 0^m\ 017 \times 0.40 = 0^m\ 007$.

Si la section transversale de l'aiguille et des tirants était cylindrique au lieu d'être carrée, on aurait pour les tirants,

$$d^2 = \left(0.000,013\ 26 \times 5.22 \times 1.192 \times 4.00 \right) 1.28$$

et pour l'aiguille $d^2 = \left[\left(0.000\ 013\ 26 \times 5.22 \times 1.192 \times 4.00 \right) 1.28 \right] 0.35$

D'où l'on a pour le diamètre de la section transversale de l'aiguille $d = 0^m\ 013$.

2ème Exemple.

Déterminer le diamètre de la section transversale cylindrique d'une aiguille en fer forgé d'une ferme à entrait retroussé à la moitié de sa hauteur. La couverture étant en ardoises, l'écartement e des fermes étant de 3 mètres, l'angle A formé par l'arbalétrier et l'horizon étant de 30 degrés, la portée 2c' de la ferme ou l'écartement des murs étant de 12 mètres et le tirant étant supporté en son milieu par l'aiguille dont il s'agit et formant avec l'horizon un angle B de 15 degrés.

On établira d'abord, en suivant la marche adoptée dans le 1er Exemple du n.º 79 ayant rapport aux tirants des fermes à entraits retroussés, la formule à l'aide de laquelle on déterminerait le diamètre du tirant inférieur oblique, sans tenir compte de son propre poids, de la ferme ci-dessus énoncée, et l'on aura :

$$d^2 = \left(0.000\ 023\ 87 \times 3.465 \times 1.733 \times 3.00 \right) 1.451$$

Cette formule établie, pour déterminer les dimensions de l'aiguille, il suffira, vu la valeur de l'angle B, de la multiplier par 0.52, ainsi que l'indique le tableau précédent, et l'on aura alors :

$$d^2 = \left\{ \left(0.000\ 023\ 87 \times 3.465 \times 1.733 \times 3.00 \right) 1.451 \right\} 0.52$$

d'où enfin le diamètre d de l'aiguille $= 0^m\ 018$.

V

Observations
sur les charpentes précédentes.

81. — Les poinçons servent à relier l'extrémité supérieure des arbalétriers aux entraits et aux contrefiches. C'est dans le poinçon que s'assemblent le faîtage, les contrefiches du faîtage, celles des arbalétriers et l'extrémité supérieure des arbalétriers ; son équarrissage devra donc être assez fort pour permettre de faire ces assemblages et pour qu'il lui reste encore assez de force pour supporter la charge d'une partie de la toiture et maintenir d'une manière rigide l'écartement qui existe entre les extrémités supérieures des arbalétriers et le milieu de l'entrait.

82. — Les contrefiches, les liens, les aisseliers, les poteaux, les jambes de force etc. servent généralement à relier et à supporter les différentes pièces qui composent les charpentes ; ils sont toujours soumis à des forces qui tendent à les écraser dans le sens de leur longueur. Connaissant le poids d'un mètre carré de couverture, il sera toujours facile de déterminer approximativement les charges qu'ont à supporter ces pièces, et on pourra alors calculer leur équarrissage en les considérant comme des pièces posées verticalement et chargées à leur extrémité supérieure d'un poids P. (Tableau XII).

83. — Les formes qu'on peut donner aux fermes qui composent les charpentes variant à l'infini, il devient alors difficile d'établir des formules pour chacun des cas qui peuvent se présenter ; cependant la plupart de ces charpentes peuvent se calculer à l'aide des formules précédentes. Les fermes des combles à la mansarde, par exemple, peuvent être considérées comme des fermes simples supportées par des poteaux. On a vu précédemment, comment on opère pour obtenir l'équarrissage des différentes pièces qui composent les fermes simples. Quand aux poteaux, on déterminera facilement la charge qu'ils ont chacun à supporter et on obtiendra leurs dimensions à l'aide des formules du tableau XII.

Si l'on avait à déterminer les dimensions des différentes pièces qui composent la charpente ci-dessous

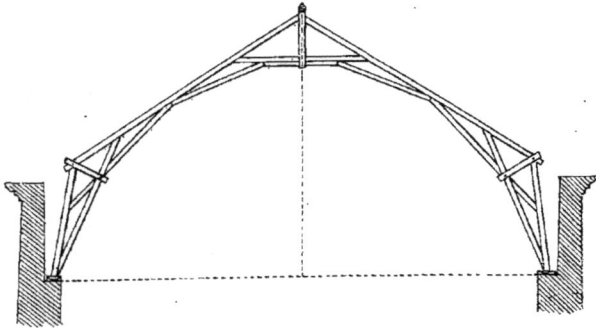

On calculerait d'abord à l'aide des formules 67 et 68 les dimensions des arbalétriers, sans avoir égard aux aisseliers et sous-entraits qui les renforcent ; on procéderait de même pour les poteaux qui supportent la ferme en se servant des formules du tableau XII. On partagerait ensuite les équarrissages trouvés pour les arbalétriers inférieurs entre eux et les pièces qui les renforcent, et pour les poteaux, entre eux et leurs jambes de force.

Le tirant retroussé se calculera à l'aide des formules du Nᵒ 74.

84. — Lorsqu'on taillera les assemblages des différentes pièces qui composent les charpentes, on aura soin d'augmenter leur équarrissage, si ces assemblages en diminuent la force, de telle sorte qu'une fois les pièces taillées elles puissent encore résister à la charge qu'elles doivent supporter.

Dans toutes les formules précédentes on n'a pas tenu compte des contre-fiches, des liens, des aisseliers, etc., pour déterminer les équarrissages des arbalétriers et des tirants, parce que si ces pièces renforcent les charpentes, il arrive souvent qu'elles diminuent la force des arbalétriers et des tirants dans lesquels on est forcé de tailler leurs assemblages. On diminuera cependant, si on le juge convenable, les dimensions de la section transversale des arbalétriers, lorsqu'ils seront renforcés par d'autres pièces de charpente sans que leur équarrissage soit altéré en aucune façon

VI.

Charpentes à grande portée avec tirants et contre-fiches en fer.

Fermes à deux contre-fiches.

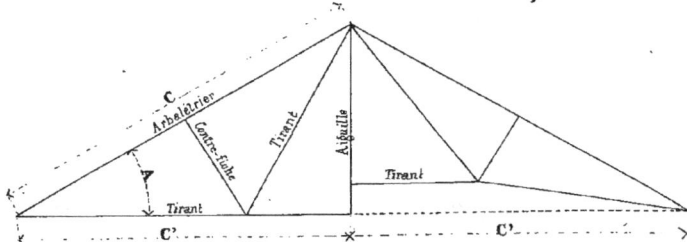

Fermes à six contre-fiches.

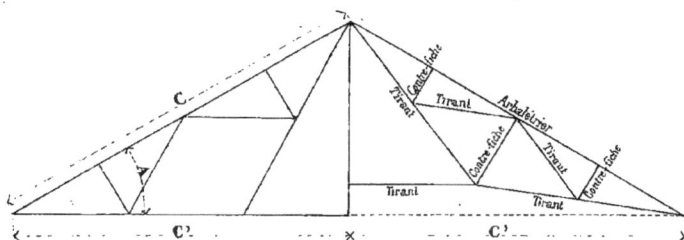

85. — Formules pratiques pour déterminer approximativement les dimensions des arbalétriers.

——— Fermes à deux contre-fiches. ———

La couverture étant en tôle galvanisée ou en zinc, les arbalétriers en bois de choix à vives arêtes et de section transversale rectangulaire

Et si l'on fait $a = b$ ——— on aura $b^3 = 0,000\ 024\ 375 \times c \times c' \times e$

——— » ——— $a = 0,90\ b$ —— » —— $b^3 = 0,000\ 027\ 083 \times c \times c' \times e$

——— » ——— $a = 0,80\ b$ —— , —— $b^3 = 0,000\ 030\ 469 \times c \times c' \times e$

——— » ——— $a = 0,75\ b$ —— , —— $b^3 = 0,000\ 032\ 500 \times c \times c' \times e$

——— » ——— $a = 0,70\ b$ —— , —— $b^3 = 0,000\ 034\ 881 \times c \times c' \times e$

La couverture étant en ardoises, les arbalétriers en bois de choix à vives arêtes et de section transversale rectangulaire.

Et si l'on fait $a = b$ _____ on aura $b^3 = 0,000\ 037\ 500 \times c \times c' \times e$

_____ id. _____ $a = 0.90\ b$ _____ id. _____ $b^3 = 0,000\ 041\ 667 \times c \times c' \times e$

_____ " _____ $a = 0.80\ b$ _____ " _____ $b^3 = 0,000\ 046\ 875 \times c \times c' \times e$

_____ . _____ $a = 0.75\ b$ _____ " _____ $b^3 = 0,000\ 050\ 000 \times c \times c' \times e$

_____ " _____ $a = 0.70\ b$ _____ . _____ $b^3 = 0,000\ 053\ 571 \times c \times c' \times e$

La couverture étant en tuiles plates, les arbalétriers en bois de choix à vives arêtes et de section transversale rectangulaire.

Et si l'on fait $a = b$ _____ on aura $b^3 = 0,000\ 048\ 750 \times c \times c' \times e$

_____ id _____ $a = 0.90\ b$ _____ id. _____ $b^3 = 0,000\ 054\ 167 \times c \times c' \times e$

_____ " _____ $a = 0.80\ b$ _____ " _____ $b^3 = 0,000\ 060\ 938 \times c \times c' \times e$

_____ " _____ $a = 0.75\ b$ _____ " _____ $b^3 = 0,000\ 065\ 000 \times c \times c' \times e$

_____ " _____ $a = 0.70\ b$ _____ . _____ $b^3 = 0,000\ 069\ 643 \times c \times c' \times e$

La couverture étant en tôle galvanisée ou en zinc, les arbalétriers en fer forgé et de section transversale rectangulaire.

Et si l'on fait $a = b$ _____ on aura $b^3 = 0,000\ 004\ 063 \times c \times c' \times e$

_____ id _____ $a = 0,95\ b$ _____ id _____ $b^3 = 0,000\ 004\ 277 \times c \times c' \times e$

_____ " _____ $a = 0,90\ b$ _____ " _____ $b^3 = 0,000\ 004\ 514 \times c \times c' \times e$

_____ " _____ $a = 0.85\ b$ _____ " _____ $b^3 = 0,000\ 004\ 780 \times c \times c' \times e$

_____ " _____ $a = 0,80\ b$ _____ " _____ $b^3 = 0,000\ 005\ 079 \times c \times c' \times e$

_____ " _____ $a = 0,75\ b$ _____ " _____ $b^3 = 0,000\ 005\ 417 \times c \times c' \times e$

_____ " _____ $a = 0,70\ b$ _____ " _____ $b^3 = 0,000\ 005\ 804 \times c \times c' \times e$

_____ " _____ $a = 0,65\ b$ _____ " _____ $b^3 = 0,000\ 006\ 251 \times c \times c' \times e$

_____ " _____ $a = 0,60\ b$ _____ " _____ $b^3 = 0,000\ 006\ 772 \times c \times c' \times e$

_____ " _____ $a = 0,55\ b$ _____ " _____ $b^3 = 0,000\ 007\ 387 \times c \times c' \times e$

_____ " _____ $a = 0,50\ b$ _____ " _____ $b^3 = 0,000\ 008\ 126 \times c \times c' \times e$

_____ " _____ $a = 0,45\ b$ _____ " _____ $b^3 = 0,000\ 009\ 029 \times c \times c' \times e$

_____ " _____ $a = 0,40\ b$ _____ " _____ $b^3 = 0,000\ 010\ 158 \times c \times c' \times e$

_____ " _____ $a = 0,35\ b$ _____ " _____ $b^3 = 0,000\ 011\ 609 \times c \times c' \times e$

_____ " _____ $a = 0,30\ b$ _____ " _____ $b^3 = 0,000\ 013\ 543 \times c \times c' \times e$

_____ " _____ $a = 0,25\ b$ _____ " _____ $b^3 = 0,000\ 016\ 252 \times c \times c' \times e$

_____ " _____ $a = 0,20\ b$ _____ " _____ $b^3 = 0,000\ 020\ 315 \times c \times c' \times e$

_____ " _____ $a = 0,15\ b$ _____ " _____ $b^3 = 0,000\ 027\ 086 \times c \times c' \times e$

Et si l'on fait $a = 0,10\, b$ on aura $b^3 = 0,000\,040\,630 \times c \times c' \times e$

— id — $a = 0,05\, b$ — id — $b^3 = 0,000\,081\,260 \times c \times c' \times e$

La couverture étant en ardoises, les arbalétriers en fer forgé et de section transversale rectangulaire.

Et si l'on fait $a = b$ —— on aura $b^3 = 0,000\,006\,250 \times c \times c' \times e$

—— id —— $a = 0,95\, b$ —— id —— $b^3 = 0,000\,006\,579\, c \times c' \times e$

——. —— $a = 0,90\, b$ —— ,, —— $b^3 = 0,000\,006\,944 \times c \times c' \times e$

——. —— $a = 0,85\, b$ —— ,, —— $b^3 = 0,000\,007\,353\, c \times c' \times e$

——. —— $a = 0,80\, b$ —— , —— $b^3 = 0,000\,007\,801\, x \times c \times c' \times e$

—— ,, —— $a = 0,75\, b$ —— ,, —— $b^3 = 0,000\,008\,333 \times c \times c' \times e$

—— ,, —— $a = 0,70\, b$ —— , —— $b^3 = 0,000\,008\,929 \times c \times c' \times e$

—— ,, —— $a = 0,65\, b$ —— ,, —— $b^3 = 0,000\,009\,615\, x c \times c' \times e$

—— ,, —— $a = 0,60\, b$ —— ,, —— $b^3 = 0,000\,010\,416\, x c \times c' \times e$

—— , —— $a = 0,55\, b$ —— . —— $b^3 = 0,000\,011\,363 \times c \times c' \times e$

—— ,, —— $a = 0,50\, b$ —— , —— $b^3 = 0,000\,012\,500 \times c \times c' \times e$

—— ,, —— $a = 0,45\, b$ —— . —— $b^3 = 0,000\,013\,889\, x c \times c' \times e$

—— ,, —— $a = 0,40\, b$ —— ,, —— $b^3 = 0,000\,015\,625\, x c \times c' \times e$

—— ,, —— $a = 0,35\, b$ —— ,, —— $b^3 = 0,000\,017\,857\, x c \times c' \times e$

—— ,, —— $a = 0,30\, b$ —— . —— $b^3 = 0,000\,020\,833 \times c \times c' \times e$

—— ,, —— $a = 0,25\, b$ —— ,, —— $b^3 = 0,000\,025\,000\, x c \times c' \times e$

—— ,, —— $a = 0,20\, b$ —— , —— $b^3 = 0,000\,031\,250 \times c \times c' \times e$

—— ,, —— $a = 0,15\, b$ —— ,, —— $b^3 = 0,000\,041\,667\, x c \times c' \times e$

—— ,, —— $a = 0,10\, b$ —— ,, —— $b^3 = 0,000\,062\,500\, x c \times c' \times e$

—— ,, —— $a = 0,05\, b$ —— ,, —— $b^3 = 0,000\,125\,000 \times c \times c' \times e$

La couverture étant en tuiles plates, les arbalétriers en fer forgé et de section transversale rectangulaire.

Et si l'on fait $a = b$ —— on aura $b^3 = 0,000\,008\,125\, x c \times c' \times e$

—— id —— $a = 0,95\, b$ —— id —— $b^3 = 0,000\,008\,553\, x c \times c' \times e$

—— ,, —— $a = 0,90\, b$ —— —— $b^3 = 0,000\,009\,028 \times c \times c' \times e$

—— , —— $a = 0,85\, b$ —— ,, —— $b^3 = 0,000\,009\,559\, x c \times c' \times e$

—— ,, —— $a = 0,80\, b$ —— ,, —— $b^3 = 0,000\,010\,156\, x c \times c' \times e$

—— ,, —— $a = 0,75\, b$ —— ,, —— $b^3 = 0,000\,010\,833 \times c \times c' \times e$

—— ,, —— $a = 0,70\, b$ —— ,, —— $b^3 = 0,000\,011\,607\, x c \times c' \times e$

—— . —— $a = 0,65\, b$ —— , —— $b^3 = 0,000\,012\,500\, x c \times c' \times e$

Et si l'on fait $a = 0,60\, b$ on aura $b^3 = 0,000\ 013\ 542 \times c \times c' \times e$

——— » — $a = 0,55\, b$ —»— $b^3 = 0,000\ 014\ 772 \times c \times c' \times e$

——— » — $a = 0,50\, b$ — . — $b^3 = 0,000\ 016\ 500 \times c \times c' \times e$

——— » — $a = 0,45\, b$ — . — $b^3 = 0,000\ 018\ 333 \times c \times c' \times e$

——— » — $a = 0,40\, b$ — » — $b^3 = 0,000\ 020\ 313 \times c \times c' \times e$

——— » — $a = 0,35\, b$ — . — $b^3 = 0,000\ 023\ 214 \times c \times c' \times e$

——— » — $a = 0,30\, b$ — » — $b^3 = 0,000\ 027\ 083 \times c \times c' \times e$

——— » — $a = 0,25\, b$ — . — $b^3 = 0,000\ 032\ 500 \times c \times c' \times e$

——— » — $a = 0,20\, b$ — . — $b^3 = 0,000\ 040\ 625 \times c \times c' \times e$

——— » — $a = 0,15\, b$ — . — $b^3 = 0,000\ 054\ 166 \times c \times c' \times e$

——— » — $a = 0,10\, b$ — . — $b^3 = 0,000\ 081\ 250 \times c \times c' \times e$

——— » — $a = 0,05\, b$ — . — $b^3 = 0,000\ 162\ 500 \times c \times c' \times e$

Fermes à six contre-fiches.

La couverture étant en tôle galvanisée ou en zinc, les arbalétriers en bois de choix à vives arêtes et de section transversale rectangulaire.

Et si l'on fait $a = b$ ——— on aura $b^3 = 0,000\ 006\ 09 \times c \times c' \times e$.

——— » — $a = 0,90\, b$ ———»— $b^3 = 0,000\ 006\ 78 \times c \times c' \times e$

——— » — $a = 0,80\, b$ — » — $b^3 = 0,000\ 007\ 62 \times c \times c' \times e$

——— » — $a = 0,75\, b$ —». — $b^3 = 0,000\ 008\ 12 \times c \times c' \times e$

——— » — $a = 0,70\, b$ — » — $b^3 = 0,000\ 008\ 70 \times c \times c' \times e$

La couverture étant en ardoises, les arbalétriers en bois de choix à vives arêtes et de section transversale rectangulaire.

Et si l'on fait $a = b$ ——— on aura $b^3 = 0,000\ 009\ 37 \times c \times c' \times e$

——— » — $a = 0,90\, b$ — » — $b^3 = 0,000\ 010\ 41 \times c \times c' \times e$

——— » — $a = 0,80\, b$ — » — $b^3 = 0,000\ 011\ 71 \times c \times c' \times e$

——— » — $a = 0,75\, b$ — » — $b^3 = 0,000\ 012\ 49 \times c \times c' \times e$

——— » — $a = 0,70\, b$ — » — $b^3 = 0,000\ 013\ 39 \times c \times c' \times e$

La couverture étant en tuiles plates, les arbalétriers en bois de choix à vives arêtes et de section transversale rectangulaire.

Et si l'on fait $a = b$ ——— on aura $b^3 = 0,000\ 012\ 18 \times c \times c' \times e$

——— » — $a = 0,90\, b$ —»— $b^3 = 0,000\ 013\ 53 \times c \times c' \times e$

——— » — $a = 0,80\, b$ — » — $b^3 = 0,000\ 015\ 23 \times c \times c' \times e$

Et si l'on fait $a = 0.75\, b$ on aura $b^3 = 0,000\ 016\ 24 \times c \times c' \times e$

— id — $a = 0.70\, b$ — id — $b^3 = 0,000\ 017\ 40 \times c \times c' \times e$

La couverture étant en tôle galvanisée ou en zinc, les arbalétriers en fer forgé de section transversale rectangulaire.

Et si l'on fait $a = b$ —— on aura $b^3 = 0,000\ 001\ 01 \times c \times c' \times e$

——id—— $a = 0,95\, b$ — id — $b^3 = 0,000\ 001\ 06 \times c \times c' \times e$

——,——— $a = 0,90\, b$ —— „ —— $b^3 = 0,000\ 001\ 12 \times c \times c' \times e$

——„ ——— $a = 0,85\, b$ —— . —— $b^3 = 0,000\ 001\ 19 \times c \times c' \times e$

——,——— $a = 0,80\, b$ ——„—— $b^3 = 0,000\ 001\ 26 \times c \times c' \times e$

——,—— $a = 0,75\, b$ —— „ —— $b^3 = 0,000\ 001\ 35 \times c \times c' \times e$

—— $a = 0,70\, b$ —— „ —— $b^3 = 0,000\ 001\ 44 \times c \times c' \times e$

——,—— $a = 0,65\, b$ —— „ —— $b^3 = 0,000\ 001\ 55 \times c \times c' \times e$

——,—— $a = 0,60\, b$ ——„—— $b^3 = 0,000\ 001\ 68 \times c \times c' \times e$

——„ —— $a = 0,55\, b$ —— . —— $b^3 = 0,000\ 001\ 84 \times c \times c' \times e$

——,—— $a = 0,50\, b$ —— . —— $b^3 = 0,000\ 002\ 02 \times c \times c' \times e$

——„ —— $a = 0,45\, b$ —— „ —— $b^3 = 0,000\ 002\ 24 \times c \times c' \times e$

——„ —— $a = 0,40\, b$ —— „ —— $b^3 = 0,000\ 002\ 53 \times c \times c' \times e$

——„ —— $a = 0,35\, b$ ——„—— $b^3 = 0,000\ 002\ 89 \times c \times c' \times e$

——„ —— $a = 0,30\, b$ ——„—— $b^3 = 0,000\ 003\ 37 \times c \times c' \times e$

——„ —— $a = 0,25\, b$ —— „ —— $b^3 = 0,000\ 004\ 04 \times c \times c' \times e$

——„ —— $a = 0,20\, b$ —— „ —— $b^3 = 0,000\ 005\ 05 \times c \times c' \times e$

—— „ —— $a = 0,15\, b$ —— . —— $b^3 = 0,000\ 006\ 73 \times c \times c' \times e$

——„ —— $a = 0,10\, b$ —— „ —— $b^3 = 0,000\ 010\ 10 \times c \times c' \times e$

——„ —— $a = 0.05\, b$ —— „ —— $b^3 = 0,000\ 020\ 20 \times c \times c' \times e$

La couverture étant en ardoises, les arbalétriers en fer forgé de section transversale rectangulaire.

Et si l'on fait $a = b$ —— on aura $b^3 = 0,000\ 001\ 56 \times c \times c' \times e$

——id——$a = 0,95\, b$——id——$b^3 = 0,000\ 001\ 64 \times c \times c' \times e$

——„ —— $a = 0,90\, b$ —— , —— $b^3 = 0,000\ 001\ 73 \times c \times c' \times e$

——,—— $a = 0,85\, b$ —— . —— $b^3 = 0,000\ 001\ 84 \times c \times c' \times e$

——„ —— $a = 0,80\, b$ —— „ —— $b^3 = 0,000\ 001\ 95 \times c \times c' \times e$

——,—— $a = 0,75\, b$ —— . —— $b^3 = 0,000\ 002\ 08 \times c \times c' \times e$

——,—— $a = 0,70\, b$ —— . —— $b^3 = 0,000\ 002\ 23 \times c \times c' \times e$

——,—— $a = 0.65\, b$ —— . —— $b^3 = 0,000\ 002\ 40 \times c \times c' \times e$

Et si l'on fait $a = 0,60\,b$ on aura $b^3 = 0,000\,002\,60 \times c \times c' \times e$

_____ id _____ $a = 0,55\,b$ ___ id ___ $b^3 = 0,000\,002\,84 \times c \times c' \times e$

_____ , _____ $a = 0,50\,b$ ___ „ ___ $b^3 = 0,000\,003\,12 \times c \times c' \times e$

_____ „ _____ $a = 0,45\,b$ ___ „ ___ $b^3 = 0,000\,003\,47 \times c \times c' \times e$

_____ , _____ $a = 0,40\,b$ ___ „ ___ $b^3 = 0,000\,003\,90 \times c \times c' \times e$

_____ „ _____ $a = 0,35\,b$ ___ „ ___ $b^3 = 0,000\,004\,46 \times c \times c' \times e$

_____ „ _____ $a = 0,30\,b$ ___ „ ___ $b^3 = 0,000\,005\,20 \times c \times c' \times e$

_____ , _____ $a = 0,25\,b$ ___ „ ___ $b^3 = 0,000\,006\,24 \times c \times c' \times e$

_____ „ _____ $a = 0,20\,b$ ___ „ ___ $b^3 = 0,000\,007\,80 \times c \times c' \times e$

_____ , _____ $a = 0,15\,b$ ___ „ ___ $b^3 = 0,000\,010\,40 \times c \times c' \times e$

_____ „ _____ $a = 0,10\,b$ ___ „ ___ $b^3 = 0,000\,015\,60 \times c \times c' \times e$

_____ „ _____ $a = 0,05\,b$ ___ „ ___ $b^3 = 0,000\,031\,20 \times c \times c' \times e$

La couverture étant en tuiles plates, les arbalétriers en fer forgé de section transversale rectangulaire.

Et si l'on fait $a = b$ _____ on aura $b^3 = 0,000\,002\,03 \times c \times c' \times e$

_____ id _____ $a = 0,95\,b$ ___ id ___ $b^3 = 0,000\,002\,14 \times c \times c' \times e$

_____ „ _____ $a = 0,90\,b$ ___ „ ___ $b^3 = 0,000\,002\,26 \times c \times c' \times e$

_____ „ _____ $a = 0,85\,b$ ___ „ ___ $b^3 = 0,000\,002\,39 \times c \times c' \times e$

_____ „ _____ $a = 0,80\,b$ ___ „ ___ $b^3 = 0,000\,002\,54 \times c \times c' \times e$

_____ , _____ $a = 0,75\,b$ ___ „ ___ $b^3 = 0,000\,002\,71 \times c \times c' \times e$

_____ , _____ $a = 0,70\,b$ ___ „ ___ $b^3 = 0,000\,002\,90 \times c \times c' \times e$

_____ „ _____ $a = 0,65\,b$ ___ , ___ $b^3 = 0,000\,003\,12 \times c \times c' \times e$

_____ „ _____ $a = 0,60\,b$ ___ „ ___ $b^3 = 0,000\,003\,38 \times c \times c' \times e$

_____ , _____ $a = 0,55\,b$ ___ „ ___ $b^3 = 0,000\,003\,69 \times c \times c' \times e$

_____ , _____ $a = 0,50\,b$ ___ „ ___ $b^3 = 0,000\,004\,06 \times c \times c' \times e$

_____ , _____ $a = 0,45\,b$ ___ , ___ $b^3 = 0,000\,004\,51 \times c \times c' \times e$

_____ „ _____ $a = 0,40\,b$ ___ „ ___ $b^3 = 0,000\,005\,08 \times c \times c' \times e$

_____ „ _____ $a = 0,35\,b$ ___ , ___ $b^3 = 0,000\,005\,80 \times c \times c' \times e$

_____ , _____ $a = 0,30\,b$ ___ „ ___ $b^3 = 0,000\,006\,77 \times c \times c' \times e$

_____ „ _____ $a = 0,25\,b$ ___ „ ___ $b^3 = 0,000\,008\,12 \times c \times c' \times e$

_____ , _____ $a = 0,20\,b$ ___ , ___ $b^3 = 0,000\,010\,15 \times c \times c' \times e$

_____ , _____ $a = 0,15\,b$ ___ , ___ $b^3 = 0,000\,013\,53 \times c \times c' \times e$

_____ „ _____ $a = 0,10\,b$ ___ , ___ $b^3 = 0,000\,020\,30 \times c \times c' \times e$

_____ „ _____ $a = 0,05\,b$ ___ „ ___ $b^3 = 0,000\,040\,60 \times c \times c' \times e$

1ᵉʳ Exemple.

Déterminer les dimensions d'un arbalétrier en bois de choix à vives arêtes, de section transversale rectangulaire telle, que $a = 0,80\,b$. La ferme ayant deux contre-fiches, sa portée $2\,c'$ étant de 20 mètres, la couverture étant en ardoises, l'angle A formé par l'arbalétrier et l'horizon étant de 30 degrés et l'écartement e des fermes étant de 3 mètres.

En cherchant dans les formules précédentes (85) s'appliquant aux arbalétriers en bois de choix à vives arêtes des charpentes couvertes en ardoises, on trouve, pour une ferme à deux contre-fiches, en regard de $a = 0,80\,b$:

$$b^3 = 0,000\ 046\ 875 \times c \times c' \times e$$

Si on remplace les lettres de cette formule par leurs valeurs, on a :

$$b^3 = 0,000\ 046\ 875 \times 11.55 \times 10,00 \times 3,00$$

Et par suite : $b = 0,^m254$ et $a = 0^m.254 \times 0,80 = 0^m.203$

On obtiendra la valeur de C à l'aide du tableau XIV, l'inclinaison de l'arbalétrier ou l'angle A qu'il forme avec l'horizon étant de 30 degrés, on trouve en regard de ce nombre et dans la colonne qui a rapport aux arbalétriers C : $C = 1.555 \times C'$, or comme dans cet exemple $2\,C'$ est égal à 20 mètres C' sera égal à $10^m.00$ et l'on aura : $C = 1.155 \times 10,00 = 11^m.55$.

2ᵉᵐᵉ Exemple.

Déterminer les dimensions d'un arbalétrier en fer forgé de section transversale rectangulaire telle, que $a = 0,25\,b$. La ferme ayant six contre-fiches, sa portée $2\,c'$ étant de 20 mètres, la couverture étant en zinc, l'angle A formé par l'arbalétrier et l'horizon étant de 25 degrés et l'écartement e des fermes étant de 3 mètres.

En cherchant dans les formules précédentes (85) s'appliquant aux arbalétriers en fer des charpentes couvertes en zinc, on trouve pour une ferme à six contre-fiches en regard de $a = 0,25\,b$:

$$b^3 = 0,000\ 004\ 04 \times c \times c' \times e$$

Si on remplace les lettres de cette formule par leurs valeurs, on a :

$$b^3 = 0,000\ 004\ 04 \times 11.03 \times 10,00 \times 3,00$$

Et par suite $b = 0^m.110$ et $a = 0^m.110 \times 0,25 = 0^m.028$.

On obtiendra la valeur de C à l'aide du tableau XIV, l'inclinaison de l'arbalétrier ou l'angle A qu'il forme avec l'horizon étant de 25 degrés, on trouve en regard de ce nombre et dans la colonne qui a rapport aux arbalétriers C : $C = 1,103 \times C'$, or comme dans cet exemple $2\,C'$ est égal à $20^m.00$ C' sera égal à $10^m.00$, et l'on aura : $C = 1.103 \times 10^m.00 = 11^m.03$.

VII.

Charpentes à grande portée avec tirants et contre-fiches en fer.

Fermes à deux contre-fiches.

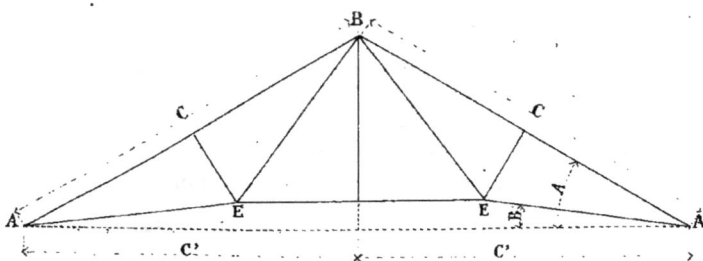

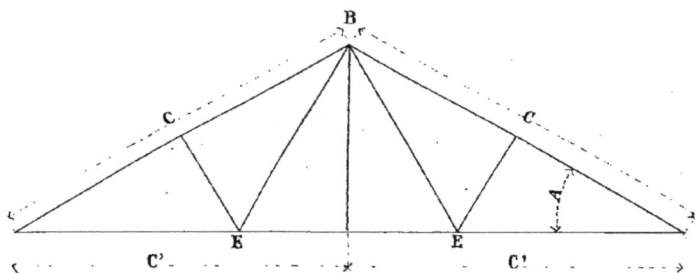

86._ Formules pratiques pour déterminer approximativement la section transversale des tirants et des contre-fiches.

La couverture étant en zinc ou en tôle galvanisée.

Valeur de l'angle A formé par l'arbalétrier et l'horizon	Valeur de l'angle B formé par le tirant AE et l'horizon	La surface de la section transversale $a.b$ ou $\dfrac{d^2}{1,273} =$			
		Tirants EE	Tirants AE.	Tirants EB.	Contre-fiches CE
15°	0°	0,000 020 92 × c'× e	0,000 031 38 × c'× e	0,000 010 46 × c'× e	0,000 008 13 × c'× e
id	5°	0,000 025 26 × c'× e	0,000 038 60 × c'× e	0,000 015 60 × c'× e	0,000 010 43 × c'× e
"	10°	0,000 031 50 × c'× e	0,000 057 33 × c'× e	0,000 031 07 × c'× e	0,000 010 76 × c'× e
16°	0°	0,000 019 63 × c'× e	0,000 029 46 × c'× e	0,000 009 83 × c'× e	0,000 008 13 × c'× e
id.	5°	0,000 023 37 × c'× e	0,000 035 40 × c'× e	0,000 014 20 × c'× e	0,000 010 25 × c'× e
"	10°	0,000 028 74 × c'× e	0,000 049 86 × c'× e	0,000 025 91 × c'× e	0,000 010 53 × c'× e
17°	0°	0,000 018 52 × c'× e	0,000 027 78 × c'× e	0,000 009 26 × c'× e	0,000 008 13 × c'× e
id.	5°	0,000 021 88 × c'× e	0,000 032 93 × c'× e	0,000 013 03 × c'× e	0,000 010 12 × c'× e
"	10°	0,000 026 48 × c'× e	0,000 044 29 × c'× e	0,000 022 22 × c'× e	0,000 010 34 × c'× e
18°	0°	0,000 017 52 × c'× e	0,000 026 29 × c'× e	0,000 008 77 × c'× e	0,000 008 13 × c'× e
id.	5°	0,000 020 48 × c'× e	0,000 030 64 × c'× e	0,000 012 04 × c'× e	0,000 009 99 × c'× e
"	10°	0,000 024 54 × c'× e	0,000 039 91 × c'× e	0,000 019 46 × c'× e	0,000 010 18 × c'× e
19°	0°	0,000 016 66 × c'× e	0,000 024 98 × c'× e	0,000 008 32 × c'× e	0,000 008 13 × c'× e
id	5°	0,000 019 36 × c'× e	0,000 028 79 × c'× e	0,000 011 19 × c'× e	0,000 009 89 × c'× e
"	10°	0,000 022 92 × c'× e	0,000 036 41 × c'× e	0,000 017 32 × c'× e	0,000 010 04 × c'× e
20°	0°	0,000 015 83 × c'× e	0,000 023 75 × c'× e	0,000 007 92 × c'× e	0,000 008 13 × c'× e
id.	5°	0,000 018 24 × c'× e	0,000 027 06 × c'× e	0,000 010 46 × c'× e	0,000 009 79 × c'× e
"	10°	0,000 021 35 × c'× e	0,000 033 40 × c'× e	0,000 015 60 × c'× e	0,000 009 91 × c'× e
"	15°	0,000 025 91 × c'× e	0,000 051 00 × c'× e	0,000 031 07 × c'× e	0,000 010 12 × c'× e
21°	0°	0,000 015 11 × c'× e	0,000 022 67 × c'× e	0,000 007 56 × c'× e	0,000 008 13 × c'× e
id.	5°	0,000 017 82 × c'× e	0,000 026 03 × c'× e	0,000 009 83 × c'× e	0,000 009 75 × c'× e
"	10°	0,000 020 08 × c'× e	0,000 030 93 × c'× e	0,000 014 20 × c'× e	0,000 009 80 × c'× e
"	15°	0,000 023 68 × c'× e	0 000 044 13 × c'× e	0,000 025 91 × c'× e	0,000 009 95 × c'× e

Valeur de l'angle A formé par l'arbalétrier et l'horizon	Valeur de l'angle B formé par le tirant AE et l'horizon	La surface de la section transversale a b ou $\dfrac{d^2}{1,273}$ =			
		Tirants EE.	Tirants A E	Tirants EB	Contre fiches CE.
22°	0°	0,000 014 47 ×c'×e	0,000 021 70 ×c'×e	0,000 007 23 ×c'×e	0,000 008 13 ×c'×e
id	5°	0,000 016 51 ×c'×e	0,000 024 16 ×c'×e	0,000 009 26 ×c'×e	0,000 009 63 ×c'×e
"	10°	0,000 018 98 ×c'×e	0,000 028 84 ×c'×e	0,000 013 03 ×c'×e	0,000 009 71 ×c'×e
"	15°	0,000 022 22 ×c'×e	0,000 039 31 ×c'×e	0,000 022 21 ×c'×e	0,000 009 84 ×c'×e
23°	0°	0,000 013 87 ×c'×e	0,000 020 80 ×c'×e	0,000 006 93 ×c'×e	0,000 008 13 ×c'×e
id	5°	0,000 015 73 ×c'×e	0,000 023 07 ×c'×e	0,000 008 77 ×c'×e	0,000 009 56 ×c'×e
"	10°	0,000 017 99 ×c'×e	0,000 027 03 ×c'×e	0,000 012 04 ×c'×e	0,000 009 63 ×c'×e
"	15°	0,000 020 93 ×c'×e	0,000 035 56 ×c'×e	0,000 019 46 ×c'×e	0,000 009 74 ×c'×e
24°	0°	0,000 013 33 ×c'×e	0,000 019 99 ×c'×e	0,000 006 66 ×c'×e	0,000 008 13 ×c'×e
id	5°	0,000 015 06 ×c'×e	0,000 022 02 ×c'×e	0,000 008 32 ×c'×e	0,000 009 50 ×c'×e
"	10°	0,000 017 09 ×c'×e	0,000 025 43 ×c'×e	0,000 011 19 ×c'×e	0,000 009 55 ×c'×e
"	15°	0,000 019 71 ×c'×e	0,000 032 48 ×c'×e	0,000 017 32 ×c'×e	0,000 009 65 ×c'×e
25°	0°	0,000 012 84 ×c'×e	0,000 019 25 ×c'×e	0,000 006 41 ×c'×e	0,000 008 13 ×c'×e
id	5°	0,000 014 42 ×c×e	0,000 021 02 ×c'×e	0,000 007 91 ×c'×e	0,000 009 44 ×c'×e
"	10°	0,000 016 31 ×c'×e	0,000 024 05 ×c'×e	0,000 010 46 ×c'×e	0,000 009 49 ×c'×e
"	15°	0,000 018 65 ×c'×e	0,000 029 94 ×c'×e	0,000 015 60 ×c'×e	0,000 009 56 ×c'×e
"	20°	0,000 021 61 ×c'×e	0,000 046 51 ×c'×e	0,000 031 07 ×c'×e	0,000 009 67 ×c'×e
26°	0°	0,000 012 36 ×c'×e	0,000 018 54 ×c'×e	0,000 006 18 ×c'×e	0,000 008 13 ×c'×e
id	5°	0,000 013 83 ×c'×e	0,000 020 16 ×c'×e	0,000 007 56 ×c'×e	0,000 009 39 ×c'×e
"	10°	0,000 015 66 ×c'×e	0,000 022 88 ×c'×e	0,000 009 83 ×c'×e	0,000 009 44 ×c'×e
"	15°	0,000 017 68 ×c'×e	0,000 027 80 ×c'×e	0,000 014 20 ×c'×e	0,000 009 49 ×c'×e
"	20°	0,000 020 37 ×c'×e	0,000 040 46 ×c'×e	0,000 025 91 ×c'×e	0,000 009 59 ×c'×e
27°	0°	0,000 011 92 ×c'×e	0,000 017 89 ×c'×e	0,000 005 97 ×c'×e	0,000 008 13 ×c×e
id	5°	0,000 013 30 ×c'×e	0,000 019 33 ×c'×e	0,000 007 25 ×c'×e	0,000 009 34 ×c'×e
"	10°	0,000 014 97 ×c'×e	0,000 021 73 ×c'×e	0,000 009 26 ×c'×e	0,000 009 38 ×c'×e
"	15°	0,000 016 84 ×c'×e	0,000 025 98 ×c'×e	0,000 013 03 ×c'×e	0,000 009 43 ×c'×e
"	20°	0,000 019 23 ×c'×e	0,000 035 95 ×c'×e	0,000 022 21 ×c'×e	0,000 009 50 ×c'×e

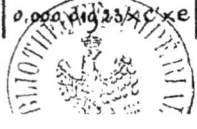

Valeur de l'angle A formé par l'arbalétrier et l'Entrait	Valeur de l'angle B formé par le tirant AE et l'horizon	La surface de la section transversale ab ou $\dfrac{d^2}{1,273} =$			
		Tirants EE.	Tirants AE.	Tirants EB.	Contre-fiches CE
28°	0°	0,000 011 54 × c'×e	0,000 017 31 ×c'×e	0,000 005 77× c'×e	0,000 008 13×c'×e
id	5°	0,000 012 84 × c'×e	0,000 018 63 ×c'×e	0,000 006 93× c'×e	0,000 009 30×c'×e
„	10°	0,000 014 37 ×c'×e	0,000 020 74×c'×e	0,000 008 77× c'×e	0,000 009 33×c'×e
„	15°	0,000 016 11 ×c'×e	0,000 024 44×c'×e	0,000 012 04×c'×e	0,000 009 37×c'×e
„	20°	0,000 018 27 × c'×e	0,000 032 51×c'×e	0,000 019 46×c'×e	0,000 009 44×c'×e
29°	0°	0,000 011 18×c'×e	0,000 016 77 × c'×e	0,000 005 59× c'×e	0,000 008 13×c'×e
id	5°	0,000 012 41×c'×e	0,000 017 96× c'×e	0,000 006 66× c'×e	0,000 009 26×c'×e
„	10°	0,000 013 82×c'×e	0,000 019 84×c'×e	0,000 008 32×c'×e	0,000 009 28×c'×e
„	15°	0,000 015 44×c'×e	0,000 023 06×c'×e	0,000 011 19×c'×e	0,000 009 32×c'×e
„	20°	0,000 017 39×c'×e	0,000 029 74×c'×e	0,000 017 32×c'×e	0,000 009 37×c'×e
30°	0°	0,000 010 84×c'×e	0,000 016 26 × c'×e	0,000 005 42×c'×e	0,000 008 13×c'×e
„	5°	0,000 012 01×c'×e	0,000 017 31×c'×e	0,000 006 41×c'×e	0,000 009 22×c'×e
„	10°	0,000 013 31×c'×e	0,000 019 01×c'×e	0,000 007 92×c'×e	0,000 009 24×c'×e
„	15°	0,000 014 83×c'×e	0,000 021 87×c'×e	0,000 010 46×c'×e	0,000 009 27×c'×e
„	20	0,000 016 60×c'×e	0,000 027 46×c'×e	0,000 015 60×c'×e	0,000 009 32×c'×e
31°	0°	0,000 010 52×c'×e	0,000 015 78 × c'×e	0,000 005 26×c'×e	0,000 008 13×c'×e
„	5°	0,000 011 61×c'×e	0,000 016 78 × c'×e	0,000 006 18×c'×e	0,000 009 19×c'×e
„	10°	0,000 012 85×c'×e	0,000 018 27 × c'×e	0,000 007 56×c'×e	0,000 009 20×c'×e
„	15°	0,000 014 27×c'×e	0,000 020 81 × c'×e	0,000 009 83×c'×e	0,000 009 23×c'×e
„	20°	0,000 015 92×c'×e	0,000 025 57×c'×e	0,000 014 20×c'×e	0,000 009 27×c'×e
32°	0°	0,000 010 26 ×c'×e	0,000 015 37 ×c'×e	0,000 005 11×c'×e	0,000 008 13×c'×e
„	5°	0,000 011 31×c'×e	0,000 016 27×c'×e	0,000 005 97×c'×e	0,000 009 16×c'×e
„	10°	0,000 012 47×c'×e	0,000 017 63 × c'×e	0,000 007 23×c'×e	0,000 009 17×c'×e
„	15°	0,000 013 82×c'×e	0,000 019 89×c'×e	0,000 009 26×c'×e	0,000 009 19×c'×e
„	20°	0,000 015 34×c'×e	0,000 023 99×c'×e	0,000 013 03×c'×e	0,000 009 22×c'×e

Valeur de l'angle A formé par l'arbalétrier et l'horizon	Valeur de l'angle B formé par le tirant AK et l'horizon	La surface de la section transversale ab ou $\dfrac{d^2}{1.273} =$			
		Tirants EE.	Tirants AE.	Tirants EB.	Contre-fiches CE
33°	0°	0,000 009 95 × c'×e	0,000 014 92 × c'×e	0,000 004 97 × c'×e	0,000 008 13 × c'×e
id	5°	0,000 010 96 × c'×e	0,000 015 77 × c'×e	0,000 005 77 × c'×e	0,000 009 13 × c'×e
"	10°	0,000 012 05 × c'×e	0,000 016 97 × c'×e	0,000 006 93 × c'×e	0,000 009 13 × c'×e
"	15°	0,000 013 31 × c'×e	0,000 019 00 × c'×e	0,000 008 77 × c'×e	0,000 009 15 × c'×e
"	20°	0,000 014 71 × c'×e	0,000 022 55 × c'×e	0,000 012 04 × c'×e	0,000 009 18 × c'×e
34°	0°	0,000 009 68 × c'×e	0,000 014 52 × c'×e	0,000 004 84 × c'×e	0,000 008 13 × c'×e
id	5°	0,000 010 64 × c'×e	0,000 015 29 × c'×e	0,000 005 59 × c'×e	0,000 009 10 × c'×e
"	10°	0,000 011 67 × c'×e	0,000 016 39 × c'×e	0,000 006 66 × c'×e	0,000 009 10 × c'×e
"	15°	0,000 012 83 × c'×e	0,000 018 19 × c'×e	0,000 008 32 × c'×e	0,000 009 12 × c'×e
"	20°	0,000 014 14 × c'×e	0,000 021 29 × c'×e	0,000 011 19 × c'×e	0,000 009 14 × c'×e
35°	0°	0,000 009 45 × c'×e	0,000 014 17 × c'×e	0,000 004 72 × c'×e	0,000 008 13 × c'×e
id	5°	0,000 010 37 × c'×e	0,000 014 82 × c'×e	0,000 005 42 × c'×e	0,000 009 07 × c'×e
"	10°	0,000 011 35 × c'×e	0,000 015 87 × c'×e	0,000 006 41 × c'×e	0,000 009 08 × c'×e
"	15°	0,000 012 43 × c'×e	0,000 017 48 × c'×e	0,000 007 91 × c'×e	0,000 009 09 × c'×e
"	20	0,000 013 67 × c'×e	0,000 020 22 × c'×e	0,000 010 46 × c'×e	0,000 009 11 × c'×e
36°	0°	0,000 009 21 × c'×e	0,000 013 82 × c'×e	0,000 004 61 × c'×e	0,000 008 13 × c'×e
id	5°	0,000 010 10 × c'×e	0,000 014 46 × c'×e	0,000 005 26 × c'×e	0,000 009 05 × c'×e
"	10°	0,000 011 03 × c'×e	0,000 015 37 × c'×e	0,000 006 18 × c'×e	0,000 009 05 × c'×e
"	15°	0,000 012 06 × c'×e	0,000 016 84 × c'×e	0,000 007 56 × c'×e	0,000 009 06 × c'×e
"	20°	0,000 013 23 × c'×e	0,000 019 28 × c'×e	0,000 009 83 × c'×e	0,000 009 08 × c'×e
37°	0°	0,000 008 99 × c'×e	0,000 013 49 × c'×e	0,000 004 50 × c'×e	0,000 008 13 × c'×e
id	5°	0,000 009 86 × c'×e	0,000 014 11 × c'×e	0,000 005 11 × c'×e	0,000 009 03 × c'×e
"	10°	0,000 010 75 × c'×e	0,000 014 93 × c'×e	0,000 005 97 × c'×e	0,000 009 03 × c'×e
"	15°	0,000 011 73 × c'×e	0,000 016 25 × c'×e	0,000 007 25 × c'×e	0,000 009 03 × c'×e
"	20°	0,000 012 82 × c'×e	0,000 018 42 × c'×e	0,000 009 26 × c'×e	0,000 009 05 × c'×e

Valeur de l'angle A formé par l'arbalétrier et l'horizon.	Valeur à l'angle B formé par le tirant AB et l'horizon.	La surface de la section transversale a b ou $\dfrac{d^2}{1.273}$ =			
		Tirants EE.	Tirants AE.	Tirants EB.	Contre-fiches CE
38°	0°	0,000 008 80×c'×e	0,000 013 20 ×c'×e	0,000 004 40×c'×e	0,000 008 13×c'×e
io	5°	0,000 009 64×c'×e	0,000 013 77×c'×e	0,000 004 97×c'×e	0,000 009 01×c'×e
"	10°	0,000 010 50×c'×e	0,000 014 52×c'×e	0,000 005 77×c'×e	0,000 009 01×c'×e
"	15°	0,000 011 44×c'×e	0,000 015 73×c'×e	0,000 006 93×c'×e	0,000 009 01×c'×e
"	20°	0,000 012 50×c'×e	0,000 017 70×c'×e	0,000 008 77×c'×e	0,000 009 02×c'×e
39°	0°	0,000 008 61×c'×e	0,000 012 91×c'×e	0,000 004 30×c'×e	0,000 008 13×c'×e
io	5°	0,000 009 41×c'×e	0,000 013 44×c'×e	0,000 004 84×c'×e	0,000 008 99×c'×e
"	10°	0,000 010 24×c'×e	0,000 014 12×c'×e	0,000 005 59×c'×e	0,000 008 99×c'×e
"	15°	0,000 011 12×c'×e	0,000 015 21×c'×e	0,000 006 66×c'×e	0,000 008 99×c'×e
"	20°	0,000 012 10×c'×e	0,000 016 96×c'×e	0,000 008 32×c'×e	0,000 008 99×c'×e
40°	0°	0,000 08 43×c'×e	0,000 012 65×c'×e	0,000 004 22×c'×e	0,000 008 13×c'×e
io	5°	0,000 009 19×c'×e	0,000 013 12×c'×e	0,000 004 72×c'×e	0,000 008 96×c'×e
"	10°	0,000 009 99×c'×e	0,000 013 75×c'×e	0,000 005 42×c'×e	0,000 008 96×c'×e
"	15°	0,000 010 83×c'×e	0,000 014 74×c'×e	0,000 006 41×c'×e	0,000 008 96×c'×e
"	20	0,000 011 74×c'×e	0,000 016 31×c'×e	0,000 007 92×c'×e	0,000 008 97×c'×e
41°	0°	0,000 008 26×c'×e	0,000 012 39×c'×e	0,000 004 13×c'×e	0,000 008 13×c'×e
io	5°	0,000 009 01×c'×e	0,000 012 81×c'×e	0,000 004 61×c'×e	0,000 008 95×c'×e
"	10°	0,000 009 78×c'×e	0,000 013 41×c'×e	0,000 005 26×c'×e	0,000 008 95×c'×e
"	15°	0,000 010 56×c'×e	0,000 014 30×c'×e	0,000 006 18×c'×e	0,000 008 95×c'×e
"	20°	0,000 011 48×c'×e	0,000 015 76×c'×e	0,000 007 56×c'×e	0,000 008 95×c'×e
42°	0°	0,000 008 10×c'×e	0,000 012 15×c'×e	0,000 004 05×c'×e	0,000 008 13×c'×e
io	5°	0,000 008 84×c'×e	0,000 012 50×c'×e	0,000 004 50×c'×e	0,000 008 93×c'×e
"	10°	0,000 009 58×c'×e	0,000 013 09×c'×e	0,000 005 11×c'×e	0,000 008 93×c'×e
"	15°	0,000 010 30×c'×e	0,000 013 89×c'×e	0,000 005 97×c'×e	0,000 008 93×c'×e
"	20°	0,000 011 20×c'×e	0,000 015 23×c'×e	0,000 007 23×c'×e	0,000 008 93×c'×e

La surface de la section transversale ab ou $\dfrac{d^2}{1,273} =$

Valeur de l'angle A formé par l'arbalétrier et l'horizon	Valeur de l'angle B formé par le tirant AE et l'horizon	Tirants E.E.	Tirants A.E.	Tirants E.B.	Contre-fiches CE
43°	0°	0,000 007 94×c'×e	0,000 011 91×c'×e	0,000 003 97×c'×e	0,000 008 13×c'×e
id	5°	0,000 008 65×c'×e	0,000 012 30×c'×e	0,000 004 40×c'×e	0,000 008 91×c'×e
"	10°	0,000 009 38×c'×e	0,000 012 79×c'×e	0,000 004 97×c'×e	0,000 008 91×c'×e
"	15°	0,000 010 04×c'×e	0,000 013 49×c'×e	0,000 005 77×c'×e	0,000 008 91×c'×e
.	20°	0,000 019 92×c'×e	0,000 014 73×c'×e	0,000 006 93×c'×e	0,000 008 91×c'×e
44°	0°	0,000 007 80×c'×e	0,000 011 70×c'×e	0,000 003 90×c'×e	0,000 008 13×c'×e
id	5°	0,000 008 49×c'×e	0,000 012 00×c'×e	0,000 004 30×c'×e	0,000 008 90×c'×e
.	10°	0,000 009 20×c'×e	0,000 012 51×c'×e	0,000 004 84×c'×e	0,000 008 90×c'×e
.	15°	0,000 009 81×c'×e	0,000 013 14×c'×e	0,000 005 59×c'×e	0,000 008 90×c'×e
.	20.	0,000 010 68×c'×e	0,000 014 29×c'×e	0,000 006 66×c'×e	0,000 008 90×c'×e
45°	0°	0,000 007 66×c'×e	0,000 011 49×c'×e	0,000 003 83×c'×e	0,000 008 13×c'×e
id	5°	0,000 008 34×c'×e	0,000 011 82×c'×e	0,000 004 22×c'×e	0,000 008 88×c'×e
.	10°	0,000 009 01×c'×e	0,000 012 23×c'×e	0,000 004 72×c'×e	0,000 008 88×c'×e
.	15°	0,000 009 71×c'×e	0,000 012 89×c'×e	0,000 005 42×c'×e	0,000 008 88×c'×e
.	20°	0,000 010 45×c'×e	0,000 013 87×c'×e	0,000 006 41×c'×e	0,000 008 88×c'×e

La couverture étant en ardoises.

Valeur de l'angle A formé par l'arbalétrier et l'horizon	Valeur de l'angle B formé par le tirant AE et l'horizon	La surface de la section transversale $a.b$ ou $\dfrac{d^2}{1,273} =$			
		Tirants EE	Tirants AE.	Tirants EB.	Contre-fiches CE
15°	0°	0,000 032 18×c'×e	0,000 048 27×c'×e	0,000 016 09×c'×e	0,000 012 50×c'×e
id	5°	0,000 038 86×c'×e	0,000 059 30×c'×e	0,000 024 00×c'×e	0,000 016 03×c'×e
"	10°	0,000 048 46×c'×e	0,000 088 19×c'×e	0,000 047 81×c'×e	0,000 016 54×c'×e
16°	0°	0,000 030 20×c'×e	0,000 045 32×c'×e	0,000 015 12×c'×e	0,000 012 50×c'×e
id.	5°	0,000 035 95×c'×e	0,000 054 54×c'×e	0,000 021 84×c'×e	0,000 015 77×c'×e
"	10°	0,000 044 22×c'×e	0,000 076 71×c'×e	0,000 039 86×c'×e	0,000 016 19×c'×e
17°	0°	0,000 028 49×c'×e	0,000 042 74×c'×e	0,000 014 25×c'×e	0,000 012 50×c'×e
id.	5°	0,000 033 66×c'×e	0,000 050 10×c'×e	0,000 020 04×c'×e	0,000 015 56×c'×e
"	10°	0,000 040 74×c'×e	0,000 068 14×c'×e	0,000 034 19×c'×e	0,000 015 90×c'×e
18°	0°	0,000 026 95×c'×e	0,000 040 43×c'×e	0,000 013 48×c'×e	0,000 012 50×c'×e
id.	5°	0,000 031 50×c'×e	0,000 047 12×c'×e	0,000 018 52×c'×e	0,000 015 36×c'×e
"	10°	0,000 037 75×c'×e	0,000 061 39×c'×e	0,000 029 94×c'×e	0,000 015 65×c'×e
19°	0°	0,000 025 63×c'×e	0,000 038 43×c'×e	0,000 012 80×c'×e	0,000 012 50×c'×e
id	5°	0,000 029 78×c'×e	0,000 044 32×c'×e	0,000 017 22×c'×e	0,000 015 21×c'×e
"	10°	0,000 035 26×c'×e	0,000 056 02×c'×e	0,000 026 64×c'×e	0,000 015 44×c'×e
20°	0°	0,000 024 35×c'×e	0,000 036 53×c'×e	0,000 012 18×c'×e	0,000 012 50×c'×e
id.	5°	0,000 028 06×c'×e	0,000 041 60×c'×e	0,000 016 10×c'×e	0,000 015 05×c'×e
"	10°	0,000 032 85×c'×e	0,000 051 38×c'×e	0,000 024 00×c'×e	0,000 015 24×c'×e
"	15°	0,000 039 86×c'×e	0,000 078 47×c'×e	0,000 047 81×c'×e	0,000 015 57×c'×e
21°	0°	0,000 023 25×c'×e	0,000 034 88×c'×e	0,000 011 63×c'×e	0,000 012 50×c'×e
id.	5°	0,000 026 65×c'×e	0,000 039 32×c'×e	0,000 015 12×c'×e	0,000 014 92×c'×e
"	10°	0,000 030 89×c'×e	0,000 047 58×c'×e	0,000 021 84×c'×e	0,000 015 07×c'×e
"	15°	0,000 036 44×c'×e	0,000 067 89×c'×e	0,000 039 86×c'×e	0,000 015 30×c'×e

Nota. — Quoiqu'on ne donne pas ordinairement aux couvertures en ardoises des inclinaisons inférieures à celle de 30°, on n'en a pas moins établi dans ce tableau des formules pour les couvertures ayant des inclinaisons inférieures, parce qu'il peut arriver qu'on ait à en construire d'un autre genre dont le poids soit, par mètre carré, le même que celui de celles en ardoises.

Valeur de l'angle A formé par l'arbalétrier à l'horizon	Valeur de l'angle B formé par le tirant AE et l'horizon	La surface de la section transversale a b ou $\dfrac{d^2}{1,273}$ =			
		Tirants EE.	Tirants A E.	Tirants EB	Contre-fiches CE.
22°	0°	0,000 022 26×c'×e	0,000 033 38×c'×e	0,000 011 12 ×c'×e	0,000 012 50 ×c'×e
id	5°	0,000 025 40×c'×e	0,000 037 35×c'×e	0,000 014 25×c'×e	0,000 014 81 ×c'×e
"	10°	0,000 029 20 ×c'×e	0,000 044 37 ×c'×e	0,000 020 04×c'×e	0,000 014 93 ×c'×e
"	15°	0,000 034 18×c'×e	0,000 060 49×c'×e	0,000 034 19×c'×e	0,000 015 13 ×c'×e
23°	0°	0,000 021 34×c'×e	0,000 032 00×c'×e	0,000 010 66 ×c'×e	0,000 012 50 ×c'×e
id	5°	0,000 024 20×c'×e	0,000 035 48×c'×e	0,000 013 48 ×c'×e	0,000 014 70 ×c'×e
"	10°	0,000 027 68×c'×e	0,000 041 59×c'×e	0,000 018 52 ×c'×e	0,000 014 81 ×c'×e
"	15°	0,000 032 20×c'×e	0,000 054 71×c'×e	0,000 029 94×c'×e	0,000 014 98 ×c'×e
24°	0°	0,000 020 51×c'×e	0,000 030 76 ×c'×e	0,000 010 25 ×c'×e	0,000 012 50 ×c'×e
id	5°	0,000 023 17×c'×e	0,000 033 90×c'×e	0,000 012 80 ×c'×e	0,000 014 61 ×c'×e
"	10°	0,000 026 29×c'×e	0,000 039 13 ×c'×e	0,000 017 22 ×c'×e	0,000 014 69 ×c'×e
"	15°	0 000 030 32×c'×e	0,000 049 96× c'×e	0,000 026 64×c'×e	0,000 014 83 ×c'×e
25°	0°	0,000 019 75×c'×e	0,000 029 61×c'×e	0,000 009 86×c'×e	0,000 012 50 ×c'×e
id	5°	0,000 022 18 ×c'×e	0,000 032 38×c'×e	0,000 012 18 ×c'×e	0,000 014 52 ×c'×e
"	10°	0,000 025 09×c'×e	0,000 037 01×c'×e	0,000 016 10 ×c'×e	0,000 014 59 ×c'×e
"	15°	0,000 028 69×c'×e	0,000 046 07×c'×e	0,000 024 00×c'×e	0,000 014 71 ×c'×e
"	20°	0,000 033 25×c'×e	0,000 071 56×c'×e	0,000 047 81×c'×e	0,000 014 88 ×c'×e
26°	0°	0,000 019 02 ×c'×e	0,000 028 53×c'×e	0,000 009 51 ×c'×e	0,000 012 50 ×c'×e
id	5°	0,000 021 18 ×c'×e	0,000 030 93×c'×e	0,000 011 63 ×c'×e	0,000 014 43 ×c'×e
"	10°	0,000 024 09×c'×e	0,000 035 20×c'×e	0,000 015 12 ×c'×e	0,000 014 51 ×c'×e
"	15°	0,000 027 20×c'×e	0,000 041 83×c'×e	0,000 021 84×c'×e	0,000 014 60 ×c'×e
"	20°	0,000 031 34×c'×e	0,000 062 24×c'×e	0,000 039 86×c'×e	0,000 014 74 ×c'×e
27°	0°	0,000 018 34×c'×e	0,000 027 52 ×c'×e	0,000 009 18 ×c'×e	0,000 012 50 ×c'×e
id	5°	0,000 020 46×c'×e	0,000 029 73×c'×e	0,000 011 12 ×c'×e	0,000 014 30×c'×e
"	10°	0,000 023 03×c'×e	0,000 034 44×c'×e	0,000 014 25 ×c'×e	0,000 014 36×c'×e
"	15°	0,000 025 91×c'×e	0,000 039 97×c'×e	0,000 020 04×c'×e	0,000 014 49×c'×e
"	20°	0,000 029 58×c'×e	0,000 055 32×c'×e	0,000 034 19×c'×e	0,000 014 61×c'×e

Valeur de l'angle A formé par l'arbalétrier et l'Horizon.	Valeur à l'angle B formé par le tirant AE et l'Horizon.	La surface de la section transversale a b ou $\dfrac{d^2}{1.273}$ =			
		Tirants E E.	Tirants A E.	Tirants E B.	Contre-fiches C E
28°	0°	0,000 017 75 ×c'×e	0,000 026 63 ×c'×e	0,000 008 88 × c'×e	0,000 012 50 × c'×e
id	5°	0,000 019 75 ×c'×e	0,000 028 66 ×c'×e	0,000 010 66 × c'×e	0,000 014 30 ×c'×e
"	10°	0,000 022 11 ×c'×e	0,000 031 90 ×c'×e	0,000 013 48 × c'×e	0,000 014 34 ×c'×e
"	15°	0,000 024 78×c'×e	0,000 037 58×c'×e	0,000 018 52 × c'×e	0,000 014 41 ×c'×e
"	20°	0,000 028 11 ×c'×e	0,000 050 02×c'×e	0,000 029 94× c'×e	0,000 014 51 × c'×e
29°	0°	0,000 017 20 ×c'×e	0,000 025 80 ×c'×e	0,000 008 60 × c'×e	0,000 012 50 ×c'×e
id	5°	0,000 019 09 ×c'×e	0,000 027 65 × c'×e	0,000 010 25 × c'×e	0,000 014 24 ×c'×e
"	10°	0,000 021 26 ×c'×e	0,000 030 52 × c'×e	0,000 012 80 × c'×e	0,000 014 27 ×c'×e
"	15°	0,000 023 75×c'×e	0,000 035 49 × c'×e	0,000 017 22 × c'×e	0,000 014 33 ×c'×e
"	20°	0,000 026 75×c'×e	0,000 045 75 × c'×e	0,000 026 64×c'×e	0,000 014 41 ×c'×e
30°	0°	0,000 016 68 × c'×e	0,000 025 01 ×c'×e	0,000 008 33 ×c'×e	0,000 012 50 ×c'×e
id	5°	0,000 018 48 ×c'×e	0,000 026 66 ×c'×e	0,000 009 86 × c'×e	0,000 014 18 xc'×e
"	10°	0,000 020 48 ×c'×e	0,000 029 25 ×c'×e	0,000 012 12 × c'×e	0,000 014 21 xc'×e
"	15°	0,000 022 82×c'×e	0,000 033 67 × c'×e	0,000 016 10 × c'×e	0,000 014 26 ×c'×e
"	20°	0,000 025 54× c'×e	0,000 042 24×c'×e	0,000 024 00×c'×e	0,000 014 32 × c'×e
31°	0°	0,000 016 18 × c'×e	0,000 024 27 × c'×e	0,000 008 09 ×c'×e	0,000 012 50 × c'×e
id	5°	0,000 017 88 × c'×e	0,000 025 81 × c'×e	0,000 009 51 ×c'×e	0,000 014 13 ×c'×e
"	10°	0,000 019 77×c'×e	0,000 028 10 × c'×e	0,000 011 63 ×c'×e	0,000 014 15 ×c'×e
"	15°	0,000 021 95×c'×e	0,000 032 01 ×c'×e	0,000 015 12 × c'×e	0,000 014 19 ×c'×e
"	20°	0,000 024 49×c'×e	0,000 039 33 × c'×e	0,000 021 84×c'×e	0,000 014 25 ×c'×e
32°	0°	0,000 015 78×c'×e	0,000 023 64×c'×e	0,000 007 86 × c'×e	0,000 012 50 × c'×e
id	5°	0,000 017 20 ×c'×e	0,000 024 78×c'×e	0,000 009 18×c'×e	0,000 014 06 ×c'×e
"	10°	0,000 019 18×c'×e	0,000 027 10 ×c'×e	0,000 011 12 × c'×e	0,000 014 10 ×c'×e
"	15°	0,000 021 26 ×c'×e	0,000 030 63×c'×e	0,000 014 25 ×c'×e	0,000 014 14 ×c'×e
"	20°	0,000 023 60×c'×e	0,000 036 90×c'×e	0,000 020 04×c'×e	0,000 014 19 ×c'×e

Valeur de l'angle A formé par l'arbalétrier et l'Horizon	Valeur de l'angle B formé par le tirant AE et l'Horizon	La surface de la section transversale ab ou $\frac{d^2}{1.273}$ =			
		Tirants EE.	Tirants AE.	Tirants EB.	Contre-fiches CE
33°	0°	0,000 015 31 ×c'×e	0,000 022 96×c'×e	0,000 007 65×c'xe	0,000 012 50×c'xe
io	5°	0,000 016 87×c'xe	0,000 024 18×c'xe	0,000 008 88×c'xe	0,000 014 03×c'xe
"	10°	0,000 018 54×c'xe	0,000 026 11×c'xe	0,000 010 66×c'xe	0,000 014 05×c'xe
"	15°	0,000 020 48×c'xe	0,000 029 23×c'xe	0,000 013 48×c'xe	0,000 014 08×c'xe
"	20°	0,000 022 63×c'xe	0,000 034 68×c'xe	0,000 018 52×c'xc	0,000 014 12×c'xe
34°	0°	0,000 014 89×c'xe	0,000 022 34×c'xe	0,000 007 45×c'xe	0,000 012 50×c'xe
io	5°	0,000 016 36×c'xe	0,000 023 50×c'xe	0,000 008 60×c'xe	0,000 013 99×c'xe
"	10°	0,000 017 95×c'xe	0,000 025 20×c'xe	0,000 000 25×c'xe	0,000 014 00×c'xe
-	15°	0,000 019 74×c'xe	0,000 027 98×c'xe	0,000 012 80×c'xe	0,000 014 02×c'xe
-	20°	0,000 021 75×c'xe	0,000 032 76×c'xe	0,000 017 22×c'xe	0,000 014 05×c'xe
35°	0°	0,000 014 54×c'xe	0,000 021 80×c'xe	0,000 007 26×c'xe	0,000 012 50×c'xe
io	5°	0,000 015 95×c'xe	0,000 022 83×c'xe	0,000 008 33×c'xe	0,000 013 95×c'xe
-	10°	0,000 017 46×c'xe	0,000 024 41×c'xe	0,000 009 86×c'xe	0,000 013 96×c'xe
-	15°	0,000 019 12×c'xe	0,000 026 89×c'xe	0,000 012 18×c'xe	0,000 013 97×c'xe
..	20	0,000 021 03×c'xe	0,000 031 12×c'xe	0,000 016 10×c'xe	0,000 014 00×c'xe
36°	0°	0,000 014 17×c'xe	0,000 021 26×c'xe	0,000 007 09×c'xe	0,000 012 50×c'xe
io	5°	0,000 015 54×c'xe	0,000 022 19×c'xe	0,000 008 09×c'xe	0,000 013 91×c'xe
"	10°	0,000 016 97×c'xe	0,000 023 65×c'xe	0,000 009 51×c'xe	0,000 013 92×c'xe
-	15°	0,000 018 55×c'xe	0,000 025 90×c'xe	0,000 011 63×c'xe	0,000 013 93×c'xe
"	20°	0,000 020 35×c'xe	0,000 029 66×c'xe	0,000 015 12×c'xe	0,000 013 95×c'xe
37°	0°	0,000 013 83×c'xe	0,000 020 76×c'xe	0,000 006 93×c'xe	0,000 012 50×c'xe
io	5°	0,000 015 17×c'xe	0,000 021 66×c'xe	0,000 007 86×c'xe	0,000 013 88×c'xe
"	10°	0,000 016 54×c'xe	0,000 022 96×c'xe	0,000 009 18×c'xe	0,000 013 88×c'xe
"	15°	0,000 018 05×c'xe	0,000 025 00×c'xe	0,000 011 12×c'xe	0,000 013 88×c'xe
"	20°	0,000 019 71×c'xe	0,000 028 48×c'xe	0,000 014 25×c'xe	0,000 013 92×c'xe

La surface de la section transversale a'b ou $\dfrac{d^2}{1.273} =$

Valeur de l'angle A formé par l'arbalétrier et l'horizon	Valeur de l'angle B formé par le tirant AE et l'horizon	Tirants EE.	Tirants AE.	Tirants EB.	Contre-fiches CE.
38°	0°	0,000 013 54 ×c'×e	0,000 020 31 ×c'×e	0,000 006 77×c'×e	0,000 012 50 × c'×e
id	5°	0,000 014 83×c'×e	0,000 021 15 ×c'×e	0,000 007 65×c'×e	0,000 013 85 ×c'×e
"	10°	0,000 016 15×c'×e	0,000 022 34 ×c'×e	0,000 008 88 × c'×e	0,000 013 85 ×c'×e
"	15°	0,000 017 60×c'×e	0,000 024 20 ×c'×e	0,000 010 66 × c'×e	0,000 013 85 ×c'×e
"	20°	0,000 019 23×c'×e	0,000 027 22 ×c'×e	0,000 013 48 × c'×e	0,000 013 87 ×c'×e
39°	0°	0,000 013 25×c'×e	0,000 019 87 × c'×e	0,000 006 62× c'×e	0,000 012 50×c'×e
id	5°	0,000 014 48×c'×e	0,000 020 65 ×c'×e	0,000 007 45×c'×e	0,000 013 82 ×c'×e
"	10°	0,000 015 75×c'×e	0,000 021 73 ×c'×e	0,000 008 60×c'×e	0,000 013 82 ×c'×e
"	15°	0,000 017 11 ×c'×e	0,000 023 41 × c'×e	0,000 010 25×c'×e	0,000 013 82×c'×e
"	20°	0,000 018 62×c'×e	0,000 026 10 ×c'×e	0,000 012 80×c'×e	0,000 013 83×c'×e
40°	0°	0,000 012 97×c'×e	0,000 019 45×c'×e	0,000 006 48×c'×e	0,000 012 50 ×c'×e
id	5°	0,000 014 14×c'×e	0,000 020 16 ×c'×e	0,000 007 26×c'×e	0,000 013 79 ×c'×e
"	10°	0,000 015 37×c'×e	0,000 021 14 ×c'×e	0,000 008 33×c'×e	0,000 013 79 ×c'×e
"	15°	0,000 016 66×c'×e	0,000 022 68×c'×e	0,000 009 86×c'×e	0,000 013 79×c'×e
"	20	0,000 018 06×c'×e	0,000 025 08×c'×e	0,000 012 18 ×c'×e	0,000 013 79×c'×e
41°	0°	0,000 012 71×c'×e	0,000 019 06 × c'×e	0,000 006 35×c'×e	0,000 012 50 × c'×e
id	5°	0,000 013 86×c'×e	0,000 019 69×c'×e	0,000 007 09×c'×e	0,000 013 75 ×c'×e
"	10°	0,000 015 05×c'×e	0,000 020 63×c'×e	0,000 008 09×c'×e	0,000 013 75×c'×c
"	15°	0,000 016 25×c'×e	0,000 022 01 ×c'×e	0,000 009 51 ×c'×e	0,000 013 75×c'×e
"	20°	0,000 017 66×c'×e	0,000 024 24×c'×e	0,000 011 63 ×c'×e	0,000 013 76×c'×e
42°	0°	0,000 012 46×c'×e	0,000 018 69×c'×e	0,000 006 23 ×c'×e	0,000 012 50×c'×e
id	5°	0,000 013 60×c'×e	0,000 019 33×c'×e	0,000 006 93×c'×e	0,000 013 73 ×c'×e
"	10°	0,000 014 74×c'×e	0,000 020 14 ×c'×e	0,000 007 86×c'×e	0,000 013 73 ×c'×e
"	15°	0,000 015 85×c'×e	0,000 021 37×c'×e	0,000 009 18×c'×e	0,000 013 73×c'×e
"	20°	0,000 017 23×c'×e	0,000 023 43×c'×e	0,000 011 12 ×c'×e	0,000 013 73×c'×e

Valeur de l'angle A formé par l'arbalétrier et l'horizon.	Valeur de l'angle B formé par le tirant AB et l'horizon.	La surface de la section transversale ab ou $\dfrac{d^2}{1.273} =$			
		Tirants EE.	Tirants AE.	Tirants EB.	Contre-fiches CE.
43°	0°	$0,000\ 012\ 22 \times c' \times e$	$0,000\ 018\ 33 \times c' \times e$	$0,000\ 006\ 11 \times c' \times e$	$0,000\ 012\ 50 \times c' \times e$
id	5°	$0,000\ 013\ 31 \times c' \times e$	$0,000\ 018\ 87 \times c' \times e$	$0,000\ 006\ 77 \times c' \times e$	$0,000\ 013\ 70 \times c' \times e$
"	10°	$0,000\ 014\ 43 \times c' \times e$	$0,000\ 019\ 68 \times c' \times e$	$0,000\ 007\ 65 \times c' \times e$	$0,000\ 013\ 70 \times c' \times e$
"	15°	$0,000\ 015\ 45 \times c' \times e$	$0,000\ 020\ 76 \times c' \times e$	$0,000\ 008\ 88 \times c' \times e$	$0,000\ 013\ 70 \times c' \times e$
"	20°	$0,000\ 016\ 80 \times c' \times e$	$0,000\ 022\ 66 \times c' \times e$	$0,000\ 010\ 66 \times c' \times e$	$0,000\ 013\ 70 \times c' \times e$
44	0°	$0,000\ 012\ 00 \times c' \times e$	$0,000\ 018\ 00 \times c' \times e$	$0,000\ 006\ 00 \times c' \times e$	$0,000\ 012\ 50 \times c' \times e$
id	5°	$0,000\ 013\ 06 \times c' \times e$	$0,000\ 018\ 52 \times c' \times e$	$0,000\ 006\ 62 \times c' \times e$	$0,000\ 013\ 68 \times c' \times e$
"	10°	$0,000\ 014\ 15 \times c' \times e$	$0,000\ 019\ 24 \times c' \times e$	$0,000\ 007\ 45 \times c' \times e$	$0,000\ 013\ 68 \times c' \times e$
"	15°	$0,000\ 015\ 09 \times c' \times e$	$0,000\ 020\ 21 \times c' \times e$	$0,000\ 008\ 60 \times c' \times e$	$0,000\ 013\ 68 \times c' \times e$
"	20°	$0,000\ 016\ 43 \times c' \times e$	$0,000\ 021\ 99 \times c' \times e$	$0,000\ 010\ 25 \times c' \times e$	$0,000\ 013\ 68 \times c' \times e$
45°	0°	$0,000\ 011\ 77 \times c' \times e$	$0,000\ 017\ 66 \times c' \times e$	$0,000\ 005\ 89 \times c' \times e$	$0,000\ 012\ 50 \times c' \times e$
id	5°	$0,000\ 012\ 83 \times c' \times e$	$0,000\ 018\ 18 \times c' \times e$	$0,000\ 006\ 48 \times c' \times e$	$0,000\ 013\ 66 \times c' \times e$
"	10°	$0,000\ 013\ 86 \times c' \times e$	$0,000\ 018\ 81 \times c' \times e$	$0,000\ 007\ 26 \times c' \times e$	$0,000\ 013\ 66 \times c' \times e$
"	15°	$0,000\ 014\ 94 \times c' \times e$	$0,000\ 019\ 82 \times c' \times e$	$0,000\ 008\ 33 \times c' \times e$	$0,000\ 013\ 66 \times c' \times e$
"	20	$0,000\ 016\ 08 \times c' \times e$	$0,000\ 021\ 55 \times c' \times e$	$0,000\ 009\ 86 \times c' \times e$	$0,000\ 013\ 66 \times c' \times e$

La couverture étant en tuiles plates.

Valeur de l'angle A formé par l'arbalétrier et l'horizon	Valeur de l'angle B formé par le tirant AE et l'horizon	La surface de la section transversale $a\,b$ ou $\dfrac{d^2}{1.273} =$			
		Tirants EE	Tirants AE	Tirants EB	Contre-fiches CE
15°	0°	0,000 041 84×c'×e	0,000 062 77×c'×e	0,000 020 93×c'×e	0,000 016 25×c'×e
id.	5°	0,000 050 52×c'×e	0,000 077 10×c'×e	0,000 031 20×c'×e	0,000 020 84×c'×e
"	10°	0,000 063 00×c'×e	0,000 114 65×c'×e	0,000 062 15×c'×e	0,000 021 50×c'×e
16°	0°	0,000 039 26×c'×e	0,000 058 91×c'×e	0,000 019 65×c'×e	0,000 016 25×c'×e
id.	5°	0,000 046 74×c'×e	0,000 070 89×c'×e	0,000 028 39×c'×e	0,000 020 50×c'×e
"	10°	0,000 057 48×c'×e	0,000 099 71×c'×e	0,000 051 82×c'×e	0,000 021 04×c'×e
17°	0°	0,000 037 04×c'×e	0,000 055 57×c'×e	0,000 018 53×c'×e	0,000 016 25×c'×e
id.	5°	0,000 043 76×c'×e	0,000 065 86×c'×e	0,000 026 06×c'×e	0,000 020 23×c'×e
"	10°	0,000 052 96×c'×e	0,000 088 57×c'×e	0,000 044 44×c'×e	0,000 020 66×c'×e
18°	0°	0,000 035 04×c'×e	0,000 052 57×c'×e	0,000 017 53×c'×e	0,000 016 25×c'×e
id.	5°	0,000 040 96×c'×e	0,000 061 28×c'×e	0,000 024 08×c'×e	0,000 019 97×c'×e
"	10°	0,000 049 08×c'×e	0,000 079 82×c'×e	0,000 038 92×c'×e	0,000 020 54×c'×e
19°	0°	0,000 033 32×c'×e	0,000 049 96×c'×e	0,000 016 64×c'×e	0,000 016 25×c'×e
id.	5°	0,000 038 72×c'×e	0,000 057 58×c'×e	0,000 022 38×c'×e	0,000 019 77×c'×e
"	10°	0,000 045 84×c'×e	0,000 072 83×c'×e	0,000 034 63×c'×e	0,000 020 07×c'×e
20°	0°	0,000 031 66×c'×e	0,000 047 50×c'×e	0,000 015 84×c'×e	0,000 016 25×c'×e
id.	5°	0,000 036 48×c'×e	0,000 054 13×c'×e	0,000 020 93×c'×e	0,000 019 57×c'×e
"	10°	0,000 042 70×c'×e	0,000 066 78×c'×e	0,000 031 20×c'×e	0,000 019 81×c'×e
"	15°	0,000 051 82×c'×e	0,000 102 01×c'×e	0,000 062 15×c'×e	0,000 020 24×c'×e
21°	0°	0,000 030 32×c'×e	0,000 045 33×c'×e	0,000 015 11×c'×e	0,000 016 25×c'×e
id.	5°	0,000 035 64×c'×e	0,000 052 05×c'×e	0,000 019 65×c'×e	0,000 019 49×c'×e
"	10°	0,000 040 16×c'×e	0,000 061 86×c'×e	0,000 028 39×c'×e	0,000 019 60×c'×e
"	15°	0,000 047 36×c'×e	0,000 088 26×c'×e	0,000 051 82×c'×e	0,000 019 89×c'×e

Nota. — Quoiqu'on ne donne pas ordinairement aux couvertures en tuiles plates des inclinaisons inférieures à celle de 33°, on n'en a pas moins établi dans ce tableau des formules pour les couvertures ayant des inclinaisons inférieures parce qu'il peut arriver qu'on ait à en construire d'un autre genre dont le poids soit, par mètre carré, le même, que celui de celles en tuiles plates.

Valeur de l'angle A formé par l'arbalétrier et l'horizon	Valeur de l'angle B formé par le tirant AE et l'horizon	La surface de la section transversale a b ou $\dfrac{d^2}{1,273}$ =			
		Tirants EE.	Tirants AE.	Tirants EB	Contre-fiches CE.
22°	0°	0,000 028 94×c'×e	0,000 043 40×c'×e	0,000 014 46×c'×e	0,000 016 25×c'×e
id	5°	0,000 033 02×c'×e	0,000 048 53×c'×e	0,000 018 53×c'×e	0,000 019 25×c'×e
"	10°	0,000 037 96×c'×e	0,000 057 69×c'×e	0,000 026 06×c'×e	0,000 019 41×c'×e
"	15°	0,000 044 44×c'×e	0,000 078 62×c'×e	0,000 044 44×c'×e	0,000 019 67×c'×e
23°	0°	0,000 027 74×c'×e	0,000 041 60×c'×e	0,000 013 86×c'×e	0,000 016 25×c'×e
id	5°	0,000 031 46×c'×e	0,000 046 13×c'×e	0,000 017 53×c'×e	0,000 019 11×c'×e
"	10°	0,000 035 98×c'×e	0,000 054 06×c'×e	0,000 024 08×c'×e	0,000 019 25×c'×e
"	15°	0,000 041 86×c'×e	0,000 071 12×c'×e	0,000 038 92×c'×e	0,000 019 47×c'×e
24°	0°	0,000 026 66×c'×e	0,000 039 98×c'×e	0,000 013 32×c'×e	0,000 016 25×c'×e
id	5°	0,000 030 12×c'×e	0,000 044 04×c'×e	0,000 016 64×c'×e	0,000 018 99×c'×e
"	10°	0,000 034 18×c'×e	0,000 050 86×c'×e	0,000 022 38×c'×e	0,000 019 10×c'×e
"	15°	0 000 039 42×c'×e	0,000 064 95×c'×e	0,000 034 63×c'×e	0,000 019 28×c'×e
25°	0°	0,000 025 68×c'×e	0,000 038 50×c'×e	0,000 012 82×c'×e	0,000 016 25×c'×e
id	5°	0,000 028 84×c'×e	0,000 042 04×c'×e	0,000 015 84×c'×e	0,000 018 87×c'×e
"	10°	0,000 032 62×c'×e	0,000 048 11×c'×e	0,000 020 93×c'×e	0,000 018 97×c'×e
"	15°	0,000 037 30×c'×e	0,000 059 90×c'×e	0,000 031 20×c'×e	0,000 019 12×c'×e
"	20°	0,000 043 22×c'×e	0,000 093 02×c'×e	0,000 062 15×c'×e	0,000 019 34×c'×e
26°	0°	0,000 024 72×c'×e	0,000 037 08×c'×e	0,000 012 36×c'×e	0,000 016 25×c'×e
id	5°	0,000 027 66×c'×e	0,000 040 21×c'×e	0,000 015 11×c'×e	0,000 018 76×c'×e
"	10°	0,000 031 32×c'×e	0,000 045 75×c'×e	0,000 019 65×c'×e	0,000 018 86×c'×e
"	15°	0,000 035 36×c'×e	0,000 055 59×c'×e	0,000 028 39×c'×e	0,000 018 97×c'×e
"	20°	0,000 040 74×c'×e	0,000 080 92×c'×e	0,000 051 82×c'×e	0,000 019 16×c'×e
27°	0°	0,000 023 84×c'×e	0,000 035 77×c'×e	0,000 011 93×c'×e	0,000 016 25×c'×e
id	5°	0,000 026 60×c'×e	0,000 038 66×c'×e	0,000 014 46×c'×e	0,000 018 67×c'×e
"	10°	0,000 029 94×c'×e	0,000 043 48×c'×e	0,000 018 53×c'×e	0,000 018 75×c'×e
"	15°	0,000 033 68×c'×e	0,000 051 96×c'×e	0,000 026 06×c'×e	0,000 018 84×c'×e
"	20°	0,000 038 46×c'×e	0,000 071 91×c'×e	0,000 044 44×c'×e	0,000 019 00×c'×e

Valeur de l'angle A formé par l'achalé... et l'horizon	Valeur à l'angle B formé par le tirant AB et l'horizon	La surface de la section transversale ab ou $\dfrac{d^2}{1.273}=$			
		Tirants EE.	Tirants AE.	Tirants EB.	Contre-fiches CE
28°	0°	0,000 023 08 ×c'×e	0,000 034 62 ×c'×e	0,000 011 54 × c'×e	0,000 016 25 ×c'×e
id	5°	0,000 025 68×c'×e	0,000 037 16 ×c'×e	0,000 013 86 × c'×e	0,000 018 58 ×c'×e
"	10°	0,000 028 74×c'×e	0,000 041 50 ×c'×e	0,000 017 53×c'×e	0,000 018 65 ×c'×e
"	15°	0,000 032 22×c'×e	0,000 048 87×c'×e	0,000 024 08×c'×e	0,000 018 73×c'×e
"	20°	0,000 036 54×c'×e	0,000 065 02 ×c'×e	0,000 038 92×c'×e	0,000 018 86×c'×e
29°	0°	0,000 022 36×c'×e	0,000 033 54×c'×e	0,000 011 18 × c'×e	0,000 016 25×c'×e
id	5°	0,000 024 82×c'×e	0,000 035 92×c'×e	0,000 013 32×c'×e	0,000 018 51 ×c'×e
"	10°	0,000 027 64×c'×e	0,000 039 67×c'×e	0,000 016 64×c'×e	0,000 018 55×c'×e
"	15°	0,000 030 88×c'×e	0,000 046 14 ×c'×e	0,000 022 38×c'×e	0,000 018 63×c'×e
"	20°	0,000 034 78×c'×e	0,000 059 47×c'×e	0,000 034 63×c'×e	0,000 018 73×c'×e
30°	0°	0,000 021 68 × c'×e	0,000 032 51×c'×e	0,000 010 83 ×c'×e	0,000 016 25 ×c'×e
id	5°	0,000 024 02×c'×e	0,000 034 62×c'×e	0,000 012 81×c'×e	0,000 018 43×c'×e
"	10°	0,000 026 62×c'×e	0,000 038 02×c'×e	0,000 015 84×c'×e	0,000 018 47×c'×e
"	15°	0,000 029 66×c'×e	0,000 043 75×c'×e	0,000 020 93×c'×e	0,000 018 53×c'×e
"	20	0,000 033 20×c'×e	0,000 054 91×c'×e	0,000 031 20 ×c'×e	0,000 018 62×c'×e
31°	0°	0,000 021 04×c'×e	0,000 031 56 × c'×e	0,000 010 52×c'×e	0,000 016 25 ×c'×e
id	5°	0,000 023 24×c'×e	0,000 033 46×c'×e	0,000 012 36×c'×e	0,000 018 36 ×c'×e
"	10°	0,000 025 70×c'×e	0,000 036 53×c'×e	0,000 015 11 ×c'×e	0,000 018 39×c'×e
"	15°	0,000 028 54×c'×e	0,000 041 60 × c'×e	0,000 019 65 ×c'×e	0,000 018 45×c'×e
"	20°	0,000 031 84×c'×e	0,000 051 13 ×c'×e	0,000 028 39×c'×e	0,000 018 52 ×c'×e
32°	0°	0,000 020 52 ×c'×e	0,000 030 74×c'×e	0,000 010 22 ×c'×e	0,000 016 25 ×c'×e
id	5°	0,000 022 62×c'×e	0,000 032 53×c'×e	0,000 011 93×c'×e	0,000 018 31 ×c'×e
"	10°	0,000 024 94×c'×e	0,000 035 24×c'×e	0,000 014 46×c'×e	0,000 018 33 ×c'×e
"	15°	0,000 027 64×c'×e	0,000 039 79×c'×e	0,000 018 53 ×c'×e	0,000 018 38×c'×e
"	20°	0,000 030 68×c'×e	0,000 047 97×c'×e	0,000 026 06×c'×e	0,000 018 44×c'×e

Valeur de l'angle A formé par l'arbalétrier et l'horizon	Valeur de l'angle B formé par le tirant AB et l'horizon	La surface de la section transversale ab ou $\dfrac{d^2}{1.273} =$			
		Tirants EE.	Tirants AE.	Tirants EB.	Contre-fiches CE
33°	0°	0,000 019 90×c'×e	0,000 029 85×c'×e	0,000 009 95×c'×e	0,000 016 25×c'×e
id	5°	0,000 021 92×c'×e	0,000 031 44×c'×e	0,000 011 54×c'×e	0,000 018 24×c'×e
"	10°	0,000 024 10×c'×e	0,000 033 94×c'×e	0,000 013 86×c'×e	0,000 018 26×c'×e
"	15°	0,000 026 62×c'×e	0,000 0038 01×c'×e	0,000 017 53×c'×e	0,000 018 30×c'×e
"	20°	0,000 029 42×c'×e	0,000 045 09×c'×e	0,000 024 08×c'×e	0,000 018 35×c'×e
34°	0°	0,000 019 36×c'×e	0,000 029 05×c'×e	0,000 009 69×c'×e	0,000 016 25×c'×e
id	5°	0,000 021 28×c'×e	0,000 030 48×c'×e	0,000 011 18×c'×e	0,000 018 18×c'×e
"	10°	0,000 023 34×c'×e	0,000 032 77×c'×e	0,000 013 32×c'×e	0,000 018 20×c'×e
"	15°	0,000 025 66×c'×e	0,000 036 38×c'×e	0,000 016 64×c'×e	0,000 018 22×c'×e
"	20°	0,000 028 28×c'×e	0,000 042 59×c'×e	0,000 022 39×c'×e	0,000 018 22×c'×e
35°	0°	0,000 018 90×c'×e	0,000 028 34×c'×e	0,000 009 44×c'×e	0,000 016 25×c'×e
id	5°	0,000 020 74×c'×e	0,000 029 73×c'×e	0,000 010 83×c'×e	0,000 018 14×c'×e
"	10°	0,000 022 70×c'×e	0,000 031 74×c'×e	0,000 012 82×c'×e	0,000 018 14×c'×e
"	15°	0,000 024 86×c'×e	0,000 034 96×c'×e	0,000 015 84×c'×e	0,000 018 16×c'×e
"	20	0,000 027 34×c'×e	0,000 040 46×c'×e	0,000 020 93×c'×e	0,000 018 20×c'×e
36°	0°	0,000 018 42×c'×e	0,000 027 63×c'×e	0,000 009 21×c'×e	0,000 016 25×c'×e
id	5°	0,000 020 20×c'×e	0,000 028 92×c'×e	0,000 010 52×c'×e	0,000 018 09×c'×e
"	10°	0,000 022 06×c'×e	0,000 030 74×c'×e	0,000 012 36×c'×e	0,000 018 09×c'×e
"	15°	0,000 024 12×c'×e	0,000 033 66×c'×e	0,000 015 11×c'×e	0,000 018 11×c'×e
"	20°	0,000 026 46×c'×e	0,000 038 55×c'×e	0,000 019 65×c'×e	0,000 018 14×c'×e
37°	0°	0,000 017 98×c'×e	0,000 026 98×c'×e	0,000 009 00×c'×e	0,000 016 25×c'×e
id	5°	0,000 019 72×c'×e	0,000 028 12×c'×e	0,000 010 22×c'×e	0,000 018 04×c'×e
"	10°	0,000 021 50×c'×e	0,000 029 85×c'×e	0,000 011 93×c'×e	0,000 018 04×c'×e
"	15°	0,000 023 46×c'×e	0,000 032 50×c'×e	0,000 014 46×c'×e	0,000 018 05×c'×e
"	20°	0,000 025 64×c'×e	0,000 036 85×c'×e	0,000 018 55×c'×e	0,000 018 08×c'×e

Valeur de l'angle A formé par l'arbalétrier et l'entrait horizontal	Valeur de l'angle B formé par le tirant AB et l'entrait horizontal	La surface de la section transversale a b ou $\dfrac{d^2}{1.273}$ =			
		Tirants E.E.	Tirants A.E.	Tirants E.B.	Contre-fiches C E.
38°	0°	0,000 017 60 × c'×e	0,000 026 40×c'×e	0,000 008 80 × c'×e	0,000 016 25 × c'×e
id	5°	0,000 019 28 × c'×e	0,000 027 45 ×c'×e	0,000 009 95× c'×e	0,000 018 00 × c'×e
"	10°	0,000 021 00 × c'×e	0,000 029 04 ×c'×e	0,000 011 54 × c'×e	0,000 018 00 × c'×e
"	15°	0,000 022 88×c'×e	0,000 031 46×c'×e	0,000 013 86 × c'×e	0,000 018 01 × c'×e
"	20°	0,000 025 00×c'×e	0,000 035 39×c'×e	0,000 017 53 × c'×e	0,000 018 04 × c'×e
39°	0°	0,000 017 22 × c'×e	0,000 025 83 × c'×e	0,000 008 61 × c'×e	0,000 016 25×c'×e
id	5°	0,000 018 82×c'×e	0,000 026 79 × c'×e	0,000 009 69×c'×e	0,000 017 96×c'×e
"	10°	0,000 020 48×c'×e	0,000 028 24×c'×e	0,000 011 18× c'×e	0,000 017 96 ×c'×e
"	15°	0,000 022 24×c'×e	0,000 030 43 × c'×e	0,000 013 32×c'×e	0,000 017 96 ×c'×e
"	20°	0,000 024 20×c'×e	0,000 033 93×c'×e	0,000 016 64×c'×e	0,000 017 98 × c'×e
40°	0°	0,000 016 86×c'×e	0,000 025 29×c'×e	0,000 008 43×c'×e	0,000 016 25 × c'×e
id	5°	0,000 018 38×c'×e	0,000 026 14×c'×e	0,000 009 44×c'×e	0,000 017 92 ×c'×e
"	10°	0,000 019 98×c'×e	0,000 027 48×c'×e	0,000 010 83×c'×e	0,000 017 92 ×c'×e
"	15°	0,000 021 66×c'×e	0,000 029 48×c'×e	0,000 013 82× c'×e	0,000 017 92 ×c'×e
"	20	0,000 023 48×c'×e	0,000 032 61 ×c'×e	0,000 015 84×c'×e	0,000 017 93×c'×e
41°	0°	0,000 016 52×c'×e	0,000 024 78× c'×e	0,000 008 26×c'×e	0,000 016 25×c'×e
id	5°	0,000 018 01 × c'×e	0,000 025 61×c'×e	0,000 009 21×c'×e	0,000 017 89 × c'×e
"	10°	0,000 019 56×c'×e	0,000 026 82× c'×e	0,000 010 52×c'×e	0,000 017 89 ×c'×e
"	15°	0,000 021 11 ×c'×e	0,000 028 60×c'×e	0,000 012 36×c'×e	0,000 017 89 ×c'×e
"	20°	0,000 022 95×c'×e	0,000 031 50 × c'×e	0,000 015 11×c'×e	0,000 017 89 ×c'×e
42°	0°	0,000 016 20 ×c'×e	0,000 024 29×c'×e	0,000 008 09×c'×e	0,000 016 25 × c'×e
id	5°	0,000 017 68×c'×e	0,000 025 10×c'×e	0,000 009 00×c'×e	0,000 017 85 × c'×e
"	10°	0,000 019 16×c'×e	0,000 026 19 × c'×e	0,000 010 22 ×c'×e	0,000 017 85 ×c'×e
"	15°	0,000 020 60×c'×e	0,000 027 77×c'×e	0,000 011 93× c'×e	0,000 017 85 ×c'×e
"	20°	0,000 022 40×c'×e	0,000 030 46×c'×e	0,000 014 46×c'×e	0,000 017 85 × c'×e

Valeur de l'angle A formé par l'arbalétrier à l'horizon	Valeur de l'angle B formé par le trans AE et l'horizon	La surface de la section transversale a b ou $\frac{d^2}{1,273}$ =			
		Tirants EE.	Tirants A E.	Tirants EB	Contre-fiches CE.
43°	0°	0,000 015 87 × c'×e	0,000 023 81 × c'×e	0,000 007 94 × c'×e	0,000 016 25 × c'×e
id	5°	0,000 017 30 × c'×e	0,000 024 50 × c'×e	0,000 008 80 × c'×e	0,000 017 81 × c'×e
.	10°	0,000 018 75 × c'×e	0,000 025 58 × c'×e	0,000 009 95 × c'×e	0,000 017 81 × c'×e
"	15°	0,000 020 07 × c'×e	0,000 026 97 × c'×e	0,000 011 54 × c'×e	0,000 017 81 × c'×e
.	20°	0,000 021 84 × c'×e	0,000 029 46 × c'×e	0,000 013 86 × c'×e	0,000 017 81 × c'×e
44°	0°	0,000 015 59 × c'×e	0,000 023 39 × c'×e	0,000 007 80 × c'×e	0,000 016 25 × c'×e
id	5°	0,000 016 98 × c'×e	0,000 024 01 × c'×e	0,000 008 61 × c'×e	0,000 017 78 × c'×e
.	10°	0,000 018 39 × c'×e	0,000 025 02 × c'×e	0,000 009 69 × c'×e	0,000 017 78 × c'×e
"	15°	0,000 019 61 × c'×e	0,000 026 26 × c'×e	0,000 011 18 × c'×e	0,000 017 78 × c'×e
"	20°	0,000 021 36 × c'×e	0,000 028 58 × c'×e	0,000 013 32 × c'×e	0,000 017 78 × c'×e
45°	0°	0,000 015 32 × c'×e	0,000 022 98 × c'×e	0,000 007 66 × c'×e	0,000 016 25 × c'×e
id	5°	0,000 016 67 × c'×e	0,000 023 63 × c'×e	0,000 008 43 × c'×e	0,000 017 75 × c'×e
"	10°	0,000 018 02 × c'×e	0,000 024 46 × c'×e	0,000 009 44 × c'×e	0,000 017 75 × c'×e
"	15°	0,000 019 42 × c'×e	0,000 025 77 × c'×e	0,000 010 83 × c'×e	0,000 017 75 × c'×e
"	20°	0,000 020 90 × c'×e	0,000 027 75 × c'×e	0,000 012 81 × c'×e	0,000 017 75 × c'×e

1er. Exemple.

Déterminer le diamètre de la section transversale cylindrique des tirants en fer d'une ferme d'une portée 2 c' égale à 10 mètres. La couverture étant en zinc, l'écartement e des fermes étant de 3 mètres, l'angle A formé par l'arbalétrier et l'horizon étant de 20 degrés, l'angle B formé par le tirant AE et l'horizon étant de 5 degrés.

En cherchant dans les formules précédentes (86) qui ont rapport aux tirants en fer des charpentes couvertes en zinc, on trouve en regard de la valeur de 20 degrés de l'angle A et de celle de 5 degrés de l'angle B pour

La section transversale du tirant EE $\quad \dfrac{d^2}{1.273} = 0,000.018.24 \times c' \times e$

_____ id. _____ AE $\quad \dfrac{d^2}{1.273} = 0,000.027.06 \times c' \times e$

_____ id. _____ EB $\quad \dfrac{d^2}{1.273} = 0,000.010.46 \times c' \times e$

En remplaçant les lettres de ces formules par leurs valeurs, on a :

Pour le tirant EE $\quad \dfrac{d^2}{1.273} = 0,000.018.24 \times 5.00 \times 3.00$ d'où $d = 0^m019$

_____ id _____ AE $\quad \dfrac{d^2}{1.273} = 0,000.027.06 \times 5.00 \times 3.00$ d'où $d = 0^m023$

_____ id _____ EB $\quad \dfrac{d^2}{1.273} = 0,000.010.46 \times 5.00 \times 3.00$ d'où $d = 0^m015$

2ème. Exemple.

Déterminer les dimensions de la section transversale rectangulaire des tirants en fer forgé d'une ferme d'une portée 2 c' égale à 10 mètres, cette section transversale étant telle, que a = 0,70 b. La couverture étant en zinc, l'écartement e des fermes étant de 3 mètres, l'angle A formé par l'arbalétrier et l'horizon étant de 20 degrés, l'angle B formé par le tirant AE étant de 0 degrés, ou ce tirant étant horizontal.

En cherchant dans les formules précédentes (86) qui ont rapport aux tirants en fer forgé des charpentes couvertes en zinc, on trouve en regard de la valeur de 20 degrés de l'angle A et de celle de 0 degrés de l'angle B. pour

La section transversale du tirant EE $\quad ab = 0,000.015.83 \times c' \times e$

_____ id. _____ AE $\quad ab = 0,000.023.75 \times c' \times e$

_____ id _____ EB $\quad ab = 0,000.007.92 \times c' \times e$

Le côté a de la section transversale étant égal à 0,70 b, ab peut se remplacer par 0,70 b×b ou par 0,70 b². En remplaçant les lettres de ces formules par leurs valeurs, on a :

Pour le tirant EE $\quad 0,70 b^2 = 0,000.015.83 \times 5.00 \times 3.00$ d'où $b = 0^m019$ et $a = 0^m013$

_____ id _____ AE $\quad 0,70 b^2 = 0,000.023.75 \times 5.00 \times 3.00$ d'où $b = 0^m023$ et $a = 0^m016$

_____ id _____ EB $\quad 0,70 b^2 = 0,000.007.92 \times 5.00 \times 3.00$ d'où $b = 0^m013$ et $a = 0^m009$

3ème Exemple.

Déterminer les dimensions de la section transversale rectangulaire des tirants d'une ferme d'une portée $2c'$ égale à 10 mètres. cette section transversale étant telle, que $a = 0.70\,b$. La couverture étant en ardoises, l'écartement e des fermes étant de 4 mètres, l'angle A formé par l'arbalétrier et l'horizon étant de 35 degrés et l'angle B formé par le tirant AE et l'horizon étant de 10 degrés.

En cherchant dans les formules précédentes (86) qui ont rapport aux tirants en fer des charpentes couvertes en ardoises, on trouve en regard de la valeur de 35 degrés de l'angle A et de celle de 10 degrés de l'angle B pour

la section transversale du tirant EE $ab = 0,000\,017\,46 \times c' \times e$

_____ id. _____ AE $ab = 0,000\,024\,41 \times c' \times e$

_____ id. _____ EB $ab = 0,000\,009\,86 \times c' \times e$

le côté a de la section transversale étant égal à $0,70\,b$, ab peut se remplacer par $0.70\,b \times b$, ou par $0,70\,b^2$. En remplaçant les autres lettres de ces formules par leurs valeurs, on a :

pour le tirant EE, $0,70\,b^2 = 0,000\,017\,46 \times 5,00 \times 4,00$ d'où $b = 0^m 023$ et $a = 0^m 016$

_____ id. ___ AE, $0,70\,b^2 = 0,000\,024\,41 \times 5,00 \times 4,00$ d'où $b = 0^m 027$ et $a = 0^m 019$

_____ . ___ EB, $0,70\,b^2 = 0,000\,009\,86 \times 5,00 \times 4,00$ d'où $b = 0^m 017$ et $a = 0^m 012$.

4ème Exemple.

Déterminer les dimensions de la section transversale, en forme de croix, des contre-fiches en fer d'une ferme d'une portée $2c'$ égale à 10 mètres La couverture étant en zinc, l'écartement e des fermes étant de 3 mètres, l'angle A formé par l'arbalétrier et l'horizon étant de 20 degrés, l'angle B formé par le tirant AE et l'horizon étant de 5 degrés.

En cherchant dans les formules précédentes (86) qui ont rapport aux contre-fiches en fer des charpentes couvertes en zinc, on trouve pour des contre-fiches à section transversale rectangulaire, en regard de la valeur de 20 degrés de l'angle A et de celle de 5 degrés de l'angle B, pour la contre-fiche CE :

$$ab = 0,000\,009\,79 \times c' \times e$$

Si l'on fait la section transversale carrée, a sera égal à b et ab pourra se remplacer par b^2 et si l'on remplace les lettres de la formule ci-dessus par leurs valeurs, on aura :

$$b^2 = 0,000\ 009\ 79 \times 5,00 \times 3,00 . \text{ d'où } b^2 = 0,^m\ 000\ 147.$$

On construira ensuite les contre-fiches suivant la forme demandée ci-dessus en donnant à leurs sections transversales des surfaces égales à celles trouvées

Les dimensions de la section transversale cylindrique ou rectangulaire des contre-fiches étant fort petites par rapport à leurs longueurs, il est à craindre alors que la charge qu'elles supportent les fasse fléchir ; on remédie à cet inconvénient en leur donnant une forme telle que leur section transversale présente une croix.

Fermes a six contre-fiches.

87. - Formules pratiques pour déterminer approximativement la section transversale des tirants et des contre-fiches.

La couverture étant en zinc ou en tôle galvanisée.

La surface de la section transversale $a\,b$ ou $\dfrac{d'}{1.15}$

Valeurs de l'angle A prises par l'écartement pris à l'horizon	Valeurs de l'angle B prises par le point pris à l'horizon	Tirants EE.	Tirants HE.	Tirants AH.	Tirants BG.	Tirants EG.	Tirants CH et CG.	Contre-fiches CE.	Contre-fiches FG et DH.
15°	0°	0,000 020 92 × c'×e	0,000 031 38 × c'×e	0,000 056 81 × c'×e	0,000 015 69 × c'×e	0,000 010 46 × c'×e	0,000 008 23 × c'×e	0,000 008 13 × c'×e	0,000 004 06 × c'×e
id.	5°	0,000 025 26 × c'×e	0,000 038 60 × c'×e	0,000 046 40 × c'×e	0,000 023 40 × c'×e	0,000 015 60 × c'×e	0,000 007 80 × c'×e	0,000 010 43 × c'×e	id.
.	10°	0,000 031 50 × c'×e	0,000 057 33 × c'×e	0,000 072 87 × c'×e	0,000 046 61 × c'×e	0,000 031 07 × c'×e	0,000 015 54 × c'×e	0,000 010 76 × c'×e	——
16°	0°	0,000 019 68 × c'×e	0,000 029 46 × c'×e	0,000 034 37 × c'×e	0,000 014 74 × c'×e	0,000 009 83 × c'×e	0,000 004 91 × c'×e	0,000 008 13 × c'×e	0,000 004 06 × c'×e
id.	5°	0,000 023 37 × c'×e	0,000 035 40 × c'×e	0,000 042 50 × c'×e	0,000 021 30 × c'×e	0,000 014 20 × c'×e	0,000 007 10 × c'×e	0,000 010 25 × c'×e	id.
.	10°	0,000 028 74 × c'×e	0,000 049 86 × c'×e	0,000 062 82 × c'×e	0,000 038 87 × c'×e	0,000 025 91 × c'×e	0,000 012 96 × c'×e	0,000 010 53 × c'×e	——
17°	0°	0,000 018 52 × c'×e	0,000 027 78 × c'×e	0,000 032 41 × c'×e	0,000 013 89 × c'×e	0,000 009 26 × c'×e	0,000 004 63 × c'×e	0,000 008 13 × c'×e	0,000 004 06 × c'×e
id.	5°	0,000 021 88 × c'×e	0,000 032 93 × c'×e	0,000 039 47 × c'×e	0,000 019 54 × c'×e	0,000 013 03 × c'×e	0,000 006 51 × c'×e	0,000 010 12 × c'×e	id.
.	10°	0,000 026 48 × c'×e	0,000 044 29 × c'×e	0,000 055 40 × c'×e	0,000 033 33 × c'×e	0,000 022 22 × c'×e	0,000 011 11 × c'×e	0,000 010 34 × c'×e	——
18°	0°	0,000 017 51 × c'×e	0,000 026 29 × c'×e	0,000 030 67 × c'×e	0,000 013 15 × c'×e	0,000 008 77 × c'×e	0,000 004 38 × c'×e	0,000 008 13 × c'×e	0,000 004 06 × c'×e
id.	5°	0,000 020 48 × c'×e	0,000 030 64 × c'×e	0,000 036 70 × c'×e	0,000 018 06 × c'×e	0,000 012 04 × c'×e	0,000 006 02 × c'×e	0,000 009 99 × c'×e	id.
.	10°	0,000 024 54 × c'×e	0,000 039 91 × c'×e	0,000 049 64 × c'×e	0,000 029 19 × c'×e	0,000 019 46 × c'×e	0,000 009 73 × c'×e	0,000 010 18 × c'×e	——
19°	0°	0,000 016 66 × c'×e	0,000 024 98 × c'×e	0,000 029 14 × c'×e	0,000 012 48 × c'×e	0,000 008 31 × c'×e	0,000 004 16 × c'×e	0,000 008 13 × c'×e	0,000 004 06 × c'×e
id.	5°	0,000 019 36 × c'×e	0,000 028 79 × c'×e	0,000 034 39 × c'×e	0,000 016 79 × c'×e	0,000 011 19 × c'×e	0,000 005 60 × c'×e	0,000 009 89 × c'×e	id.
.	10°	0,000 022 91 × c'×e	0,000 036 41 × c'×e	0,000 045 08 × c'×e	0,000 025 98 × c'×e	0,000 017 32 × c'×e	0,000 008 66 × c'×e	0,000 010 04 × c'×e	——
20°	0°	0,000 015 83 × c'×e	0,000 023 75 × c'×e	0,000 027 71 × c'×e	0,000 011 88 × c'×e	0,000 007 91 × c'×e	0,000 003 96 × c'×e	0,000 008 13 × c'×e	0,000 004 06 × c'×e
id.	5°	0,000 018 22 × c'×e	0,000 027 06 × c'×e	0,000 032 29 × c'×e	0,000 015 69 × c'×e	0,000 010 46 × c'×e	0,000 005 23 × c'×e	0,000 009 79 × c'×e	id.
.	10°	0,000 021 35 × c'×e	0,000 033 40 × c'×e	0,000 041 20 × c'×e	0,000 023 40 × c'×e	0,000 015 60 × c'×e	0,000 007 80 × c'×e	0,000 009 91 × c'×e	.
.	15°	0,000 025 91 × c'×e	0,000 051 00 × c'×e	0,000 066 54 × c'×e	0,000 046 61 × c'×e	0,000 031 07 × c'×e	0,000 015 54 × c'×e	0,000 010 12 × c'×e	

La surface de la section transversale a b ou $\frac{d'}{1.275}$ —

Valeurs de l'angle A (de l'arc-boutant et flanc de l'horizon)	Valeurs de l'angle B (valeur par le travail A B)	Tirants EE	Tirants HE	Tirants AH	Tirants BG	Tirants EG	Tirants CH et CG	Contre-fiches CE	Contre-fiches FG et DH
21°	0°	0,000 015 11 x c'xe	0,000 022 67 x c'xe	0,000 026 45 x c'xe	0,000 041 34 x c'xe	0,000 007 56 x c'xe	0,000 003 78 x c'xe	0,000 008 13 x c'xe	0,000 004 06 x c'xe
id.	5°	0,000 017 82 x c'xe	0,000 026 03 x c'xe	0,000 030 94 x c'xe	0,000 014 74 x c'xe	0,000 009 83 x c'xe	0,000 004 91 x c'xe	0,000 009 75 x c'xe	id.
.	10°	0,000 020 08 x c'xe	0,000 030 93 x c'xe	0,000 038 03 x c'xe	0,000 021 30 x c'xe	0,000 014 20 x c'xe	0,000 007 10 x c'xe	0,000 009 80 x c'xe	.
.	15°	0,000 023 68 x c'xe	0,000 044 18 x c'xe	0,000 057 09 x c'xe	0,000 038 87 x c'xe	0,000 025 91 x c'xe	0,000 012 96 x c'xe	0,000 009 95 x c'xe	.
22°	0°	0,000 014 47 x c'xe	0,000 021 70 x c'xe	0,000 025 32 x c'xe	0,000 010 85 x c'xe	0,000 007 25 x c'xe	0,000 003 63 x c'xe	0,000 008 13 x c'xe	0,000 004 06 x c'xe
id.	5°	0,000 016 51 x c'xe	0,000 024 26 x c'xe	0,000 028 89 x c'xe	0,000 013 89 x c'xe	0,000 009 26 x c'xe	0,000 004 63 x c'xe	0,000 009 63 x c'xe	id.
.	10°	0,000 018 98 x c'xe	0,000 024 84 x c'xe	0,000 035 35 x c'xe	0,000 019 54 x c'xe	0,000 013 03 x c'xe	0,000 006 53 x c'xe	0,000 009 71 x c'xe	.
.	15°	0,000 022 22 x c'xe	0,000 039 31 x c'xe	0,000 050 41 x c'xe	0,000 033 33 x c'xe	0,000 022 22 x c'xe	0,000 011 11 x c'xe	0,000 009 84 x c'xe	.
23°	0°	0,000 013 87 x c'xe	0,000 020 80 x c'xe	0,000 024 27 x c'xe	0,000 010 40 x c'xe	0,000 006 93 x c'xe	0,000 003 47 x c'xe	0,000 008 13 x c'xe	0,000 004 06 x c'xe
id.	5°	0,000 015 73 x c'xe	0,000 023 07 x c'xe	0,000 027 45 x c'xe	0,000 013 15 x c'xe	0,000 008 77 x c'xe	0,000 004 38 x c'xe	0,000 009 56 x c'xe	id.
.	10°	0,000 017 99 x c'xe	0,000 027 03 x c'xe	0,000 033 05 x c'xe	0,000 018 22 x c'xe	0,000 019 46 x c'xe	0,000 009 73 x c'xe	0,000 009 63 x c'xe	.
.	15°	0,000 020 93 x c'xe	0,000 035 56 x c'xe	0,000 049 19 x c'xe	0,000 024 19 x c'xe			0,000 009 74 x c'xe	.
24°	0°	0,000 013 33 x c'xe	0,000 019 99 x c'xe	0,000 023 32 x c'xe	0,000 009 99 x c'xe	0,000 006 66 x c'xe	0,000 003 33 x c'xe	0,000 008 13 x c'xe	0,000 004 06 x c'xe
id.	5°	0,000 015 06 x c'xe	0,000 022 02 x c'xe	0,000 026 18 x c'xe	0,000 012 48 x c'xe	0,000 008 32 x c'xe	0,000 004 16 x c'xe	0,000 009 50 x c'xe	.
.	10°	0,000 017 09 x c'xe	0,000 025 43 x c'xe	0,000 031 03 x c'xe	0,000 016 79 x c'xe	0,000 011 19 x c'xe	0,000 005 60 x c'xe	0,000 009 55 x c'xe	.
.	15°	0,000 019 71 x c'xe	0,000 032 48 x c'xe	0,000 041 14 x c'xe	0,000 028 98 x c'xe	0,000 017 32 x c'xe	0,000 008 66 x c'xe	0,000 009 65 x c'xe	.
25°	0°	0,000 012 84 x c'xe	0,000 019 26 x c'xe	0,000 022 46 x c'xe	0,000 009 61 x c'xe	0,000 006 41 x c'xe	0,000 003 21 x c'xe	0,000 008 13 x c'xe	0,000 004 06 x c'xe
id.	5°	0,000 014 41 x c'xe	0,000 021 02 x c'xe	0,000 024 98 x c'xe	0,000 011 88 x c'xe	0,000 007 92 x c'xe	0,000 003 96 x c'xe	0,000 009 44 x c'xe	.
.	10°	0,000 016 31 x c'xe	0,000 024 05 x c'xe	0,000 029 28 x c'xe	0,000 015 69 x c'xe	0,000 010 46 x c'xe	0,000 005 23 x c'xe	0,000 009 49 x c'xe	.
.	15°	0,000 018 65 x c'xe	0,000 029 94 x c'xe	0,000 037 74 x c'xe	0,000 025 40 x c'xe	0,000 015 60 x c'xe	0,000 007 80 x c'xe	0,000 009 56 x c'xe	.
.	20°	0,000 021 61 x c'xe	0,000 046 51 x c'xe	0,000 062 05 x c'xe	0,000 046 61 x c'xe	0,000 031 07 x c'xe	0,000 015 54 x c'xe	0,000 009 67 x c'xe	.
26°	0°	0,000 012 36 x c'xe	0,000 018 54 x c'xe	0,000 021 63 x c'xe	0,000 009 17 x c'xe	0,000 006 18 x c'xe	0,000 003 09 x c'xe	0,000 008 13 x c'xe	0,000 004 06 x c'xe
id.	5°	0,000 013 83 x c'xe	0,000 020 16 x c'xe	0,000 023 94 x c'xe	0,000 011 34 x c'xe	0,000 007 56 x c'xe	0,000 003 78 x c'xe	0,000 009 39 x c'xe	.
.	10°	0,000 015 66 x c'xe	0,000 022 88 x c'xe	0,000 027 79 x c'xe	0,000 014 74 x c'xe	0,000 009 83 x c'xe	0,000 004 91 x c'xe	0,000 009 44 x c'xe	.
.	15°	0,000 017 68 x c'xe	0,000 027 80 x c'xe	0,000 034 90 x c'xe	0,000 021 30 x c'xe	0,000 014 20 x c'xe	0,000 007 10 x c'xe	0,000 009 49 x c'xe	.
.	20°	0,000 020 37 x c'xe	0,000 040 46 x c'xe	0,000 053 42 x c'xe	0,000 038 87 x c'xe	0,000 025 91 x c'xe	0,000 012 96 x c'xe	0,000 009 59 x c'xe	.

La surface de la section transversale a.b ou $\dfrac{d'}{1.275}$ =

Valeurs de l'angle A comptées par l'extérieur et l'intérieur	Valeurs de l'angle B pour A2 et l'intérieur	Tirants EE.	Tirants HE.	Tirants AH.	Tirants BG.	Tirants EG.	Tirants CH et CG.	Contre-fiches CE.	Contre-fiches FG et DH.
27°	0'	0,000 011 92 ×c'×e	0,000 017 89 ×c'×e	0,000 020 87 ×c'×e	0,000 008 95 ×c'×e	0,000 005 97 ×c'×e	0,000 002 98 ×c'×e	0,000 008 13 ×c'×e	0,000 004 06 ×c'×e
à	5'	0,000 013 30 ×c'×e	0,000 019 33 ×c'×e	0,000 022 95 ×c'×e	0,000 010 85 ×c'×e	0,000 007 23 ×c'×e	0,000 003 62 ×c'×e	0,000 009 34 ×c'×e	à
.	10'	0,000 014 97 ×c'×e	0,000 021 73 ×c'×e	0,000 026 36 ×c'×e	0,000 013 89 ×c'×e	0,000 009 16 ×c'×e	0,000 004 63 ×c'×e	0,000 009 38 ×c'×e	.
.	15'	0,000 016 84 ×c'×e	0,000 025 98 ×c'×e	0,000 032 49 ×c'×e	0,000 019 54 ×c'×e	0,000 013 03 ×c'×e	0,000 006 51 ×c'×e	0,000 009 43 ×c'×e	.
.	20'	0,000 019 23 ×c'×e	0,000 035 96 ×c'×e	0,000 047 06 ×c'×e	0,000 033 33 ×c'×e	0,000 022 22 ×c'×e	0,000 011 11 ×c'×e	0,000 009 50 ×c'×e	
28°	0'	0,000 011 84 ×c'×e	0,000 017 31 ×c'×e	0,000 020 20 ×c'×e	0,000 008 66 ×c'×e	0,000 005 77 ×c'×e	0,000 002 89 ×c'×e	0,000 008 13 ×c'×e	0,000 004 06 ×c'×e
à	5'	0,000 012 84 ×c'×e	0,000 018 63 ×c'×e	0,000 022 10 ×c'×e	0,000 010 40 ×c'×e	0,000 006 93 ×c'×e	0,000 003 47 ×c'×e	0,000 009 30 ×c'×e	.
.	10'	0,000 014 37 ×c'×e	0,000 020 74 ×c'×e	0,000 025 42 ×c'×e	0,000 013 15 ×c'×e	0,000 008 77 ×c'×e	0,000 004 38 ×c'×e	0,000 009 33 ×c'×e	.
.	15'	0,000 016 11 ×c'×e	0,000 024 44 ×c'×e	0,000 030 46 ×c'×e	0,000 018 06 ×c'×e	0,000 012 04 ×c'×e	0,000 006 02 ×c'×e	0,000 009 37 ×c'×e	.
.	20'	0,000 018 17 ×c'×e	0,000 032 51 ×c'×e	0,000 042 24 ×c'×e	0,000 029 19 ×c'×e	0,000 019 46 ×c'×e	0,000 009 73 ×c'×e	0,000 009 44 ×c'×e	
29°	0'	0,000 011 18 ×c'×e	0,000 016 77 ×c'×e	0,000 019 56 ×c'×e	0,000 008 38 ×c'×e	0,000 005 59 ×c'×e	0,000 002 79 ×c'×e	0,000 008 13 ×c'×e	0,000 004 06 ×c'×e
à	5'	0,000 012 41 ×c'×e	0,000 017 96 ×c'×e	0,000 021 29 ×c'×e	0,000 009 99 ×c'×e	0,000 006 66 ×c'×e	0,000 003 33 ×c'×e	0,000 009 26 ×c'×e	.
.	10'	0,000 013 82 ×c'×e	0,000 019 84 ×c'×e	0,000 024 00 ×c'×e	0,000 012 48 ×c'×e	0,000 008 31 ×c'×e	0,000 004 16 ×c'×e	0,000 009 28 ×c'×e	.
.	15'	0,000 015 44 ×c'×e	0,000 023 06 ×c'×e	0,000 028 66 ×c'×e	0,000 016 79 ×c'×e	0,000 011 19 ×c'×e	0,000 005 60 ×c'×e	0,000 009 30 ×c'×e	.
.	20'	0,000 017 39 ×c'×e	0,000 029 74 ×c'×e	0,000 038 40 ×c'×e	0,000 025 98 ×c'×e	0,000 017 32 ×c'×e	0,000 008 66 ×c'×e	0,000 009 37 ×c'×e	
30°	0'	0,000 010 84 ×c'×e	0,000 016 26 ×c'×e	0,000 018 97 ×c'×e	0,000 008 13 ×c'×e	0,000 005 42 ×c'×e	0,000 002 71 ×c'×e	0,000 008 13 ×c'×e	0,000 004 06 ×c'×e
à	5'	0,000 012 01 ×c'×e	0,000 017 31 ×c'×e	0,000 020 52 ×c'×e	0,000 009 61 ×c'×e	0,000 006 41 ×c'×e	0,000 003 21 ×c'×e	0,000 009 22 ×c'×e	à
.	10'	0,000 013 31 ×c'×e	0,000 019 01 ×c'×e	0,000 022 97 ×c'×e	0,000 011 88 ×c'×e	0,000 007 92 ×c'×e	0,000 003 96 ×c'×e	0,000 009 24 ×c'×e	.
.	15'	0,000 014 88 ×c'×e	0,000 021 87 ×c'×e	0,000 027 10 ×c'×e	0,000 015 69 ×c'×e	0,000 010 46 ×c'×e	0,000 005 23 ×c'×e	0,000 009 31 ×c'×e	.
.	20'	0,000 016 60 ×c'×e	0,000 027 46 ×c'×e	0,000 035 26 ×c'×e	0,000 023 40 ×c'×e	0,000 015 60 ×c'×e	0,000 007 80 ×c'×e	0,000 009 32 ×c'×e	
31°	0'	0,000 010 52 ×c'×e	0,000 015 78 ×c'×e	0,000 018 41 ×c'×e	0,000 007 89 ×c'×e	0,000 005 26 ×c'×e	0,000 002 63 ×c'×e	0,000 008 13 ×c'×e	0,000 004 06 ×c'×e
à	5'	0,000 011 62 ×c'×e	0,000 016 78 ×c'×e	0,000 019 87 ×c'×e	0,000 009 17 ×c'×e	0,000 006 18 ×c'×e	0,000 003 09 ×c'×e	0,000 009 19 ×c'×e	à
.	10'	0,000 012 85 ×c'×e	0,000 018 27 ×c'×e	0,000 022 05 ×c'×e	0,000 011 34 ×c'×e	0,000 007 56 ×c'×e	0,000 003 78 ×c'×e	0,000 009 20 ×c'×e	.
.	15'	0,000 014 27 ×c'×e	0,000 020 81 ×c'×e	0,000 025 72 ×c'×e	0,000 014 74 ×c'×e	0,000 009 83 ×c'×e	0,000 004 91 ×c'×e	0,000 009 23 ×c'×e	.
.	20'	0,000 015 92 ×c'×e	0,000 025 57 ×c'×e	0,000 032 67 ×c'×e	0,000 021 30 ×c'×e	0,000 014 20 ×c'×e	0,000 007 10 ×c'×e	0,000 009 27 ×c'×e	.

La surface de la section transversale a b ou $\dfrac{d^2}{1.175}$

Valeurs (angle A)	Valeurs (angle B)	Tirants EE.	Tirants HE.	Tirants AH.	Tirants BG.	Tirants EG.	Tirants CH et CG.	Contre-fiches CE.	Contre-fiches FG et DH.
32°	0'	0,000 010 16 xc'xe	0,000 015 37 xc'xe	0,000 017 93 xc'xe	0,000 007 67 xc'xc	0,000 005 11 xc'xe	0,000 002 56 xc'xe	0,000 008 13 xc'xe	0,000 004 06 xc'xe
»	5'	0,000 011 31 xc'xe	0,000 016 27 xc'xe	0,000 019 25 xc'xe	0,000 008 95 xc'xe	0,000 005 97 xc'xe	0,000 002 98 xc'xe	0,000 009 16 xc'xe	id.
»	10'	0,000 012 47 xc'xe	0,000 017 63 xc'xe	0,000 021 25 xc'xe	0,000 010 85 xc'xe	0,000 007 23 xc'xe	0,000 003 62 xc'xe	0,000 009 17 xc'xe	
»	15'	0,000 013 82 xc'xe	0,000 019 89 xc'xe	0,000 024 59 xc'xe	0,000 013 89 xc'xe	0,000 009 16 xc'xe	0,000 004 65 xc'xe	0,000 009 19 xc'xe	
»	20'	0,000 015 34 xc'xe	0,000 023 99 xc'xe	0,000 030 50 xc'xe	0,000 019 54 xc'xe	0,000 013 03 xc'xe	0,000 006 61 xc'xe	0,000 009 22 xc'xe	
33°	0'	0,000 009 95 xc'xe	0,000 014 92 xc'xe	0,000 017 41 xc'xe	0,000 007 46 xc'xe	0,000 004 97 xc'xe	0,000 002 49 xc'xe	0,000 008 13 xc'xe	0,000 004 06 xc'xe
»	5'	0,000 010 96 xc'xe	0,000 015 77 xc'xe	0,000 018 66 xc'xe	0,000 008 66 xc'xe	0,000 005 77 xc'xe	0,000 002 89 xc'xe	0,000 009 13 xc'xe	id.
»	10'	0,000 012 05 xc'xe	0,000 016 97 xc'xe	0,000 020 44 xc'xe	0,000 010 40 xc'xe	0,000 006 93 xc'xe	0,000 003 47 xc'xe	0,000 009 13 xc'xe	
»	15'	0,000 013 31 xc'xe	0,000 019 00 xc'xe	0,000 023 38 xc'xe	0,000 013 15 xc'xe	0,000 008 77 xc'xe	0,000 004 38 xc'xe	0,000 009 15 xc'xe	
»	20'	0,000 014 71 xc'xe	0,000 022 55 xc'xe	0,000 028 57 xc'xe	0,000 018 06 xc'xe	0,000 013 04 xc'xe	0,000 006 02 xc'xe	0,000 009 18 xc'xe	
34°	0'	0,000 009 68 xc'xe	0,000 014 54 xc'xe	0,000 016 94 xc'xe	0,000 007 26 xc'xe	0,000 004 84 xc'xe	0,000 002 42 xc'xe	0,000 008 13 xc'xe	0,000 004 06 xc'xe
»	5'	0,000 010 64 xc'xe	0,000 015 29 xc'xe	0,000 018 08 xc'xe	0,000 008 38 xc'xe	0,000 005 59 xc'xe	0,000 002 79 xc'xe	0,000 009 10 xc'xe	id.
»	10'	0,000 011 67 xc'xe	0,000 016 39 xc'xe	0,000 019 72 xc'xe	0,000 009 99 xc'xe	0,000 006 66 xc'xe	0,000 003 33 xc'xe	0,000 009 10 xc'xe	
»	15'	0,000 012 83 xc'xe	0,000 018 19 xc'xe	0,000 022 35 xc'xe	0,000 012 48 xc'xe	0,000 008 32 xc'xe	0,000 004 16 xc'xe	0,000 009 12 xc'xe	
»	20'	0,000 014 14 xc'xe	0,000 021 29 xc'xe	0,000 026 89 xc'xe	0,000 016 79 xc'xe	0,000 011 19 xc'xe	0,000 005 60 xc'xe	0,000 009 14 xc'xe	
35°	0'	0,000 009 45 xc'xe	0,000 014 17 xc'xe	0,000 016 53 xc'xe	0,000 007 08 xc'xe	0,000 004 72 xc'xe	0,000 002 36 xc'xe	0,000 008 13 xc'xe	0,000 004 06 xc'xe
»	5'	0,000 010 37 xc'xe	0,000 014 82 xc'xe	0,000 017 33 xc'xe	0,000 008 13 xc'xe	0,000 005 42 xc'xe	0,000 002 71 xc'xe	0,000 009 07 xc'xe	id.
»	10'	0,000 011 35 xc'xe	0,000 015 87 xc'xe	0,000 019 08 xc'xe	0,000 009 62 xc'xe	0,000 006 41 xc'xe	0,000 003 21 xc'xe	0,000 009 08 xc'xe	
»	15'	0,000 012 48 xc'xe	0,000 017 48 xc'xe	0,000 021 44 xc'xe	0,000 011 88 xc'xe	0,000 007 92 xc'xe	0,000 003 96 xc'xe	0,000 009 09 xc'xe	
»	20'	0,000 013 67 xc'xe	0,000 020 22 xc'xe	0,000 025 45 xc'xe	0,000 015 69 xc'xe	0,000 010 46 xc'xe	0,000 005 23 xc'xe	0,000 009 11 xc'xe	
36°	0'	0,000 009 24 xc'xe	0,000 013 82 xc'xe	0,000 016 12 xc'xe	0,000 006 91 xc'xe	0,000 004 61 xc'xe	0,000 002 30 xc'xe	0,000 008 13 xc'xe	0,000 004 06 xc'xe
»	5'	0,000 010 10 xc'xe	0,000 014 46 xc'xe	0,000 017 09 xc'xe	0,000 007 89 xc'xe	0,000 005 26 xc'xe	0,000 002 63 xc'xe	0,000 009 05 xc'xe	id.
»	10'	0,000 011 03 xc'xe	0,000 015 37 xc'xe	0,000 018 46 xc'xe	0,000 009 27 xc'xe	0,000 006 18 xc'xe	0,000 003 09 xc'xe	0,000 009 05 xc'xe	
»	15'	0,000 012 06 xc'xe	0,000 016 84 xc'xe	0,000 020 61 xc'xe	0,000 011 54 xc'xe	0,000 007 56 xc'xe	0,000 003 78 xc'xe	0,000 009 06 xc'xe	
»	20'	0,000 013 23 xc'xe	0,000 019 28 xc'xe	0,000 024 19 xc'xe	0,000 014 74 xc'xe	0,000 009 83 xc'xe	0,000 004 91 xc'xe	0,000 009 08 xc'xe	

La surface de la section transversale a b ou $\frac{d'}{1.175}$

Valeurs de l'angle A	Valeurs de l'angle B	Tirants EE.	Tirants H E.	Tirants AH.	Tirants B G.	Tirants E G.	Tirants CH et CG.	Contre-fiches C E.	Contre-fiches FG et DH.
37°	0°	0,000 008 99 ×c'×e	0,000 013 49 ×c'×e	0,000 015 74 ×c'×e	0,000 006 75 ×c'×e	0,000 004 50 ×c'×e	0,000 002 15 ×c'×e	0,000 008 13 ×c'×e	0,000 004 06 ×c'×e
»	5°	0,000 009 36 ×c'×e	0,000 014 11 ×c'×e	0,000 016 67 ×c'×e	0,000 007 67 ×c'×e	0,000 005 11 ×c'×e	0,000 002 56 ×c'×e	0,000 009 03 ×c'×e	id.
»	10°	0,000 010 75 ×c'×e	0,000 014 93 ×c'×e	0,000 017 91 ×c'×e	0,000 008 95 ×c'×e	0,000 005 97 ×c'×e	0,000 002 98 ×c'×e	0,000 009 03 ×c'×e	.
»	15°	0,000 011 73 ×c'×e	0,000 016 25 ×c'×e	0,000 019 87 ×c'×e	0,000 010 85 ×c'×e	0,000 007 23 ×c'×e	0,000 003 62 ×c'×e	0,000 009 03 ×c'×e	.
»	20°	0,000 012 81 ×c'×e	0,000 018 41 ×c'×e	0,000 025 05 ×c'×e	0,000 013 89 ×c'×e	0,000 009 26 ×c'×e	0,000 004 63 ×c'×e	0,000 009 05 ×c'×e	.
38°	0°	0,000 008 30 ×c'×e	0,000 013 20 ×c'×e	0,000 015 40 ×c'×e	0,000 006 60 ×c'×e	0,000 004 40 ×c'×e	0,000 002 20 ×c'×e	0,000 008 13 ×c'×e	0,000 004 06 ×c'×e
»	5°	0,000 008 64 ×c'×e	0,000 013 77 ×c'×e	0,000 016 26 ×c'×e	0,000 007 46 ×c'×e	0,000 004 97 ×c'×e	0,000 002 49 ×c'×e	0,000 009 01 ×c'×e	id.
»	10°	0,000 010 60 ×c'×e	0,000 014 52 ×c'×e	0,000 017 41 ×c'×e	0,000 008 66 ×c'×e	0,000 005 77 ×c'×e	0,000 002 89 ×c'×e	0,000 009 01 ×c'×e	.
»	15°	0,000 011 50 ×c'×e	0,000 015 75 ×c'×e	0,000 019 20 ×c'×e	0,000 010 40 ×c'×e	0,000 006 93 ×c'×e	0,000 003 47 ×c'×e	0,000 009 01 ×c'×e	.
»	20°	0,000 012 50 ×c'×e	0,000 017 70 ×c'×e	0,000 024 08 ×c'×e	0,000 013 15 ×c'×e	0,000 008 77 ×c'×e	0,000 004 38 ×c'×e	0,000 009 02 ×c'×e	.
39°	0°	0,000 008 61 ×c'×e	0,000 012 91 ×c'×e	0,000 015 06 ×c'×e	0,000 006 45 ×c'×e	0,000 004 30 ×c'×e	0,000 002 15 ×c'×e	0,000 008 13 ×c'×e	0,000 004 06 ×c'×e
»	5°	0,000 009 41 ×c'×e	0,000 013 44 ×c'×e	0,000 015 86 ×c'×e	0,000 007 26 ×c'×e	0,000 004 84 ×c'×e	0,000 002 42 ×c'×e	0,000 008 99 ×c'×e	id.
»	10°	0,000 010 24 ×c'×e	0,000 014 12 ×c'×e	0,000 016 91 ×c'×e	0,000 008 38 ×c'×e	0,000 005 59 ×c'×e	0,000 002 79 ×c'×e	0,000 008 99 ×c'×e	.
»	15°	0,000 011 12 ×c'×e	0,000 015 31 ×c'×e	0,000 018 54 ×c'×e	0,000 009 99 ×c'×e	0,000 006 66 ×c'×e	0,000 003 33 ×c'×e	0,000 008 99 ×c'×e	.
»	20°	0,000 012 10 ×c'×e	0,000 016 96 ×c'×e	0,000 021 12 ×c'×e	0,000 012 48 ×c'×e	0,000 008 32 ×c'×e	0,000 004 16 ×c'×e	0,000 008 99 ×c'×e	.
40°	0°	0,000 008 43 ×c'×e	0,000 012 65 ×c'×e	0,000 014 76 ×c'×e	0,000 006 33 ×c'×e	0,000 004 22 ×c'×e	0,000 002 11 ×c'×e	0,000 008 13 ×c'×e	0,000 004 06 ×c'×e
»	5°	0,000 009 19 ×c'×e	0,000 013 12 ×c'×e	0,000 015 48 ×c'×e	0,000 007 08 ×c'×e	0,000 004 72 ×c'×e	0,000 002 36 ×c'×e	0,000 008 97 ×c'×e	id.
»	10°	0,000 009 99 ×c'×e	0,000 013 75 ×c'×e	0,000 016 46 ×c'×e	0,000 008 13 ×c'×e	0,000 005 42 ×c'×e	0,000 002 71 ×c'×e	0,000 008 96 ×c'×e	.
»	15°	0,000 010 83 ×c'×e	0,000 014 74 ×c'×e	0,000 017 95 ×c'×e	0,000 009 62 ×c'×e	0,000 006 41 ×c'×e	0,000 003 21 ×c'×e	0,000 008 96 ×c'×e	.
»	20°	0,000 011 74 ×c'×e	0,000 016 31 ×c'×e	0,000 020 27 ×c'×e	0,000 011 88 ×c'×e	0,000 007 92 ×c'×e	0,000 003 96 ×c'×e	0,000 008 96 ×c'×e	.
41°	0°	0,000 008 26 ×c'×e	0,000 012 39 ×c'×e	0,000 014 46 ×c'×e	0,000 006 20 ×c'×e	0,000 004 13 ×c'×e	0,000 002 07 ×c'×e	0,000 008 13 ×c'×e	0,000 004 06 ×c'×e
»	5°	0,000 009 01 ×c'×e	0,000 012 81 ×c'×e	0,000 015 11 ×c'×e	0,000 006 91 ×c'×e	0,000 004 61 ×c'×e	0,000 002 30 ×c'×e	0,000 008 95 ×c'×e	id.
»	10°	0,000 009 78 ×c'×e	0,000 013 41 ×c'×e	0,000 016 04 ×c'×e	0,000 007 89 ×c'×e	0,000 005 26 ×c'×e	0,000 002 63 ×c'×e	0,000 008 95 ×c'×e	.
»	15°	0,000 010 56 ×c'×e	0,000 014 30 ×c'×e	0,000 017 39 ×c'×e	0,000 009 17 ×c'×e	0,000 006 18 ×c'×e	0,000 003 09 ×c'×e	0,000 008 95 ×c'×e	.
»	20°	0,000 011 48 ×c'×e	0,000 015 76 ×c'×e	0,000 019 52 ×c'×e	0,000 011 34 ×c'×e	0,000 007 56 ×c'×e	0,000 003 78 ×c'×e	0,000 008 95 ×c'×e	.

La surface de la section transversale a.b ou $\dfrac{d^2}{1.275}$ =

Valeurs de l'angle A formé par l'extérieur et l'horizon	Valeurs de l'angle B formé par le sommet A B	Tirants EE	Tirants HE	Tirants AH	Tirants BG	Tirants EG	Tirants CH et CG	Contre-fiches CE	Contre-fiches FG et DH
42°	0°	0,000 008 10 x c'xe	0,000 012 15 x c'xe	0,000 014 18 x c'xe	0,000 006 08 x c'xe	0,000 004 05 x c'xe	0,000 002 03 x c'xe	0,000 008 13 x c'xe	0,000 004 06 x c'xe
»	5°	0,000 008 84 x c'xe	0,000 012 50 x c'xe	0,000 014 75 x c'xe	0,000 006 75 x c'xe	0,000 004 50 x c'xe	0,000 002 25 x c'xe	0,000 008 93 x c'xe	..b.
»	10°	0,000 009 58 x c'xe	0,000 013 09 x c'xe	0,000 015 65 x c'xe	0,000 007 67 x c'xe	0,000 005 11 x c'xe	0,000 002 56 x c'xe	0,000 008 93 x c'xe	»
»	15°	0,000 010 30 x c'xe	0,000 013 89 x c'xe	0,000 016 87 x c'xe	0,000 008 95 x c'xe	0,000 005 97 x c'xe	0,000 002 98 x c'xe	0,000 008 93 x c'xe	»
»	20°	0,000 011 20 x c'xe	0,000 014 23 x c'xe	0,000 018 85 x c'xe	0,000 010 85 x c'xe	0,000 007 23 x c'xe	0,000 003 62 x c'xe	0,000 008 93 x c'xe	»
43°	0°	0,000 007 94 x c'xe	0,000 011 91 x c'xe	0,000 013 90 x c'xe	0,000 005 96 x c'xe	0,000 003 97 x c'xe	0,000 001 99 x c'xe	0,000 008 13 x c'xe	0,000 004 06 x 0'xe
»	5°	0,000 008 65 x c'xe	0,000 012 30 x c'xe	0,000 014 50 x c'xe	0,000 006 60 x c'xe	0,000 004 40 x c'xe	0,000 002 20 x c'xe	0,000 008 91 x c'xe	..b.
»	10°	0,000 010 04 x c'xe	0,000 012 79 x c'xe	0,000 015 28 x c'xe	0,000 007 46 x c'xe	0,000 004 97 x c'xe	0,000 002 49 x c'xe	0,000 008 91 x c'xe	»
»	15°	0,000 010 04 x c'xe	0,000 013 49 x c'xe	0,000 016 38 x c'xe	0,000 008 66 x c'xe	0,000 005 77 x c'xe	0,000 002 89 x c'xe	0,000 008 91 x c'xe	»
»	20°	0,000 010 92 x c'xe	0,000 014 78 x c'xe	0,000 018 20 x c'xe	0,000 010 40 x c'xe	0,000 006 93 x c'xe	0,000 003 47 x c'xe	0,000 008 91 x c'xe	»
44°	0°	0,000 007 80 x c'xe	0,000 011 70 x c'xe	0,000 013 65 x c'xe	0,000 005 85 x c'xe	0,000 003 90 x c'xe	0,000 001 95 x c'xe	0,000 008 43 x c'xe	0,000 004 06 x c'xe
»	5°	0,000 008 49 x c'xe	0,000 012 00 x c'xe	0,000 014 15 x c'xe	0,000 006 45 x c'xe	0,000 004 30 x c'xe	0,000 002 15 x c'xe	0,000 008 90 x c'xe	..b.
»	10°	0,000 009 20 x c'xe	0,000 012 51 x c'xe	0,000 014 93 x c'xe	0,000 007 26 x c'xe	0,000 004 84 x c'xe	0,000 002 42 x c'xe	0,000 008 90 x c'xe	»
»	15°	0,000 009 81 x c'xe	0,000 013 44 x c'xe	0,000 015 93 x c'xe	0,000 008 38 x c'xe	0,000 005 59 x c'xe	0,000 002 79 x c'xe	0,000 008 90 x c'xe	»
»	20°	0,000 010 68 x c'xe	0,000 014 24 x c'xe	0,000 017 62 x c'xe	0,000 009 99 x c'xe	0,000 006 66 x c'xe	0,000 003 33 x c'xe	0,000 008 90 x c'xe	»
45°	0°	0,000 007 66 x c'xe	0,000 011 49 x c'xe	0,000 013 41 x c'xe	0,000 005 75 x c'xe	0,000 003 83 x c'xe	0,000 001 92 x c'xe	0,000 008 13 x c'xe	0,000 004 06 x c'xe
»	5°	0,000 008 34 x c'xe	0,000 011 82 x c'xe	0,000 013 93 x c'xe	0,000 006 33 x c'xe	0,000 004 22 x c'xe	0,000 002 11 x c'xe	0,000 008 89 x c'xe	..b.
»	10°	0,000 009 01 x c'xe	0,000 012 23 x c'xe	0,000 014 59 x c'xe	0,000 007 08 x c'xe	0,000 004 72 x c'xe	0,000 002 36 x c'xe	0,000 008 88 x c'xe	»
»	15°	0,000 009 71 x c'xe	0,000 012 89 x c'xe	0,000 015 60 x c'xe	0,000 008 13 x c'xe	0,000 005 41 x c'xe	0,000 002 71 x c'xe	0,000 008 88 x c'xe	»
»	20°	0,000 010 45 x c'xe	0,000 013 87 x c'xe	0,000 017 08 x c'xe	0,000 009 62 x c'xe	0,000 006 41 x c'xe	0,000 003 21 x c'xe	0,000 008 88 x c'xe	»

La couverture étant en ardoises.

La surface de la section transversale $a\,b$ ou $\dfrac{q^2}{1.175}$ —

Valeurs de l'angle A et l'angle B		Tirants EE.	Tirants HE.	Tirants AH.	Tirants BG.	Tirants EG.	Tirants CH et CG.	Contre-fiches CE.	Contre-fiches FG et DH.
15°	0′	0,000 032 18 xc′xe	0,000 048 27 xc′xe	0,000 056 32 xc′xe	0,000 024 14 xc′xe	0,000 016 09 xc′xe	0,000 008 95 xc′xe	0,000 012 50 xc′xe	0,000 006 25 xc′xe
»	5′	0,000 038 86 xc′xe	0,000 059 30 xc′xe	0,000 071 50 xc′xe	0,000 036 00 xc′xe	0,000 024 00 xc′xe	0,000 012 00 xc′xe	0,000 016 03 xc′xe	_____
»	10′	0,000 048 46 xc′xe	0,000 088 19 xc′xe	0,000 112 09 xc′xe	0,000 071 71 xc′xe	0,000 047 81 xc′xe	0,000 023 90 xc′xe	0,000 016 54 xc′xe	_____
16°	0′	0,000 030 20 xc′xe	0,000 045 32 xc′xe	0,000 052 88 xc′xe	0,000 022 68 xc′xe	0,000 015 12 xc′xe	0,000 007 56 xc′xe	0,000 012 50 xc′xe	0,000 006 25 xc′xe
»	5′	0,000 035 95 xc′xe	0,000 054 54 xc′xe	0,000 065 46 xc′xe	0,000 032 76 xc′xe	0,000 021 84 xc′xe	0,000 010 92 xc′xe	0,000 015 77 xc′xe	»
»	10′	0,000 044 22 xc′xe	0,000 076 71 xc′xe	0,000 096 64 xc′xe	0,000 059 79 xc′xe	0,000 039 86 xc′xe	0,000 019 93 xc′xe	0,000 016 19 xc′xe	_____
17°	0′	0,000 028 49 xc′xe	0,000 042 74 xc′xe	0,000 049 87 xc′xe	0,000 021 38 xc′xe	0,000 014 25 xc′xe	0,000 007 13 xc′xe	0,000 012 50 xc′xe	0,000 006 25 xc′xe
»	5′	0,000 033 66 xc′xe	0,000 050 10 xc′xe	0,000 060 12 xc′xe	0,000 030 06 xc′xe	0,000 020 04 xc′xe	0,000 010 02 xc′xe	0,000 015 56 xc′xe	»
»	10′	0,000 040 74 xc′xe	0,000 068 14 xc′xe	0,000 085 24 xc′xe	0,000 051 29 xc′xe	0,000 034 19 xc′xe	0,000 017 10 xc′xe	0,000 015 90 xc′xe	_____
18°	0′	0,000 026 93 xc′xe	0,000 040 43 xc′xe	0,000 047 17 xc′xe	0,000 020 22 xc′xe	0,000 013 48 xc′xe	0,000 006 74 xc′xe	0,000 012 50 xc′xe	0,000 006 25 xc′xe
»	5′	0,000 031 51 xc′xe	0,000 047 12 xc′xe	0,000 056 58 xc′xe	0,000 027 78 xc′xe	0,000 018 52 xc′xe	0,000 009 26 xc′xe	0,000 015 56 xc′xe	»
»	10′	0,000 037 75 xc′xe	0,000 061 39 xc′xe	0,000 076 86 xc′xe	0,000 044 91 xc′xe	0,000 029 94 xc′xe	0,000 014 97 xc′xe	0,000 015 65 xc′xe	_____
19°	0′	0,000 025 63 xc′xe	0,000 038 43 xc′xe	0,000 044 83 xc′xe	0,000 019 20 xc′xe	0,000 012 80 xc′xe	0,000 006 40 xc′xe	0,000 012 50 xc′xe	0,000 006 25 xc′xe
»	5′	0,000 029 78 xc′xe	0,000 044 31 xc′xe	0,000 052 95 xc′xe	0,000 025 83 xc′xe	0,000 017 22 xc′xe	0,000 008 61 xc′xe	0,000 015 31 xc′xe	»
»	10′	0,000 035 26 xc′xe	0,000 056 02 xc′xe	0,000 069 34 xc′xe	0,000 039 96 xc′xe	0,000 026 64 xc′xe	0,000 013 32 xc′xe	0,000 015 44 xc′xe	_____
20°	0′	0,000 024 35 xc′xe	0,000 036 53 xc′xe	0,000 042 61 xc′xe	0,000 018 27 xc′xe	0,000 012 18 xc′xe	0,000 006 09 xc′xe	0,000 012 50 xc′xe	0,000 006 25 xc′xe
»	5′	0,000 028 06 xc′xe	0,000 041 60 xc′xe	0,000 049 55 xc′xe	0,000 024 15 xc′xe	0,000 016 10 xc′xe	0,000 008 05 xc′xe	0,000 015 05 xc′xe	»
»	10′	0,000 032 85 xc′xe	0,000 051 38 xc′xe	0,000 063 38 xc′xe	0,000 036 00 xc′xe	0,000 024 00 xc′xe	0,000 012 00 xc′xe	0,000 015 24 xc′xe	_____
»	15′	0,000 039 86 xc′xe	0,000 078 47 xc′xe	0,000 102 37 xc′xe	0,000 071 71 xc′xe	0,000 047 81 xc′xe	0,000 023 90 xc′xe	0,000 015 57 xc′xe	_____

Nota.— Quoiqu'on ne donne pas ordinairement aux couvertures en ardoises des inclinaisons inférieures à celle de 30° on en a pas moins établi dans ce tableau des formules pour des couvertures ayant des inclinaisons inférieures parce qu'il peut arriver qu'on ait à construire d'un autre genre dont le poids soit par mètre carré le même que celui de celles en ardoises.

La surface de la section transversale $a\,b$ ou $\dfrac{d'}{1.275}$ —

Valeurs de l'angle A formé par l'Evolute extérieur et l'horizon	Valeurs de l'angle B formé pour A et l'horizon	Tirants E.E.	Tirants H.E.	Tirants A.H.	Tirants B.G.	Tirants E.G.	Tirants CH et CG.	Contre-fiches C.E.	Contre-fiches F.G. et D.H.
21°	0'	0,000 023 35 ×c'×e	0,000 034 88 ×c'×e	0,000 040 69 ×c'×e	0,000 047 44 ×c'×e	0,000 011 63 ×c'×e	0,000 005 81 ×c'×e	0,000 012 50 ×c'×e	0,000 006 25 ×c'×e
id.	5'	0,000 026 65 ×c'×e	0,000 039 31 ×c'×e	0,000 046 88 ×c'×e	0,000 022 68 ×c'×e	0,000 015 12 ×c'×e	0,000 007 56 ×c'×e	0,000 014 91 ×c'×e	id.
.	10'	0,000 030 89 ×c'×e	0,000 047 58 ×c'×e	0,000 058 50 ×c'×e	0,000 032 76 ×c'×e	0,000 021 84 ×c'×e	0,000 010 92 ×c'×e	0,000 015 07 ×c'×e	—
.	15'	0,000 036 44 ×c'×e	0,000 067 89 ×c'×e	0,000 087 82 ×c'×e	0,000 069 29 ×c'×e	0,000 039 86 ×c'×e	0,000 019 93 ×c'×e	0,000 015 30 ×c'×e	—
22	0'	0,000 022 16 ×c'×e	0,000 033 38 ×c'×e	0,000 033 94 ×c'×e	0,000 016 68 ×c'×e	0,000 014 12 ×c'×e	0,000 005 56 ×c'×e	0,000 012 50 ×c'×e	0,000 006 25 ×c'×e
id.	5'	0,000 025 40 ×c'×e	0,000 037 35 ×c'×e	0,000 044 48 ×c'×e	0,000 021 38 ×c'×e	0,000 014 35 ×c'×e	0,000 007 13 ×c'×e	0,000 014 81 ×c'×e	id.
.	10'	0,000 029 12 ×c'×e	0,000 044 37 ×c'×e	0,000 054 39 ×c'×e	0,000 030 06 ×c'×e	0,000 020 04 ×c'×e	0,000 010 02 ×c'×e	0,000 014 93 ×c'×e	—
.	15'	0,000 034 18 ×c'×e	0,000 060 49 ×c'×e	0,000 077 59 ×c'×e	0,000 051 29 ×c'×e	0,000 034 19 ×c'×e	0,000 017 10 ×c'×e	0,000 015 13 ×c'×e	—
23	0'	0,000 021 34 ×c'×e	0,000 032 00 ×c'×e	0,000 037 33 ×c'×e	0,000 015 99 ×c'×e	0,000 010 66 ×c'×e	0,000 005 33 ×c'×e	0,000 012 50 ×c'×e	0,000 006 25 ×c'×e
id.	5'	0,000 024 20 ×c'×e	0,000 035 48 ×c'×e	0,000 042 22 ×c'×e	0,000 020 22 ×c'×e	0,000 013 48 ×c'×e	0,000 006 74 ×c'×e	0,000 014 70 ×c'×e	id.
.	10'	0,000 027 68 ×c'×e	0,000 041 59 ×c'×e	0,000 050 86 ×c'×e	0,000 027 78 ×c'×e	0,000 018 52 ×c'×e	0,000 009 26 ×c'×e	0,000 014 81 ×c'×e	—
.	15'	0,000 032 20 ×c'×e	0,000 054 71 ×c'×e	0,000 069 68 ×c'×e	0,000 044 91 ×c'×e	0,000 029 94 ×c'×e	0,000 014 97 ×c'×e	0,000 014 98 ×c'×e	—
24	0'	0,000 020 51 ×c'×e	0,000 030 76 ×c'×e	0,000 035 88 ×c'×e	0,000 015 37 ×c'×e	0,000 010 25 ×c'×e	0,000 005 12 ×c'×e	0,000 012 50 ×c'×e	0,000 006 25 ×c'×e
id.	5'	0,000 023 17 ×c'×e	0,000 033 90 ×c'×e	0,000 040 30 ×c'×e	0,000 019 20 ×c'×e	0,000 012 80 ×c'×e	0,000 006 40 ×c'×e	0,000 014 61 ×c'×e	id.
.	10'	0,000 026 19 ×c'×e	0,000 039 13 ×c'×e	0,000 047 74 ×c'×e	0,000 025 83 ×c'×e	0,000 017 22 ×c'×e	0,000 008 61 ×c'×e	0,000 014 69 ×c'×e	—
.	15'	0,000 030 32 ×c'×e	0,000 049 46 ×c'×e	0,000 063 28 ×c'×e	0,000 039 96 ×c'×e	0,000 026 64 ×c'×e	0,000 013 32 ×c'×e	0,000 014 83 ×c'×e	—
25°	0'	0,000 019 75 ×c'×e	0,000 029 64 ×c'×e	0,000 034 54 ×c'×e	0,000 014 79 ×c'×e	0,000 009 86 ×c'×e	0,000 004 93 ×c'×e	0,000 012 50 ×c'×e	0,000 006 25 ×c'×e
id.	5'	0,000 022 18 ×c'×e	0,000 032 38 ×c'×e	0,000 038 47 ×c'×e	0,000 018 27 ×c'×e	0,000 012 18 ×c'×e	0,000 006 09 ×c'×e	0,000 014 52 ×c'×e	id.
.	10'	0,000 025 09 ×c'×e	0,000 037 01 ×c'×e	0,000 045 06 ×c'×e	0,000 024 15 ×c'×e	0,000 016 10 ×c'×e	0,000 008 05 ×c'×e	0,000 014 59 ×c'×e	—
.	15'	0,000 028 19 ×c'×e	0,000 046 07 ×c'×e	0,000 058 07 ×c'×e	0,000 036 00 ×c'×e	0,000 024 00 ×c'×e	0,000 012 00 ×c'×e	0,000 014 71 ×c'×e	—
.	20'	0,000 033 15 ×c'×e	0,000 071 56 ×c'×e	0,000 095 46 ×c'×e	0,000 071 71 ×c'×e	-0,000 047 81 ×c'×e	0,000 013 90 ×c'×e	0,000 014 88 ×c'×e	—
26°	0'	0,000 019 21 ×c'×e	0,000 028 53 ×c'×e	0,000 033 28 ×c'×e	0,000 014 26 ×c'×e	0,000 009 51 ×c'×e	0,000 004 75 ×c'×e	0,000 012 50 ×c'×e	0,000 006 25 ×c'×e
id.	5'	0,000 021 18 ×c'×e	0,000 030 93 ×c'×e	0,000 036 74 ×c'×e	0,000 017 44 ×c'×e	0,000 011 63 ×c'×e	0,000 005 81 ×c'×e	0,000 014 43 ×c'×e	id.
.	10'	0,000 024 09 ×c'×e	0,000 035 20 ×c'×e	0,000 042 76 ×c'×e	0,000 022 68 ×c'×e	0,000 015 12 ×c'×e	0,000 007 56 ×c'×e	0,000 014 51 ×c'×e	—
.	15'	0,000 027 20 ×c'×e	0,000 042 83 ×c'×e	0,000 053 75 ×c'×e	0,000 032 76 ×c'×e	0,000 021 84 ×c'×e	0,000 010 92 ×c'×e	0,000 016 60 ×c'×e	—
.	20'	0,000 031 34 ×c'×e	0,000 062 14 ×c'×e	0,000 082 17 ×c'×e	0,000 059 79 ×c'×e	0,000 039 86 ×c'×e	0,000 019 93 ×c'×e	0,000 014 74 ×c'×e	—

La surface de la section transversale ab ou $\dfrac{d^2}{1.275}$ —

Valeurs de l'angle A formé par l'entrait et l'arbalétrier et l'arbalétrier	Valeurs de l'angle B formé par le tirant et l'entrait A B et l'entrait	Tirants EE.	Tirants HE.	Tirants AH.	Tirants BG.	Tirants EG.	Tirants CH et CG.	Contre-fiches CE.	Contre-fiches FG et DH
27°	0°	0,000 018 34 xc'xe	0,000 027 52 x c'xe	0,000 032 11 xc'xe	0,000 013 77 xc'xe	0,000 009 18 xc'xe	0,000 004 59 xc'xe	0,000 012 50 xc'xe	0,000 006 25 xc'xe
»	5°	0,000 020 46 xc'xe	0,000 029 72 x c'xe	0,000 035 28 xc'xe	0,000 015 68 xc'xe	0,000 011 12 xc'xe	0,000 005 56 xc'xe	0,000 014 30 xc'xe	»
»	10°	0,000 023 03 xc'xe	0,000 033 44 xc'xe	0,000 040 57 xc'xe	0,000 021 38 xc'xe	0,000 014 15 xc'xe	0,000 007 13 xc'xe	0,000 014 36 xc'xe	»
»	15°	0,000 025 91 xc'xe	0,000 039 97 xc'xe	0,000 049 99 xc'xe	0,000 030 06 xc'xe	0,000 020 04 xc'xe	0,000 010 02 xc'xe	0,000 014 49 xc'xe	»
»	20°	0,000 029 52 xc'xe	0,000 055 32 xc'xe	0,000 072 41 xc'xe	0,000 051 29 xc'xe	0,000 034 19 xc'xe	0,000 017 10 xc'xe	0,000 014 61 xc'xe	»
28°	0°	0,000 017 75 xc'xe	0,000 026 63 xc'xe	0,000 031 07 xc'xe	0,000 013 32 xc'xe	0,000 008 88 xc'xe	0,000 004 44 xc'xe	0,000 012 50 xc'xe	0,000 006 25 xc'xe
»	5°	0,000 019 75 xc'xe	0,000 028 66 xc'xe	0,000 033 99 xc'xe	0,000 015 99 xc'xe	0,000 010 66 xc'xe	0,000 005 33 xo'xe	0,000 014 30 xo'xe	»
»	10°	0,000 022 11 xc'xe	0,000 031 90 xc'xe	0,000 038 64 xc'xe	0,000 020 22 xc'xe	0,000 013 48 xc'xe	0,000 006 74 xc'xe	0,000 014 34 xc'xe	»
»	15°	0,000 025 07 xc'xe	0,000 037 53 xc'xe	0,000 046 84 xc'xe	0,000 027 78 xc'xe	0,000 018 52 xc'xe	0,000 009 26 xc'xe	0,000 014 41 xc'xe	»
»	20°	0,000 028 11 xc'xe	0,000 052 02 xc'xe	0,000 064 99 xc'xe	0,000 044 91 xc'xe	0,000 029 94 xc'xe	0,000 014 97 xc'xe	0,000 014 51 xc'xe	»
29°	0°	0,000 017 20 xc'xe	0,000 025 80 x c'xe	0,000 030 10 xc'xe	0,000 012 90 xc'xe	0,000 008 60 xc'xe	0,000 004 30 xc'xe	0,000 012 50 xc'xe	0,000 006 25 xc'xe
»	5°	0,000 019 09 xc'xe	0,000 027 65 xc'xe	0,000 032 77 xc'xe	0,000 015 37 xc'xe	0,000 010 25 xc'xe	0,000 005 12 xc'xe	0,000 014 24 xc'xe	»
»	10°	0,000 021 26 xc'xe	0,000 030 52 xc'xe	0,000 036 92 xc'xe	0,000 019 20 xc'xe	0,000 012 80 xc'xe	0,000 006 40 xc'xe	0,000 014 27 xc'xe	»
»	15°	0,000 023 75 xc'xe	0,000 035 49 xc'xe	0,000 044 10 xc'xe	0,000 025 83 xc'xe	0,000 017 22 xc'xe	0,000 008 61 xc'xe	0,000 014 33 xc'xe	»
»	20°	0,000 026 75 xc'xe	0,000 045 75 xc'xe	0,000 059 92 xc'xe	0,000 039 96 xc'xe	0,000 026 64 xc'xe	0,000 013 32 xc'xe	0,000 014 41 xc'xe	»
30°	0°	0,000 016 68 xc'xe	0,000 025 01 xc'xe	0,000 029 18 xc'xe	0,000 012 50 xc'xe	0,000 008 33 xc'xe	0,000 004 17 xc'xe	0,000 012 50 xc'xe	0,000 006 25 xc'xe
»	5°	0,000 018 48 xc'xe	0,000 026 66 xc'xe	0,000 031 59 xc'xe	0,000 014 79 xc'xe	0,000 009 86 xc'xe	0,000 004 93 xc'xe	0,000 014 18 xc'xe	»
»	10°	0,000 020 48 xc'xe	0,000 029 15 xc'xe	0,000 035 34 xc'xe	0,000 018 27 xc'xe	0,000 012 18 xc'xe	0,000 006 09 xc'xe	0,000 014 21 xc'xe	»
»	15°	0,000 022 81 xc'xe	0,000 033 67 xc'xe	0,000 041 72 xc'xe	0,000 024 15 xc'xe	0,000 016 10 xc'xe	0,000 008 05 xc'xe	0,000 014 26 xc'xe	»
»	20°	0,000 025 54 xc'xe	0,000 042 14 xc'xe	0,000 054 24 xc'xe	0,000 036 10 xc'xe	0,000 024 00 xc'xe	0,000 012 00 xc'xe	0,000 014 32 xc'xe	»
31°	0°	0,000 016 18 xc'xe	0,000 024 27 xc'xe	0,000 028 32 xc'xe	0,000 012 14 xc'xe	0,000 008 09 xc'xe	0,000 004 05 xc'xe	0,000 012 50 xc'xe	0,000 006 25 xc'xe
»	5°	0,000 017 88 xc'xe	0,000 025 81 xc'xe	0,000 030 56 xc'xe	0,000 014 26 xc'xe	0,000 009 51 xc'xe	0,000 004 75 xc'xe	0,000 014 13 xc'xe	»
»	10°	0,000 019 77 xc'xe	0,000 028 10 xc'xe	0,000 033 91 xc'xe	0,000 017 44 xc'xe	0,000 011 63 xc'xe	0,000 005 81 xc'xe	0,000 014 15 xc'xe	»
»	15°	0,000 021 95 xc'xe	0,000 032 01 xc'xe	0,000 039 57 xc'xe	0,000 022 68 xc'xe	0,000 015 12 xc'xe	0,000 007 56 xc'xe	0,000 014 19 xc'xe	»
»	20°	0,000 024 49 xc'xe	0,000 039 33 xc'xe	0,000 050 26 xc'xe	0,000 032 76 xc'xe	0,000 021 84 xc'xe	0,000 010 92 xc'xe	0,000 014 25 xc'xe	»

La surface de la section transversale $a\,b$ ou $\dfrac{d'}{1.275}$ —

Valeurs de l'angle A formé par l'extérieur et l'horizon	Valeurs de l'angle B formé par le grand AE et l'horizon	Tirants EE.	Tirants HE.	Tirants AH.	Tirants BG.	Tirants EG.	Tirants CH et CG.	Contre-fiches CE.	Contre-fiches FG et DH.
32°	0°	0,000 015 78 x c'xe	0,000 023 64 x c'xe	0,000 027 57 x c'xe	0,000 011 79 x c'xe	0,000 007 86 x c'xe	0,000 003 93 x c'xe	0,000 012 50 x c'xe	0,000 006 25 x c'xe
»	5°	0,000 017 20 x c'xe	0,000 024 78 x c'xe	0,000 029 87 x c'xe	0,000 013 77 x c'xe	0,000 009 18 x c'xe	0,000 004 59 x c'xe	0,000 014 06 x c'xe	»
»	10°	0,000 019 18 x c'xe	0,000 027 10 x c'xe	0,000 032 66 x c'xe	0,000 016 63 x c'xe	0,000 011 12 x c'xe	0,000 005 56 x c'xe	0,000 014 10 x c'xe	»
»	15°	0,000 021 16 x c'xe	0,000 030 68 x c'xe	0,000 037 76 x c'xe	0,000 021 38 x c'xe	0,000 014 25 x c'xe	0,000 007 13 x c'xe	0,000 014 14 c'xe	»
»	20°	0,000 023 60 x c'xe	0,000 036 90 x c'xe	0,000 046 92 x c'xe	0,000 030 06 x c'xe	0,000 020 04 x c'xe	0,000 010 02 xc'xe	0,000 014 19 x c'xe	»
33°	0°	0,000 015 31 x c'xe	0,000 022 96 x c'xe	0,000 026 79 x c'xe	0,000 011 48 x c'xe	0,000 007 65 x c'xe	0,000 003 83 x c'xe	0,000 012 50 x c'xe	0,000 006 25 x c'xe
»	5°	0,000 016 87 x c'xe	0,000 024 13 x c'xe	0,000 028 62 x c'xe	0,000 013 32 x c'xe	0,000 008 88 x c'xe	0,000 004 44 xc'xe	0,000 014 03 x c'xe	»
»	10°	0,000 018 54 x c'xe	0,000 026 11 x c'xe	0,000 031 44 x c'xe	0,000 015 99 x c'xe	0,000 010 66 x c'xe	0,000 005 33 xc'xe	0,000 014 05 x c'xe	»
»	15°	0,000 020 48 x c'xe	0,000 029 23 x c'xe	0,000 035 97 x c'xe	0,000 020 22 x c'xe	0,000 013 48 x c'xe	0,000 006 74 x c'xe	0,000 014 08 x c'xe	»
»	20°	0,000 022 63 x c'xe	0,000 034 62 x c'xe	0,000 043 94 x c'xe	0,000 027 78 x c'xe	0,000 018 52 x c'xe	0,000 009 26 x c'xe	0,000 014 12 x c'xe	»
34°	0°	0,000 014 89 x c'xe	0,000 022 34 x c'xe	0,000 026 07 x c'xe	0,000 011 18 x c'xe	0,000 007 45 x c'xe	0,000 003 73 x c'xe	0,000 012 50 x c'xe	0,000 006 25 x c'xe
»	5°	0,000 016 36 x c'xe	0,000 023 50 x c'xe	0,000 027 80 x c'xe	0,000 012 90 x c'xe	0,000 008 60 x c'xe	0,000 004 30 x c'xe	0,000 013 99 x c'xe	»
»	10°	0,000 017 95 x c'xe	0,000 025 20 x c'xe	0,000 030 52 x c'xe	0,000 015 87 x c'xe	0,000 010 15 x c'xe	0,000 005 12 x c'xe	0,000 014 00 x c'xe	»
»	15°	0,000 019 74 x c'xe	0,000 027 98 x c'xe	0,000 034 38 x c'xe	0,000 019 20 x c'xe	0,000 017 11 x c'xe	0,000 008 02 x c'xe	0,000 014 06 x c'xe	»
»	20°	0,000 021 75 x c'xe	0,000 032 76 x c'xe	0,000 041 37 x c'xe	0,000 025 83 x c'xe	0,000 017 22 x c'xe	0,000 008 61 xc'xe	0,000 014 06 x c'xe	»
35°	0°	0,000 014 54 x c'xe	0,000 021 80 x c'xe	0,000 025 48 x c'xe	0,000 010 89 x c'xe	0,000 007 26 x c'xe	0,000 003 63 xc'xe	0,000 012 50 x c'xe	0,000 006 25 x c'xe
»	5°	0,000 015 95 x c'xe	0,000 022 83 x c'xe	0,000 027 00 x c'xe	0,000 012 26 x c'xe	0,000 008 33 x c'xe	0,000 004 17 x c'xe	0,000 013 95 x c'xe	»
»	10°	0,000 017 46 x c'xe	0,000 024 41 x c'xe	0,000 029 34 x c'xe	0,000 014 79 x c'xe	0,000 009 86 x c'xe	0,000 004 93 x c'xe	0,000 013 96 x c'xe	»
»	15°	0,000 019 12 x c'xe	0,000 026 89 x c'xe	0,000 032 98 x c'xe	0,000 018 27 x c'xe	0,000 012 18 x c'xe	0,000 006 09 x c'xe	0,000 013 97 x c'xe	»
»	20°	0,000 021 03 x c'xe	0,000 031 12 x c'xe	0,000 039 17 x c'xe	0,000 024 15 x c'xe	0,000 016 10 x c'xe	0,000 008 05 x c'xe	0,000 014 00 x c'xe	»
36°	0°	0,000 014 17 x c'xe	0,000 021 26 x c'xe	0,000 024 81 x c'xe	0,000 010 64 x c'xe	0,000 007 09 x c'xe	0,000 003 55 x c'xe	0,000 012 50 x c'xe	0,000 006 25 x c'xe
»	5°	0,000 015 44 x c'xe	0,000 022 19 x c'xe	0,000 026 24 x c'xe	0,000 011 14 x c'xe	0,000 008 09 x c'xe	0,000 004 05 x c'xe	0,000 013 91 x c'xe	»
»	10°	0,000 016 97 x c'xe	0,000 023 66 x c'xe	0,000 028 40 x c'xe	0,000 014 16 x c'xe	0,000 009 51 x c'xe	0,000 004 75 x c'xe	0,000 013 92 x c'xe	»
»	15°	0,000 018 55 x c'xe	0,000 025 90 x c'xe	0,000 031 71 x c'xe	0,000 017 44 x c'xe	0,000 011 63 x c'xe	0,000 005 81 x c'xe	0,000 013 93 x c'xe	»
»	20°	0,000 020 38 x c'xe	0,000 029 66 x c'xe	0,000 037 11 x c'xe	0,000 022 68 x c'xe	0,000 015 12 x c'xe	0,000 007 56 x c'xe	0,000 013 95 x c'xe	»

La surface de la section transversale ab ou $\dfrac{d^2}{1.175}$ —

Valeurs de l'angle A ...	Valeurs de l'angle B ...	Tirants EE.	Tirants HE.	Tirants AH.	Tirants BG.	Tirants EG.	Tirants CH et CG.	Contre-fiches CE.	Contre-fiches FG et DH.
37°	0°	0,000 013 83 xc'xe	0,000 020 76 xc'xe	0,000 024 22 xc'xe	0,000 010 39 xc'xe	0,000 006 93 xc'xe	0,000 003 46 xc'xe	0,000 012 50 xc'xe	0,000 006 25 xc'xe
»	5°	0,000 015 17 xc'xe	0,000 021 66 xc'xe	0,000 025 59 xc'xe	0,000 011 79 xc'xe	0,000 007 86 xc'xe	0,000 003 96 xc'xe	0,000 013 88 xc'xe	do.
»	10°	0,000 016 54 xc'xe	0,000 022 96 xc'xe	0,000 027 55 xc'xe	0,000 013 77 xc'xe	0,000 009 28 xc'xe	0,000 004 59 xc'xe	0,000 013 88 xc'xe	do.
»	15°	0,000 018 05 xc'xe	0,000 023 00 xc'xe	0,000 030 56 xc'xe	0,000 016 68 xc'xe	0,000 011 12 xc'xe	0,000 005 56 xc'xe	0,000 013 88 xc'xe	.
»	20°	0,000 019 72 xc'xe	0,000 023 43 xc'xe	0,000 035 61 xc'xe	0,000 021 38 xc'xe	0,000 014 25 xc'xe	0,000 007 13 xc'xe	0,000 013 92 xc'xe	.
38°	0°	0,000 013 54 xc'xe	0,000 020 31 xc'xe	0,000 023 69 xc'xe	0,000 010 15 xc'xe	0,000 006 77 xc'xe	0,000 003 38 xc'xe	0,000 012 50 xc'xe	0,000 006 25 xc'xe
»	5°	0,000 014 83 xc'xe	0,000 021 15 xc'xe	0,000 024 98 xc'xe	0,000 011 48 xc'xe	0,000 007 65 xc'xe	0,000 003 83 xc'xe	0,000 013 86 xc'xe	do.
»	10°	0,000 016 13 xc'xe	0,000 022 34 xc'xe	0,000 026 78 xc'xe	0,000 013 31 xc'xe	0,000 008 88 xc'xe	0,000 004 44 xc'xe	0,000 013 86 xc'xe	.
»	15°	0,000 017 60 xc'xe	0,000 024 20 xc'xe	0,000 029 63 xc'xe	0,000 015 99 xc'xe	0,000 010 66 xc'xe	0,000 005 33 xc'xe	0,000 013 85 xc'xe	.
»	20°	0,000 019 23 xc'xe	0,000 027 22 xc'xe	0,000 033 96 xc'xe	0,000 020 22 xc'xe	0,000 013 48 xc'xe	0,000 006 74 xc'xe	0,000 013 87 xc'xe	.
39°	0°	0,000 013 25 xc'xe	0,000 020 65 xc'xe	0,000 023 18 xc'xe	0,000 009 93 xc'xe	0,000 006 61 xc'xe	0,000 003 73 xc'xe	0,000 012 50 xc'xe	0,000 006 25 xc'xe
»	5°	0,000 014 48 xc'xe	0,000 020 65 xc'xe	0,000 024 38 xc'xe	0,000 011 18 xc'xe	0,000 007 45 xc'xe	0,000 003 73 xc'xe	0,000 013 82 xc'xe	do.
»	10°	0,000 015 75 xc'xe	0,000 021 73 xc'xe	0,000 026 03 xc'xe	0,000 012 90 xc'xe	0,000 008 60 xc'xe	0,000 004 30 xc'xe	0,000 013 82 xc'xe	.
»	15°	0,000 017 11 xc'xe	0,000 023 41 xc'xe	0,000 028 53 xc'xe	0,000 015 37 xc'xe	0,000 010 25 xc'xe	0,000 005 12 xc'xe	0,000 013 82 xc'xe	.
»	20°	0,000 018 62 xc'xe	0,000 026 10 xc'xe	0,000 032 50 xc'xe	0,000 019 20 xc'xe	0,000 012 80 xc'xe	0,000 006 40 xc'xe	0,000 013 83 xc'xe	.
40°	0°	0,000 012 97 xc'xe	0,000 019 45 xc'xe	0,000 022 69 xc'xe	0,000 009 72 xc'xe	0,000 006 48 xc'xe	0,000 003 24 xc'xe	0,000 012 50 xc'xe	0,000 006 25 xc'xe
»	5°	0,000 014 14 xc'xe	0,000 020 46 xc'xe	0,000 023 79 xc'xe	0,000 010 89 xc'xe	0,000 007 26 xc'xe	0,000 003 63 xc'xe	0,000 013 79 xc'xe	do.
»	10°	0,000 015 37 xc'xe	0,000 021 14 xc'xe	0,000 025 51 xc'xe	0,000 012 60 xc'xe	0,000 008 35 xc'xe	0,000 004 17 xc'xe	0,000 013 79 xc'xe	.
»	15°	0,000 016 66 xc'xe	0,000 022 68 xc'xe	0,000 027 61 xc'xe	0,000 014 79 xc'xe	0,000 009 86 xc'xe	0,000 004 93 xc'xe	0,000 013 79 xc'xe	.
»	20°	0,000 018 06 xc'xe	0,000 025 08 xc'xe	0,000 031 17 xc'xe	0,000 018 27 xc'xe	0,000 012 18 xc'xe	0,000 006 09 xc'xe	0,000 013 79 xc'xe	.
41°	0°	0,000 012 71 xc'xe	0,000 019 06 xc'xe	0,000 022 24 xc'xe	0,000 009 53 xc'xe	0,000 006 35 xc'xe	0,000 003 18 xc'xe	0,000 012 50 xc'xe	0,000 006 25 xc'xe
»	5°	0,000 013 86 xc'xe	0,000 019 69 xc'xe	0,000 023 24 xc'xe	0,000 010 64 xc'xe	0,000 007 09 xc'xe	0,000 003 55 xc'xe	0,000 013 75 xc'xe	do.
»	10°	0,000 015 05 xc'xe	0,000 020 63 xc'xe	0,000 024 68 xc'xe	0,000 012 14 xc'xe	0,000 008 09 xc'xe	0,000 004 05 xc'xe	0,000 013 75 xc'xe	.
»	15°	0,000 016 25 xc'xe	0,000 022 01 xc'xe	0,000 026 76 xc'xe	0,000 014 26 xc'xe	0,000 009 51 xc'xe	0,000 004 75 xc'xe	0,000 013 75 xc'xe	.
»	20°	0,000 017 66 xc'xe	0,000 024 14 xc'xe	0,000 030 05 xc'xe	0,000 017 44 xc'xe	0,000 011 63 xc'xe	0,000 005 81 xc'xe	0,000 013 76 xc'xe	.

La surface de la section transversale $a\,b$ ou $\dfrac{d^2}{1.175}$

Valeurs de l'angle A	Valeurs de l'angle B	Tirants EE.	Tirants HE.	Tirants AH.	Tirants BG.	Tirants EG.	Tirants CH et CG.	Contre-fiches CE.	Contre-fiches FG et DH.
42°	0°	0,000 012 46 xc'xe	0,000 018 69 xc'xe	0,000 021 80 xc'xe	0,000 009 54 xc'xe	0,000 006 23 xc'xe	0,000 003 11 xc'xe	0,000 012 50 xc'xe	0,000 006 25 xc'xe
»	5°	0,000 013 60 xc'xe	0,000 019 33 xc'xe	0,000 022 79 xc'xe	0,000 010 59 xc'xe	0,000 006 93 xc'xe	0,000 003 46 xc'xe	0,000 013 73 xc'xe	id.
»	10°	0,000 014 74 xc'xe	0,000 020 14 xc'xe	0,000 024 07 xc'xe	0,000 011 79 xc'xe	0,000 007 86 xc'xe	0,000 003 93 xc'xe	0,000 013 73 xc'xe	—
»	15°	0,000 015 85 xc'xe	0,000 021 37 xc'xe	0,000 025 96 xc'xe	0,000 013 77 xc'xe	0,000 009 18 xc'xe	0,000 004 59 xc'xe	0,000 013 73 xc'xe	—
»	20°	0,000 017 23 xc'xe	0,000 023 43 xc'xe	0,000 028 99 xc'xe	0,000 016 68 xc'xe	0,000 011 12 xc'xe	0,000 005 56 xc'xe	0,000 013 73 xc'xe	—
43°	0°	0,000 012 22 xc'xe	0,000 018 33 xc'xe	0,000 021 39 xc'xe	0,000 009 17 xc'xe	0,000 006 11 xc'xe	0,000 003 06 xc'xe	0,000 012 50 xc'xe	0,000 006 25 xc'xe
»	5°	0,000 013 31 xc'xe	0,000 018 87 xc'xe	0,000 022 25 xc'xe	0,000 010 15 xc'xe	0,000 006 77 xc'xe	0,000 003 38 xc'xe	0,000 013 70 xc'xe	id.
»	10°	0,000 014 43 xc'xe	0,000 019 68 xc'xe	0,000 023 51 xc'xe	0,000 011 48 xc'xe	0,000 007 65 xc'xe	0,000 003 83 xc'xe	0,000 013 70 xc'xe	—
»	15°	0,000 015 45 xc'xe	0,000 020 76 xc'xe	0,000 025 20 xc'xe	0,000 013 32 xc'xe	0,000 008 88 xc'xe	0,000 004 44 xc'xe	0,000 013 70 xc'xe	—
»	20°	0,000 016 80 xc'xe	0,000 022 66 xc'xe	0,000 027 99 xc'xe	0,000 015 99 xc'xe	0,000 010 66 xc'xe	0,000 005 33 xc'xe	0,000 013 70 xc'xe	—
44°	0°	0,000 012 00 xc'xe	0,000 018 00 xc'xe	0,000 021 00 xc'xe	0,000 009 00 xc'xe	0,000 006 00 xc'xe	0,000 003 00 xc'xe	0,000 012 50 xc'xe	0,000 006 25 xc'xe
»	5°	0,000 013 06 xc'xe	0,000 018 51 xc'xe	0,000 021 83 xc'xe	0,000 009 93 xc'xe	0,000 006 62 xc'xe	0,000 003 31 xc'xe	0,000 013 68 xc'xe	id.
»	10°	0,000 014 15 xc'xe	0,000 019 24 xc'xe	0,000 022 97 xc'xe	0,000 011 18 xc'xe	0,000 007 45 xc'xe	0,000 003 73 xc'xe	0,000 013 68 xc'xe	—
»	15°	0,000 015 09 xc'xe	0,000 020 21 xc'xe	0,000 024 51 xc'xe	0,000 012 90 xc'xe	0,000 008 60 xc'xe	0,000 004 30 xc'xe	0,000 013 68 xc'xe	—
»	20	0,000 016 43 xc'xe	0,000 021 99 xc'xe	0,000 027 11 xc'xe	0,000 015 37 xc'xe	0,000 010 25 xc'xe	0,000 005 12 xc'xe	0,000 013 68 xc'xe	—
45°	0°	0,000 011 77 xc'xe	0,000 017 66 xc'xe	0,000 020 61 xc'xe	0,000 008 84 xc'xe	0,000 005 89 xc'xe	0,000 002 95 xc'xe	0,000 012 50 xc'xe	0,000 006 25 xc'xe
»	5°	0,000 012 83 xc'xe	0,000 018 43 xc'xe	0,000 021 42 xc'xe	0,000 009 72 xc'xe	0,000 006 48 xc'xe	0,000 003 24 xc'xe	0,000 013 66 xc'xe	id.
»	10°	0,000 013 86 xc'xe	0,000 018 84 xc'xe	0,000 022 44 xc'xe	0,000 010 89 xc'xe	0,000 007 26 xc'xe	0,000 003 63 xc'xe	0,000 013 66 xc'xe	—
»	15°	0,000 014 94 xc'xe	0,000 019 83 xc'xe	0,000 023 99 xc'xe	0,000 012 50 xc'xe	0,000 008 33 xc'xe	0,000 004 17 xc'xe	0,000 013 66 xc'xe	—
»	20°	0,000 016 07 xc'xe	0,000 021 35 xc'xe	0,000 026 23 xc'xe	0,000 014 79 xc'xe	0,000 009 86 xc'xe	0,000 004 93 xc'xe	0,000 013 66 xc'xe	—

La couverture étant en tuiles plates.

Valeurs de l'angle A éتabli pour l'extérieur et l'inclinaison F	Valeurs de l'angle B éتabli supérieur à l'angle A E et l'inclinaison F	La surface de la section transversale a b ou $\dfrac{d^2}{1.25}$							
		Tirants EE.	Tirants H E.	Tirants A H.	Tirants B G.	Tirants E G.	Tirants CH et CG.	Contre-fiches C E.	Contre-fiches FG et DH.
15°	0°	0,000 041 84 × c'×e	0,000 062 77 × c'×e	0,000 073 23 × c'×e	0,000 031 39 × c'×e	0,000 020 93 × c'×e	0,000 010 46 × c'×e	0,000 016 25 × c'×e	0,000 008 13 × c'×e
id.	5°	0,000 050 51 × c'×e	0,000 077 10 × c'×e	0,000 092 70 × c'×e	0,000 046 80 × c'×e	0,000 031 20 × c'×e	0,000 015 60 × c'×e	0,000 020 84 × c'×e	"
·	10°	0,000 063 00 × c'×e	0,000 114 65 × c'×e	0,000 145 72 × c'×e	0,000 093 22 × c'×e	0,000 062 15 × c'×e	0,000 031 07 × c'×e	0,000 021 50 × c'×e	—
16°	0°	0,000 039 26 × c'×e	0,000 058 91 × c'×e	0,000 068 74 × c'×e	0,000 029 48 × c'×e	0,000 019 65 × c'×e	0,000 009 83 × c'×e	0,000 016 25 × c'×e	0,000 008 13 × c'×e
id.	5°	0,000 046 74 × c'×e	0,000 070 89 × c'×e	0,000 085 90 × c'×e	0,000 042 59 × c'×e	0,000 028 39 × c'×e	0,000 014 20 × c'×e	0,000 020 50 × c'×e	"
·	10°	0,000 057 48 × c'×e	0,000 099 72 × c'×e	0,000 125 63 × c'×e	0,000 077 73 × c'×e	0,000 051 82 × c'×e	0,000 025 91 × c'×e	0,000 021 04 × c'×e	·
17°	0°	0,000 037 04 × c'×e	0,000 055 57 × c'×e	0,000 064 83 × c'×e	0,000 027 79 × c'×e	0,000 018 53 × c'×e	0,000 009 26 × c'×e	0,000 016 25 × c'×e	0,000 008 13 × c'×e
id.	5°	0,000 043 76 × c'×e	0,000 065 86 × c'×e	0,000 078 89 × c'×e	0,000 039 09 × c'×e	0,000 026 06 × c'×e	0,000 013 03 × c'×e	0,000 020 23 × c'×e	"
·	10°	0,000 052 96 × c'×e	0,000 088 57 × c'×e	0,000 10 79 × c'×e	0,000 066 66 × c'×e	0,000 044 44 × c'×e	0,000 022 22 × c'×e	0,000 020 66 × c'×e	·
18°	0°	0,000 035 04 × c'×e	0,000 052 57 × c'×e	0,000 061 34 × c'×e	0,000 026 30 × c'×e	0,000 017 53 × c'×e	0,000 008 77 × c'×e	0,000 016 25 × c'×e	0,000 008 13 × c'×e
id.	5°	0,000 040 96 × c'×e	0,000 061 28 × c'×e	0,000 073 38 × c'×e	0,000 036 42 × c'×e	0,000 024 08 × c'×e	0,000 012 04 × c'×e	0,000 019 97 × c'×e	"
·	10°	0,000 049 08 × c'×e	0,000 079 82 × c'×e	0,000 099 82 × c'×e	0,000 058 38 × c'×e	0,000 038 92 × c'×e	0,000 019 46 × c'×e	0,000 020 34 × c'×e	·
19°	0°	0,000 033 32 × c'×e	0,000 049 96 × c'×e	0,000 058 28 × c'×e	0,000 024 96 × c'×e	0,000 016 64 × c'×e	0,000 008 32 × c'×e	0,000 016 25 × c'×e	0,000 008 13 × c'×e
id.	5°	0,000 038 72 × c'×e	0,000 057 58 × c'×e	0,000 068 77 × c'×e	0,000 033 57 × c'×e	0,000 022 38 × c'×e	0,000 011 19 × c'×e	0,000 019 77 × c'×e	"
·	10°	0,000 045 84 × c'×e	0,000 072 83 × c'×e	0,000 090 15 × c'×e	0,000 051 94 × c'×e	0,000 034 63 × c'×e	0,000 017 32 × c'×e	0,000 020 07 × c'×e	·
20°	0°	0,000 031 66 × c'×e	0,000 047 50 × c'×e	0,000 055 42 × c'×e	0,000 023 76 × c'×e	0,000 015 84 × c'×e	0,000 007 92 × c'×e	0,000 016 25 × c'×e	0,000 008 13 × c'×e
id.	5°	0,000 036 48 × c'×e	0,000 054 13 × c'×e	0,000 064 59 × c'×e	0,000 031 39 × c'×e	0,000 020 93 × c'×e	0,000 010 46 × c'×e	0,000 019 57 × c'×e	"
·	10°	0,000 042 70 × c'×e	0,000 066 78 × c'×e	0,000 082 32 × c'×e	0,000 046 80 × c'×e	0,000 031 20 × c'×e	0,000 015 60 × c'×e	0,000 019 81 × c'×e	·
·	15°	0,000 051 82 × c'×e	0,000 102 01 × c'×e	0,000 133 08 × c'×e	0,000 093 22 × c'×e	0,000 062 15 × c'×e	0,000 031 07 × c'×e	0,000 020 24 × c'×e	

Nota. — Quoiqu'on ne donne pas ordinairement aux couvertures en tuiles plates des inclinaisons inférieures à celle de 33 degrés on en a pas moins établi dans ce tableau des formules pour les couvertures ayant des inclinaisons inférieures parce qu'il peut arriver qu'on ait à en construire d'un autre genre dont le poids soit par mètre carré, le même que celui de celles en tuiles plates.

Valeurs de l'angle A	Valeurs de l'angle B	La surface de la section transversale a b ou $\frac{d'}{1.175}$							
		Tirants EE.	Tirants HE.	Tirants AH.	Tirants BG.	Tirants EG.	Tirants CH et CG.	Contre-fiches CE.	Contre-fiches FG et DH.
21°	0°	0,000 030 22 × c'×e	0,000 045 33 × c'×e	0,000 052 89×c'×e	0,000 022 67 ×c'×e	0,000 015 11 × c'×e	0,000 007 56 × c'×e	0,000 016 25 × c'×e	0,000 008 13 ×c'×e
id.	5°	0,000 035 64 × c'×e	0,000 052 05 × c'×e	0,000 061 88 × c'×e	0,000 039 48 × c'×e	0,000 019 65 ×c'×e	0,000 009 82 × c'×e	0,000 019 49 ×c'×e	id.
.	10°	0,000 040 16 × c'×e	0,000 061 86 × c'×e	0,000 076 06 ×c'×e	0,000 042 89 ×c'×e	0,000 028 39 ×c'×e	0,000 014 20 × c'×e	0,000 019 60 ×c'×e	.
.	15°	0,000 047 36 × c'×e	0,000 088 26 ×c'×e	0,000 114 17×c'×e	0,000 077 75 ×c'×e	0,000 051 82 ×c'×e	0,000 025 91 × c'×e	0,000 019 89 ×c'×e	.
22°	0°	0,000 028 94 ×c'×e	0,000 043 40×c'×e	0,000 050 65 ×c'×e	0,000 021 69 × c'×e	0,000 014 46 ×c'×e	0,000 007 23 ×c'×e	0,000 016 25 × c'×e	0,000 008 13 ×c'×e
id.	5°	0,000 033 02 ×c'×e	0,000 048 53 ×c'×e	0,000 057 79 ×c'×e	0,000 027 79×c'×e	0,000 018 53 ×c'×e	0,000 009 26 ×c'×e	0,000 019 25 ×c'×e	id.
.	10°	0,000 037 96 ×c'×e	0,000 057 69 ×c'×e	0,000 070 72 ×c'×e	0,000 039 03 ×c'×e	0,000 026 06 ×c'×e	0,000 013 05 ×c'×e	0,000 019 41 ×c'×e	.
.	15°	0,000 044 44×c'×e	0,000 078 62 ×c'×e	0,000 100 84 ×c'×e	0,000 066 66 ×c'×e	0,000 044 44 ×c'×e	0,000 022 22 ×c'×e	0,000 019 67 ×c'×e	.
23°	0°	0,000 027 74 ×c'×e	0,000 046 13 ×c'×e	0,000 048 53 ×c'×e	0,000 020 79 × c'×e	0,000 013 86 ×c'×e	0,000 006 93 ×c'×e	0,000 016 25 × c'×e	0,000 008 13 ×c'×e
id.	5°	0,000 031 46 ×c'×e	0,000 046 13 ×c'×e	0,000 054 90 ×c'×e	0,000 026 30 × c'×e	0,000 017 53 × c'×e	0,000 008 77 ×c'×e	0,000 019 11 ×c'×e	id.
.	10°	0,000 035 98 ×c'×e	0,000 054 06 ×c'×e	0,000 066 10 ×c'×e	0,000 036 12 × c'×e	0,000 024 08 ×c'×e	0,000 012 04 ×c'×e	0,000 019 25 ×c'×e	.
.	15°	0,000 041 86×c'×e	0,000 071 12×c'×e	0,000 090 68 ×c'×e	0,000 058 38 × c'×e	0,000 038 92×c'×e	0,000 019 46 ×c'×e	0,000 019 47 ×c'×e	.
24°	0°	0,000 026 66 ×c'×e	0,000 039 98×c'×e	0,000 046 64×c'×e	0,000 019 98 × c'×e	0,000 013 32 ×c'×e	0,000 006 66 ×c'×e	0,000 016 25 × c'×e	0,000 008 13 ×c'×e
id.	5°	0,000 028 84 ×c'×e	0,000 044 04×c'×e	0,000 052 36 ×c'×e	0,000 024 96 × c'×e	0,000 016 64 ×c'×e	0,000 008 32 ×c'×e	0,000 018 99 ×c'×e	.
.	10°	0,000 034 18 ×c'×e	0,000 050 86 ×c'×e	0,000 062 05 ×c'×e	0,000 033 57 × c'×e	0,000 022 38 ×c'×e	0,000 011 19 ×c'×e	0,000 019 10 ×c'×e	.
.	15°	0,000 039 42×c'×e	0,000 064 95×c'×e	0,000 082 27 ×c'×e	0,000 051 95 × c'×e	0,000 034 63 ×c'×e	0,000 017 32 ×c'×e	0,000 019 28 ×c'×e	.
25°	0°	0,000 025 68 ×c'×e	0,000 038 50 ×c'×e	0,000 044 91 ×c'×e	0,000 019 23 × c'×e	0,000 012 82 ×c'×e	0,000 006 41 ×c'×e	0,000 016 25 × c'×e	0,000 008 13 ×c'×e
id.	5°	0,000 028 84 ×c'×e	0,000 042 96×c'×e	0,000 049 96 ×c'×e	0,000 023 76 × c'×e	0,000 015 84 ×c'×e	0,000 007 92 ×c'×e	0,000 018 87 ×c'×e	.
.	10°	0,000 032 62 ×c'×e	0,000 048 11 ×c'×e	0,000 058 57×c'×e	0,000 031 39 × c'×e	0,000 020 95 ×c'×e	0,000 010 46 ×c'×e	0,000 018 97 ×c'×e	.
.	15°	0,000 037 30 ×c'×e	0,000 059 90×c'×e	0,000 075 50 ×c'×e	0,000 046 80 × c'×e	0,000 031 20 ×c'×e	0,000 015 60 ×c'×e	0,000 019 12 ×c'×e	.
.	20°	0,000 045 22×c'×e	0,000 095 02×c'×e	0,000 124 09×c'×e	0,000 093 22×c'×e	0,000 062 15 ×c'×e	0,000 031 07 ×c'×e	0,000 019 34 ×c'×e	.
26°	0°	0,000 024 72×c'×e	0,000 037 08×c'×e	0,000 043 36×c'×e	0,000 018 54 ×c'×e	0,000 012 36 ×c'×e	0,000 006 18 ×c'×e	0,000 016 25 × c'×e	0,000 008 13 ×c'×e
id.	5°	0,000 027 66×c'×e	0,000 042 21×c'×e	0,000 047 77×c'×e	0,000 022 67 ×c'×e	0,000 015 11 ×c'×e	0,000 007 56 ×c'×e	0,000 018 76 ×c'×e	id.
.	10°	0,000 031 32 ×c'×e	0,000 045 75×c'×e	0,000 055 58×c'×e	0,000 039 48 ×c'×e	0,000 019 65 ×c'×e	0,000 009 82 ×c'×e	0,000 018 86 ×c'×e	.
.	15°	0,000 035 36×c'×e	0,000 055 59×c'×e	0,000 069 79 ×c'×e	0,000 042 89 ×c'×e	0,000 028 39 ×c'×e	0,000 014 20 ×c'×e	0,000 018 97 ×c'×e	.
.	20°	0,000 040 74×c'×e	0,000 080 92 ×c'×e	0,000 106 83 ×c'×e	0,000 077 75 × c'×e	0,000 051 82 ×c'×e	0,000 025 91 ×c'×e	0,000 019 16 ×c'×e	.

La surface de la section transversale a.b ou $\frac{d'}{1.75}$

Valeurs de l'angle A formé par l'arba- lètrier intérieur et l'horizon	Valeurs de l'angle B formé par l'arba- lètrier extérieur et l'horizon	Tirants EE.	Tirants HE.	Tirants AH.	Tirants BG.	Tirants EG.	Tirants CH et CG.	Contre-fiches CE.	Contre-fiches FG et DH.
27°	0′	0,000 023 84 x c'x e	0,000 035 77 x c'x e	0,000 041 74 x c'x e	0,000 017 90 x c'x e	0,000 011 93 x c'x e	0,000 006 97 x c'x e	0,000 016 25 x c'x e	0,000 008 13 x c'x e
»	5′	0,000 026 60 x c'x e	0,000 038 66 x c'x e	0,000 045 89 x c'x e	0,000 021 69 x c'x e	0,000 014 46 x c'x e	0,000 007 23 x c'x e	0,000 018 67 x c'x e	.
»	10′	0,000 029 94 x c'x e	0,000 043 48 x c'x e	0,000 052 74 x c'x e	0,000 027 79 x c'x e	0,000 018 53 x c'x e	0,000 009 26 x c'x e	0,000 018 75 x c'x e	.
»	15′	0,000 033 68 x c'x e	0,000 051 96 x c'x e	0,000 064 99 x c'x e	0,000 039 09 x c'x e	0,000 026 06 x c'x e	0,000 013 03 x c'x e	0,000 018 84 x c'x e	.
»	20′	0,000 038 46 x c'x e	0,000 071 91 x c'x e	0,000 094 13 x c'x e	0,000 066 66 x c'x e	0,000 044 44 x c'x e	0,000 022 22 x c'x e	0,000 019 00 x c'x e	.
28°	0′	0,000 023 08 x c'x e	0,000 034 62 x c'x e	0,000 040 39 x c'x e	0,000 017 31 x c'x e	0,000 011 54 x c'x e	0,000 005 77 x c'x e	0,000 016 25 x c'x e	0,000 008 13 x c'x e
»	5′	0,000 025 68 x c'x e	0,000 037 16 x c'x e	0,000 044 09 x c'x e	0,000 020 79 x c'x e	0,000 013 86 x c'x e	0,000 006 93 x c'x e	0,000 018 58 x c'x e	.
»	10′	0,000 028 74 x c'x e	0,000 041 50 x c'x e	0,000 050 17 x c'x e	0,000 026 30 x c'x e	0,000 017 53 x c'x e	0,000 008 77 x c'x e	0,000 018 74 x c'x e	.
»	15′	0,000 032 22 x c'x e	0,000 048 87 x c'x e	0,000 060 91 x c'x e	0,000 036 12 x c'x e	0,000 024 08 x c'x e	0,000 012 04 x c'x e	0,000 018 73 x c'x e	.
»	20′	0,000 036 54 x c'x e	0,000 065 02 x c'x e	0,000 084 48 x c'x e	0,000 058 38 x c'x e	0,000 038 92 x c'x e	0,000 019 46 x c'x e	0,000 018 86 x c'x e	.
29°	0′	0,000 022 36 x c'x e	0,000 033 54 x c'x e	0,000 039 13 x c'x e	0,000 016 77 x c'x e	0,000 011 18 x c'x e	0,000 005 59 x c'x e	0,000 016 25 x c'x e	0,000 008 13 x c'x e
»	5′	0,000 024 82 x c'x e	0,000 035 92 x c'x e	0,000 041 58 x c'x e	0,000 019 98 x c'x e	0,000 013 32 x c'x e	0,000 006 66 x c'x e	0,000 018 51 x c'x e	.
»	10′	0,000 027 64 x c'x e	0,000 039 67 x c'x e	0,000 047 99 x c'x e	0,000 024 96 x c'x e	0,000 016 64 x c'x e	0,000 008 32 x c'x e	0,000 018 55 x c'x e	.
»	15′	0,000 030 88 x c'x e	0,000 046 14 x c'x e	0,000 057 33 x c'x e	0,000 033 57 x c'x e	0,000 022 38 x c'x e	0,000 011 19 x c'x e	0,000 018 63 x c'x e	.
»	20′	0,000 034 78 x c'x e	0,000 059 47 x c'x e	0,000 076 79 x c'x e	0,000 051 95 x c'x e	0,000 034 65 x c'x e	0,000 017 32 x c'x e	0,000 018 73 x c'x e	.
30°	0′	0,000 021 68 x c'x e	0,000 032 51 x c'x e	0,000 037 93 x c'x e	0,000 016 15 x c'x e	0,000 010 83 x c'x e	0,000 005 42 x c'x e	0,000 016 25 x c'x e	0,000 008 13 x c'x e
»	5′	0,000 024 02 x c'x e	0,000 034 62 x c'x e	0,000 041 03 x c'x e	0,000 019 23 x c'x e	0,000 012 82 x c'x e	0,000 006 41 x c'x e	0,000 018 43 x c'x e	.
»	10′	0,000 026 61 x c'x e	0,000 038 02 x c'x e	0,000 045 94 x c'x e	0,000 023 76 x c'x e	0,000 015 84 x c'x e	0,000 007 92 x c'x e	0,000 018 47 x c'x e	.
»	15′	0,000 029 66 x c'x e	0,000 043 75 x c'x e	0,000 005 4 21 x c'x e	0,000 031 39 x c'x e	0,000 020 93 x c'x e	0,000 010 46 x c'x e	0,000 018 53 x c'x e	.
»	20′	0,000 033 20 x c'x e	0,000 054 91 x c'x e	0,000 070 51 x c'x e	0,000 046 80 x c'x e	0,000 031 20 x c'x e	0,000 015 60 x c'x e	0,000 018 62 x c'x e	.
31°	0′	0,000 021 04 x c'x e	0,000 031 56 x c'x e	0,000 036 82 x c'x e	0,000 015 78 x c'x e	0,000 010 52 x c'x e	0,000 005 26 x c'x e	0,000 016 25 x c'x e	0,000 008 13 x c'x e
»	5′	0,000 023 24 x c'x e	0,000 033 46 x c'x e	0,000 039 64 x c'x e	0,000 018 54 x c'x e	0,000 012 36 x c'x e	0,000 006 18 x c'x e	0,000 018 36 x c'x e	.
»	10′	0,000 025 70 x c'x e	0,000 036 58 x c'x e	0,000 044 09 x c'x e	0,000 022 67 x c'x e	0,000 015 11 x c'x e	0,000 007 56 x c'x e	0,000 018 39 x c'x e	.
»	15′	0,000 028 54 x c'x e	0,000 041 60 x c'x e	0,000 051 43 x c'x e	0,000 029 48 x c'x e	0,000 019 65 x c'x e	0,000 009 83 x c'x e	0,000 018 45 x c'x e	.
»	20′	0,000 031 84 x c'x e	0,000 051 13 x c'x e	0,000 065 33 x c'x e	0,000 042 59 x c'x e	0,000 028 39 x c'x e	0,000 014 20 x c'x e	0,000 018 52 x c'x e	.

La surface de la section transversale $a\,b$ ou $\dfrac{d^2}{1.275}$ —

Valeurs de l'angle A fournis par l'arc-boutant et l'horizon	Valeurs de l'angle B fournis par le radeau et l'horizon A et B	Tirants EE.	Tirants HE.	Tirants AH.	Tirants BG.	Tirants EG.	Tirants CH et CG.	Contre-fiches CE.	Contre-fiches FG et DH.
32°	0'	0,000 020 51 xc'xe	0,000 030 74 xc'xe	0,000 035 85 xc'xe	0,000 015 33 xc'xe	0,000 010 22 xc'xe	0,000 005 11 xc'xe	0,000 016 25 xc'xe	0,000 008 13 xc'xe
»	5'	0,000 022 62 xc'xe	0,000 032 53 xc'xe	0,000 038 50 xc'xe	0,000 017 90 xc'xe	0,000 011 96 xc'xe	0,000 005 97 xc'xe	0,000 018 31 xc'xe	»
»	10'	0,000 024 94 xc'xe	0,000 035 24 xc'xe	0,000 042 47 xc'xe	0,000 021 69 xc'xe	0,000 014 46 xc'xe	0,000 007 28 xc'xe	0,000 018 35 xc'xe	»
»	15'	0,000 027 64 xc'xe	0,000 039 79 xc'xe	0,000 049 05 xc'xe	0,000 027 79 xc'xe	0,000 018 53 xc'xe	0,000 009 26 xc'xe	0,000 018 53 xc'xe	»
»	20'	0,000 030 68 xc'xe	0,000 047 97 xc'xe	0,000 061 00 xc'xe	0,000 039 09 xc'xe	0,000 026 06 xc'xe	0,000 013 03 xc'xe	0,000 018 44 xc'xe	»
33°	0'	0,000 019 90 xc'xe	0,000 029 85 xc'xe	0,000 034 81 xc'xe	0,000 014 91 xc'xe	0,000 009 95 xc'xe	0,000 004 97 xc'xe	0,000 016 25 xc'xe	0,000 008 13 xc'xe
»	5'	0,000 021 91 xc'xe	0,000 031 44 xc'xe	0,000 037 21 xc'xe	0,000 017 31 xc'xe	0,000 011 54 xc'xe	0,000 005 77 xc'xe	0,000 018 14 xc'xe	»
»	10'	0,000 024 10 xc'xe	0,000 033 94 xc'xe	0,000 040 87 xc'xe	0,000 020 79 xc'xe	0,000 013 86 xc'xe	0,000 006 93 xc'xe	0,000 018 16 xc'xe	»
»	15'	0,000 026 61 xc'xe	0,000 038 01 xc'xe	0,000 046 70 xc'xe	0,000 026 50 xc'xe	0,000 017 53 xc'xe	0,000 008 77 xc'xe	0,000 018 30 xc'xe	»
»	20'	0,000 029 41 xc'xe	0,000 045 69 xc'xe	0,000 057 13 xc'xe	0,000 036 12 xc'xe	0,000 024 08 xc'xe	0,000 012 04 xc'xe	0,000 018 35 xc'xe	»
34°	0'	0,000 019 36 xc'xe	0,000 029 05 xc'xe	0,000 033 89 xc'xe	0,000 014 53 xc'xe	0,000 009 69 xc'xe	0,000 004 84 xc'xe	0,000 016 25 xc'xe	0,000 008 13 xc'xe
»	5'	0,000 021 28 xc'xe	0,000 030 48 xc'xe	0,000 036 07 xc'xe	0,000 016 77 xc'xe	0,000 011 18 xc'xe	0,000 005 59 xc'xe	0,000 018 18 xc'xe	»
»	10'	0,000 023 34 xc'xe	0,000 032 77 xc'xe	0,000 039 43 xc'xe	0,000 019 93 xc'xe	0,000 013 32 xc'xe	0,000 006 66 xc'xe	0,000 018 20 xc'xe	»
»	15'	0,000 026 63 xc'xe	0,000 036 38 xc'xe	0,000 044 70 xc'xe	0,000 024 96 xc'xe	0,000 016 64 xc'xe	0,000 008 32 xc'xe	0,000 018 22 xc'xe	»
»	20'	0,000 028 23 xc'xe	0,000 042 59 xc'xe	0,000 053 78 xc'xe	0,000 033 58 xc'xe	0,000 022 39 xc'xe	0,000 011 19 xc'xe	0,000 018 27 xc'xe	»
35°	0'	0,000 018 90 xc'xe	0,000 028 34 xc'xe	0,000 033 06 xc'xe	0,000 014 16 xc'xe	0,000 009 44 xc'xe	0,000 004 72 xc'xe	0,000 016 25 xc'xe	0,000 008 13 xc'xe
»	5'	0,000 020 74 xc'xe	0,000 029 73 xc'xe	0,000 035 55 xc'xe	0,000 016 25 xc'xe	0,000 010 83 xc'xe	0,000 005 41 xc'xe	0,000 018 14 xc'xe	»
»	10'	0,000 022 70 xc'xe	0,000 031 74 xc'xe	0,000 038 15 xc'xe	0,000 019 23 xc'xe	0,000 012 82 xc'xe	0,000 006 41 xc'xe	0,000 018 14 xc'xe	»
»	15'	0,000 024 36 xc'xe	0,000 034 96 xc'xe	0,000 042 83 xc'xe	0,000 023 76 xc'xe	0,000 015 84 xc'xe	0,000 007 92 xc'xe	0,000 018 16 xc'xe	»
»	20'	0,000 027 34 xc'xe	0,000 040 46 xc'xe	0,000 050 92 xc'xe	0,000 031 93 xc'xe	0,000 018 93 xc'xe	0,000 009 46 xc'xe	0,000 018 20 xc'xe	»
36°	0'	0,000 018 48 xc'xe	0,000 027 63 xc'xe	0,000 032 24 xc'xe	0,000 013 81 xc'xe	0,000 009 21 xc'xe	0,000 004 61 xc'xe	0,000 016 25 xc'xe	0,000 008 13 xc'xe
»	5'	0,000 020 20 xc'xe	0,000 028 91 xc'xe	0,000 034 18 xc'xe	0,000 015 78 xc'xe	0,000 010 52 xc'xe	0,000 005 26 xc'xe	0,000 018 09 xc'xe	»
»	10'	0,000 022 06 xc'xe	0,000 030 74 xc'xe	0,000 036 91 xc'xe	0,000 018 54 xc'xe	0,000 012 36 xc'xe	0,000 006 18 xc'xe	0,000 018 09 xc'xe	»
»	15'	0,000 024 42 xc'xe	0,000 033 66 xc'xe	0,000 041 22 xc'xe	0,000 022 67 xc'xe	0,000 015 11 xc'xe	0,000 007 56 xc'xe	0,000 018 11 xc'xe	»
»	20'	0,000 026 46 xc'xe	0,000 038 55 xc'xe	0,000 048 58 xc'xe	0,000 029 48 xc'xe	0,000 019 65 xc'xe	0,000 009 83 xc'xe	0,000 018 14 xc'xe	»

La surface de la section transversale ab ou $\dfrac{d'}{1.275}$

Valeurs de l'angle A formé par l'Arbalétrier et l'Entrait	Valeurs de l'angle D formé par le Sommier et l'Entrait	Tirants EE.	Tirants HE.	Tirants AH.	Tirants BG.	Tirants EG.	Tirants CH et CG.	Contre-fiches CE.	Contre-fiches FG et DH.
37°	0°	0,000 017 98 x c'x e	0,000 026 98 x c'x e	0,000 031 48 x c'x e	0,000 013 50 x c'x e	0,000 009 00 x c'x e	0,000 004 50 x c'x e	0,000 016 25 x c'x e	0,000 008 13 x c'x e
"	5°	0,000 019 72 x c'x e	0,000 028 12 x c'x e	0,000 033 25 x c'x e	0,000 015 33 x c'x e	0,000 010 22 x c'x e	0,000 005 11 x c'x e	0,000 018 04 x c'x e	id.
"	10°	0,000 021 50 x c'x e	0,000 029 85 x c'x e	0,000 035 82 x c'x e	0,000 017 90 x c'x e	0,000 011 93 x c'x e	0,000 005 97 x c'x e	0,000 018 04 x c'x e	—
"	15°	0,000 023 46 x c'x e	0,000 032 50 x c'x e	0,000 039 73 x c'x e	0,000 021 69 x c'x e	0,000 014 46 x c'x e	0,000 007 23 x c'x e	0,000 018 05 x c'x e	—
"	20°	0,000 025 68 x c'x e	0,000 036 85 x c'x e	0,000 046 11 x c'x e	0,000 027 79 x c'x e	0,000 018 53 x c'x e	0,000 009 26 x c'x e	0,000 018 08 x c'x e	—
38°	0°	0,000 017 60 x c'x e	0,000 026 40 x c'x e	0,000 030 80 x c'x e	0,000 013 20 x c'x e	0,000 008 80 x c'x e	0,000 004 40 x c'x e	0,000 016 25 x c'x e	0,000 008 13 x c'x e
"	5°	0,000 019 18 x c'x e	0,000 027 45 x c'x e	0,000 032 42 x c'x e	0,000 014 92 x c'x e	0,000 009 96 x c'x e	0,000 004 97 x c'x e	0,000 018 00 x c'x e	id.
"	10°	0,000 021 00 x c'x e	0,000 029 04 x c'x e	0,000 034 81 x c'x e	0,000 017 31 x c'x e	0,000 011 54 x c'x e	0,000 005 77 x c'x e	0,000 018 00 x c'x e	—
"	15°	0,000 022 46 x c'x e	0,000 031 46 x c'x e	0,000 038 38 x c'x e	0,000 020 79 x c'x e	0,000 013 86 x c'x e	0,000 006 93 x c'x e	0,000 018 01 x c'x e	—
"	20°	0,000 025 00 x c'x e	0,000 035 39 x c'x e	0,000 044 16 x c'x e	0,000 026 30 x c'x e	0,000 017 53 x c'x e	0,000 008 77 x c'x e	0,000 018 04 x c'x e	—
39°	0°	0,000 017 22 x c'x e	0,000 025 83 x c'x e	0,000 030 13 x c'x e	0,000 012 91 x c'x e	0,000 008 61 x c'x e	0,000 004 30 x c'x e	0,000 016 25 x c'x e	0,000 008 13 x c'x e
"	5°	0,000 018 81 x c'x e	0,000 026 79 x c'x e	0,000 031 63 x c'x e	0,000 014 53 x c'x e	0,000 009 69 x c'x e	0,000 004 84 x c'x e	0,000 017 96 x c'x e	id.
"	10°	0,000 020 48 x c'x e	0,000 028 24 x c'x e	0,000 033 83 x c'x e	0,000 016 77 x c'x e	0,000 011 18 x c'x e	0,000 005 59 x c'x e	0,000 017 96 x c'x e	—
"	15°	0,000 022 88 x c'x e	0,000 030 43 x c'x e	0,000 037 09 x c'x e	0,000 019 83 x c'x e	0,000 013 31 x c'x e	0,000 006 66 x c'x e	0,000 017 96 x c'x e	—
"	20°	0,000 024 20 x c'x e	0,000 033 93 x c'x e	0,000 042 35 x c'x e	0,000 024 96 x c'x e	0,000 016 64 x c'x e	0,000 008 32 x c'x e	0,000 017 97 x c'x e	—
40°	0°	0,000 016 86 x c'x e	0,000 025 29 x c'x e	0,000 029 51 x c'x e	0,000 012 65 x c'x e	0,000 008 43 x c'x e	0,000 004 22 x c'x e	0,000 016 25 x c'x e	0,000 008 13 x c'x e
"	5°	0,000 018 38 x c'x e	0,000 026 14 x c'x e	0,000 030 86 x c'x e	0,000 014 16 x c'x e	0,000 009 44 x c'x e	0,000 004 72 x c'x e	0,000 017 92 x c'x e	id.
"	10°	0,000 019 98 x c'x e	0,000 027 48 x c'x e	0,000 032 90 x c'x e	0,000 016 25 x c'x e	0,000 010 83 x c'x e	0,000 005 42 x c'x e	0,000 017 92 x c'x e	—
"	15°	0,000 021 66 x c'x e	0,000 029 48 x c'x e	0,000 035 89 x c'x e	0,000 019 23 x c'x e	0,000 012 82 x c'x e	0,000 006 41 x c'x e	0,000 017 92 x c'x e	—
"	20°	0,000 023 48 x c'x e	0,000 032 61 x c'x e	0,000 040 53 x c'x e	0,000 023 76 x c'x e	0,000 015 84 x c'x e	0,000 007 92 x c'x e	0,000 017 93 x c'x e	—
41°	0°	0,000 016 52 x c'x e	0,000 024 78 x c'x e	0,000 028 91 x c'x e	0,000 012 39 x c'x e	0,000 008 26 x c'x e	0,000 004 13 x c'x e	0,000 016 25 x c'x e	0,000 008 13 x c'x e
"	5°	0,000 018 01 x c'x e	0,000 025 61 x c'x e	0,000 030 22 x c'x e	0,000 013 82 x c'x e	0,000 009 21 x c'x e	0,000 004 61 x c'x e	0,000 017 89 x c'x e	id.
"	10°	0,000 019 56 x c'x e	0,000 026 81 x c'x e	0,000 032 08 x c'x e	0,000 015 78 x c'x e	0,000 010 52 x c'x e	0,000 005 26 x c'x e	0,000 017 89 x c'x e	—
"	15°	0,000 021 11 x c'x e	0,000 028 60 x c'x e	0,000 034 78 x c'x e	0,000 018 54 x c'x e	0,000 012 36 x c'x e	0,000 006 18 x c'x e	0,000 017 89 x c'x e	—
"	20°	0,000 022 95 x c'x e	0,000 031 50 x c'x e	0,000 039 06 x c'x e	0,000 022 67 x c'x e	0,000 015 11 x c'x e	0,000 007 56 x c'x e	0,000 017 89 x c'x e	—

Valeurs de l'angle A ...	Valeurs de l'angle B ...	Tirants EE.	Tirants HE.	Tirants AH.	Tirants BG.	Tirants EG.	Tirants CH et CG.	Contre-fiches CE.	Contre-fiches FG et DH.
		La surface de la section transversale a b ou $\frac{d'}{1.275}$ —							
42°	0°	0,000 016 20 x c'x e	0,000 024 29 x c'x e	0,000 028 34 x c'x e	0,000 012 14 x c'x e	0,000 008 09 x c'x e	0,000 004 05 x c'x e	0,000 016 25 x c'x e	0,000 008 13 x c'x e
»	5°	0,000 017 68 x c'x e	0,000 025 10 x c'x e	0,000 029 60 x c'x e	0,000 013 50 x c'x e	0,000 009 00 x c'x e	0,000 004 50 x c'x e	0,000 017 85 x c'x e	»
»	10°	0,000 019 16 x c'x e	0,000 026 19 x c'x e	0,000 031 30 x c'x e	0,000 015 33 x c'x e	0,000 010 22 x c'x e	0,000 005 11 x c'x e	0,000 017 85 x c'x e	
»	15°	0,000 020 60 x c'x e	0,000 027 77 x c'x e	0,000 033 74 x c'x e	0,000 017 90 x c'x e	0,000 011 95 x c'x e	0,000 005 97 x c'x e	0,000 017 85 x c'x e	
»	20°	0,000 022 40 x c'x e	0,000 030 46 x c'x e	0,000 037 69 x c'x e	0,000 021 69 x c'x e	0,000 014 46 x c'x e	0,000 007 23 x c'x e	0,000 017 85 x c'x e	
43°	0°	0,000 015 87 x c'x e	0,000 023 81 x c'x e	0,000 027 78 x c'x e	0,000 011 91 x c'x e	0,000 007 94 x c'x e	0,000 003 97 x c'x e	0,000 016 25 x c'x e	0,000 008 13 x c'x e
»	5°	0,000 017 30 x c'x e	0,000 024 60 x c'x e	0,000 028 90 x c'x e	0,000 013 20 x c'x e	0,000 008 80 x c'x e	0,000 004 40 x c'x e	0,000 017 81 x c'x e	»
»	10°	0,000 018 75 x c'x e	0,000 025 58 x c'x e	0,000 030 85 x c'x e	0,000 014 92 x c'x e	0,000 009 95 x c'x e	0,000 004 97 x c'x e	0,000 017 81 x c'x e	
»	15°	0,000 020 07 x c'x e	0,000 026 97 x c'x e	0,000 032 74 x c'x e	0,000 017 31 x c'x e	0,000 011 54 x c'x e	0,000 005 77 x c'x e	0,000 017 81 x c'x e	
»	20°	0,000 021 84 x c'x e	0,000 029 46 x c'x e	0,000 036 39 x c'x e	0,000 020 79 x c'x e	0,000 013 86 x c'x e	0,000 006 93 x c'x e	0,000 017 81 x c'x e	
44°	0°	0,000 015 59 x c'x e	0,000 023 39 x c'x e	0,000 027 29 x c'x e	0,000 011 70 x c'x e	0,000 007 80 x c'x e	0,000 003 90 x c'x e	0,000 016 25 x c'x e	0,000 008 13 x c'x e
»	5°	0,000 016 98 x c'x e	0,000 024 01 x c'x e	0,000 028 31 x c'x e	0,000 012 91 x c'x e	0,000 008 61 x c'x e	0,000 004 30 x c'x e	0,000 017 78 x c'x e	»
»	10°	0,000 018 39 x c'x e	0,000 025 02 x c'x e	0,000 029 86 x c'x e	0,000 014 53 x c'x e	0,000 009 69 x c'x e	0,000 004 84 x c'x e	0,000 017 78 x c'x e	
»	15°	0,000 019 61 x c'x e	0,000 026 26 x c'x e	0,000 031 85 x c'x e	0,000 016 77 x c'x e	0,000 011 18 x c'x e	0,000 005 59 x c'x e	0,000 017 78 x c'x e	
»	20°	0,000 021 36 x c'x e	0,000 028 58 x c'x e	0,000 035 24 x c'x e	0,000 019 98 x c'x e	0,000 013 32 x c'x e	0,000 006 66 x c'x e	0,000 017 78 x c'x e	
45°	0°	0,000 015 31 x c'x e	0,000 022 98 x c'x e	0,000 026 81 x c'x e	0,000 011 49 x c'x e	0,000 007 66 x c'x e	0,000 003 83 x c'x e	0,000 016 25 x c'x e	0,000 008 13 x c'x e
»	5°	0,000 016 67 x c'x e	0,000 023 63 x c'x e	0,000 027 85 x c'x e	0,000 012 65 x c'x e	0,000 008 43 x c'x e	0,000 004 22 x c'x e	0,000 017 75 x c'x e	»
»	10°	0,000 018 02 x c'x e	0,000 024 46 x c'x e	0,000 029 18 x c'x e	0,000 014 16 x c'x e	0,000 009 44 x c'x e	0,000 004 72 x c'x e	0,000 017 75 x c'x e	
»	15°	0,000 019 42 x c'x e	0,000 025 77 x c'x e	0,000 031 19 x c'x e	0,000 016 25 x c'x e	0,000 010 83 x c'x e	0,000 005 41 x c'x e	0,000 017 75 x c'x e	
»	20°	0,000 020 90 x c'x e	0,000 027 75 x c'x e	0,000 034 16 x c'x e	0,000 019 23 x c'x e	0,000 012 82 x c'x e	0,000 006 41 x c'x e	0,000 017 75 x c'x e	

1er Exemple.

Déterminer le diamètre de la section transversale cylindrique des tirants en fer d'une ferme d'une portée 2 c' égale à 10 mètres. La couverture étant en zinc, l'écartement e des fermes étant de 3 mètres, l'angle A formé par l'arbalétrier et l'horizon étant égal à 20 degrés, l'angle B formé par le tirant AE et l'horizon étant égal à 5 degrés.

En cherchant dans les formules précédentes (87) qui ont rapport aux tirants en fer des charpentes couvertes en zinc, on trouve, en regard de la valeur de 20 degrés de l'angle A et de celle de 5 degrés de l'angle B :

Pour la section transversale du tirant EE $\dfrac{d^2}{1.273} = 0,000\ 018\ 24 \times c'\times e$

____ ⅋ ____ ⅋ HE $\dfrac{d^2}{1.273} = 0,000\ 027\ 06 \times c'\times e$

____ ⅋ ____ „ AH $\dfrac{d^2}{1.273} = 0,000\ 032\ 29 \times c'\times e$

____ ⅋ ____ „ BG $\dfrac{d^2}{1.273} = 0,000\ 015\ 69 \times c'\times e$

____ „ ____ „ EG $\dfrac{d^2}{1.273} = 0,000\ 010\ 46 \times c'\times e$

____ „ ____ „ CH et CG $\dfrac{d^2}{1.273} = 0,000\ 005\ 23 \times c'\times e$

En remplaçant les lettres par leurs valeurs, on a :

Pour le tirant EE $\dfrac{d^2}{1.273} = 0,000\ 018\ 24 \times 5,00 \times 3,00$ d'où $d = 0,^m\ 019$

____ ⅋ ____ HE $\dfrac{d^2}{1.273} = 0,000\ 027\ 06 \times 5,00 \times 3,00$ d'où $d = 0^m\ 023$

____ . ____ AH $\dfrac{d^2}{1.273} = 0,000\ 032\ 29 \times 5,00 \times 3,00$ d'où $d = 0^m\ 025$

____ . ____ BG $\dfrac{d^2}{1.273} = 0,000\ 015\ 69 \times 5,00 \times 3,00$ d'où $d = 0^m\ 018$

____ . ____ EG $\dfrac{d^2}{1.175} = 0,000\ 010\ 46 \times 5,00 \times 3,00$ d'où $d = 0^m\ 015$

____ „ ____ CH et CG $\dfrac{d^2}{1.175} = 0,000\ 005\ 23 \times 5,00 \times 3,00$ d'où $d = 0^m\ 010$.

2ème Exemple.

Déterminer les dimensions de la section transversale, en forme de croix, des contre-fiches en fer d'une ferme d'une portée 2 c' égale à 10 mètres. La couverture étant en zinc, l'écartement e des fermes étant de 3 mètres, l'angle A formé par l'arbalétrier et l'horizon étant égal à 20 degrés, l'angle B formé par le tirant AE et l'horizon étant égal à 5 degrés.

En cherchant dans les formules précédentes (87) qui ont rapport aux contre-fiches en fer des charpentes couvertes en zinc, on trouve, pour des contre-fiches à section rectangulaire, en regard de la valeur de 20 degrés de l'angle A et de celle de 5 degrés de l'angle B :

Pour la contre-fiche CE ____ $ab = 0,000\ 009\ 79 \times c'\times e$

____ ⅋ ____ FG et DH. $ab = 0,000\ 004\ 06 \times c'\times e$

Si l'on fait la section transversale carrée, a sera alors égal à b, et l'on aura, en remplaçant les lettres par leurs valeurs :

Pour la contre-fiche CE $b^2 = 0,000\ 009\ 79 \times 5,00 \times 3,00$ d'où $b^2 = 0^{m}\ 000\ 147$

——— id ———   FG et DH $b^2 = 0,000\ 004\ 06 \times 5,00 \times 3,00$ d'où $b^2 = 0^{m}\ 000\ 060$

On construira ensuite les contre-fiches suivant la forme demandée ci-dessus, en donnant à leurs sections transversales des surfaces égales à celles trouvées.

Les dimensions de la section transversale cylindrique ou rectangulaire des contre-fiches étant fort petites par rapport à leur longueur, il est à craindre alors que la charge qu'elles supportent les fasse fléchir ; on remédie à cet inconvénient en leur donnant une forme telle que leur section transversale présente une croix.

3ème Exemple.

Déterminer les dimensions de la section transversale rectangulaire des tirants en fer d'une ferme d'une portée 2c' égale à 10 mètres, cette section transversale étant telle, que $a = 0,70\ b$. La couverture étant en ardoises, l'écartement e des fermes étant de 4 mètres, l'angle A formé par l'arbalétrier et l'horizon étant égal à 35 degrés et l'angle B formé par le tirant AE et l'horizon étant égal à 10 degrés.

En cherchant dans les formules précédentes (87) qui ont rapport aux tirants en fer des charpentes couvertes en ardoises, on trouve en regard de la valeur de 35 degrés de l'angle A, et de celle de 10 degrés de l'angle B

Pour la section transversale du tirant EE ——— $ab = 0,000\ 017\ 46 \times c'\times e$

——— id ——— id ——— HE ——— $ab = 0,000\ 024\ 41 \times c'\times e$

——— id ——— " ——— AH ——— $ab = 0,000\ 029\ 34 \times c'\times e$

——— " ——— " ——— BG ——— $ab = 0,000\ 014\ 79 \times c'\times e$

——— " ——— " ——— EG ——— $ab = 0,000\ 009\ 86 \times c'\times e$

——— " ——— " ——— CH et CG $ab = 0,000\ 004\ 93 \times c'\times e$

Le côté a de la section transversale étant égal à 0,70 b, ab peut se remplacer par $0,70\ b \times b$ ou par $0,70\ b^2$. En remplaçant les autres lettres de ces formules par leurs valeurs, on aura :

Pour le tirant EE ——— $0,70\ b^2 = 0,000\ 017\ 46 \times 5,00 \times 4,00$ d'où $b = 0^m\ 023$ et $a = 0^m\ 016$

——— id ——— HE ——— $0,70\ b^2 = 0,000\ 024\ 41 \times 5,00 \times 4,00$ id $b = 0^m\ 027$ " $a = 0^m\ 019$

——— " ——— AH ——— $0,70\ b^2 = 0,000\ 029\ 34 \times 5,00 \times 4,00$ " $b = 0^m\ 029$ " $a = 0^m\ 020$

——— " ——— BG ——— $0,70\ b^2 = 0,000\ 014\ 79 \times 5,00 \times 4,00$ " $b = 0^m\ 021$ " $a = 0^m\ 015$

——— " ——— EG ——— $0,70\ b^2 = 0,000\ 009\ 86 \times 5,00 \times 4,00$ " $b = 0^m\ 017$ " $a = 0,012$

——— " ——— CH et CG $0,70\ b^2 = 0,000\ 004\ 93 \times 5,00 \times 4,00$ " $b = 0^m\ 012$ " $a = 0,008$

VIII.

Observations sur les charpentes précédentes.

88. — Les équarrissages des tirants en fer des fermes précédentes sont assez forts pour résister aux changements ordinaires de température. On montera cependant ces fermes, autant que possible, au moment où la température est peu élevée.

89. — La longueur des tirants AE et EB ou AH, HE, EG, GB et GC doit être réglée de telle façon, que lorsque les fermes sont montées, les arbalétriers aient aux points C, ou D, C et F et en dessus la flexion qui serait produite par les efforts transmis par les contre-fiches correspondantes.

Lorsque les fermes sont mises en place, on les règle définitivement en allongeant ou en raccourcissant le tirant EE à l'aide d'un tendeur disposé ainsi que l'indique le dessin ci-contre.

90. — Les tirants sont réunis par des plaques en fer forgé et terminés par une partie élargie percée d'un trou rond dans lequel on fait passer un boulon qui traverse les plaques.

Les arbalétriers sont assemblés dans leur partie supérieure à l'aide d'une boîte en fonte après laquelle vient s'attacher l'aiguille qui supporte le tirant EE. Les extrémités inférieures de ces arbalétriers sont engagées dans des sabots en fonte, ainsi que l'indique le dessin ci-contre. On peut supprimer ces sabots lorsque la chappe après laquelle vient s'attacher le tirant inférieur fait le tour du pied de l'arbalétrier.

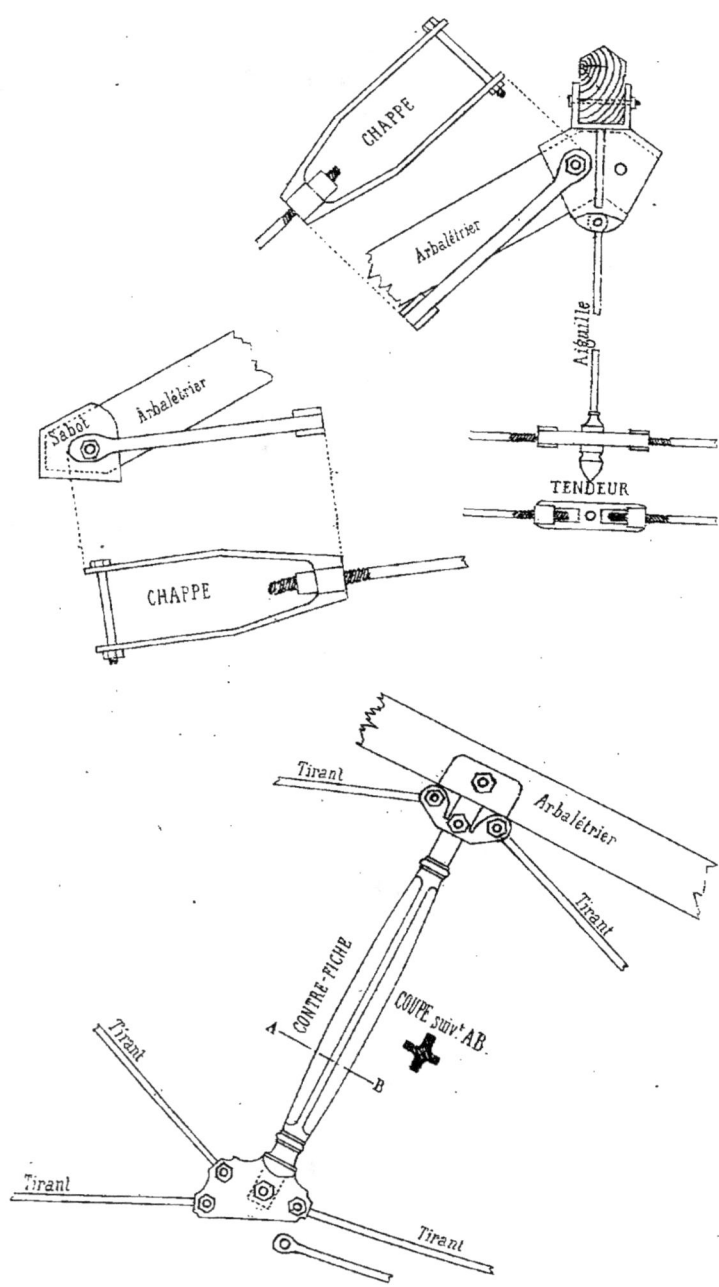

CHAPPE

Arbalétrier

Aiguille

TENDEUR

Sabot

Arbalétrier

CHAPPE

Tirant

Arbalétrier

CONTRE-FICHE

COUPE suiv. AB

A

B

Tirant

Tirant

Tirant

Tirant

Tirant

Elévation

d'une ferme à 2 contre-fiches.

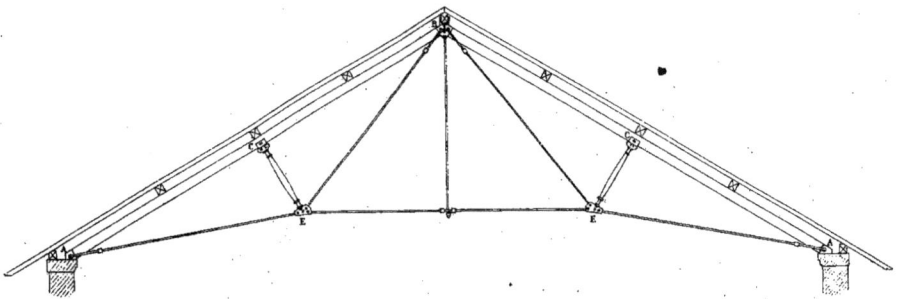

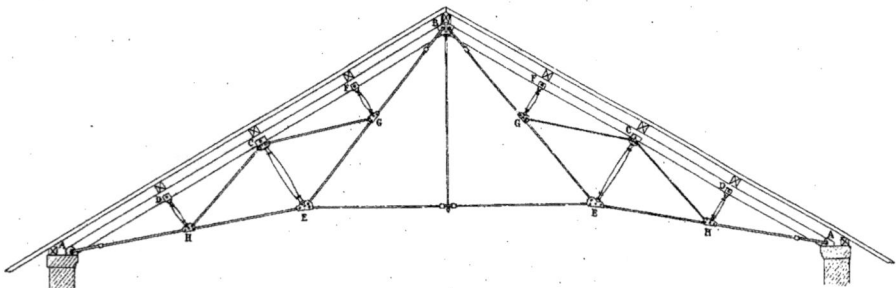

Elévation
d'une ferme à six contre-fiches.

IX

91. — Formules pratiques pour déterminer approximativement les dimensions de la section transversale rectangulaire des pannes en bois.

	en tuiles creuses maçonnées	La Couverture étant en tuiles creuses non maçonnées	en tuiles plates	en ardoises	ou en tôle zinc galvanisée
1° Les pannes étant espacées de 1m.00 et étant en bois brut	$ab^2 = 0,000\,214\,30 \times e^2$	$ab^2 = 0,000\,171\,44 \times e^2$	$ab^2 = 0,000\,139\,30 \times e^2$	$ab^2 = 0,000\,107\,15 \times e^2$	$ab^2 = 0,000\,069\,65 \times e^2$
id. — id. — choisi grossièrem.t équarri	$ab^2 = 0,000\,187\,50 \times e^2$	$ab^2 = 0,000\,150\,00 \times e^2$	$ab^2 = 0,000\,121\,88 \times e^2$	$ab^2 = 0,000\,093\,75 \times e^2$	$ab^2 = 0,000\,060\,94 \times e^2$
de choix à vives arêtes	$ab^2 = 0,000\,150\,00 \times e^2$	$ab^2 = 0,000\,120\,00 \times e^2$	$ab^2 = 0,000\,097\,50 \times e^2$	$ab^2 = 0,000\,075\,00 \times e^2$	$ab^2 = 0,000\,048\,75 \times e^2$
2° Les pannes étant espacées de 1m.25 et étant en bois brut	$ab^2 = 0,000\,267\,87 \times e^2$	$ab^2 = 0,000\,214\,30 \times e^2$	$ab^2 = 0,000\,173\,58 \times e^2$	$ab^2 = 0,000\,133\,93 \times e^2$	$ab^2 = 0,000\,086\,79 \times e^2$
id. — id. — choisi grossièrem.t équarri	$ab^2 = 0,000\,234\,37 \times e^2$	$ab^2 = 0,000\,187\,50 \times e^2$	$ab^2 = 0,000\,151\,88 \times e^2$	$ab^2 = 0,000\,117\,18 \times e^2$	$ab^2 = 0,000\,075\,94 \times e^2$
de choix à vives arêtes	$ab^2 = 0,000\,187\,50 \times e^2$	$ab^2 = 0,000\,150\,00 \times e^2$	$ab^2 = 0,000\,121\,50 \times e^2$	$ab^2 = 0,000\,093\,75 \times e^2$	$ab^2 = 0,000\,060\,75 \times e^2$
3° Les pannes étant espacées de 1m.50 et étant en bois brut	$ab^2 = 0,000\,321\,75 \times e^2$	$ab^2 = 0,000\,257\,16 \times e^2$	$ab^2 = 0,000\,208\,94 \times e^2$	$ab^2 = 0,000\,160\,71 \times e^2$	$ab^2 = 0,000\,105\,00 \times e^2$
id. — id. — choisi grossièrem.t équarri	$ab^2 = 0,000\,281\,25 \times e^2$	$ab^2 = 0,000\,225\,00 \times e^2$	$ab^2 = 0,000\,182\,81 \times e^2$	$ab^2 = 0,000\,140\,62 \times e^2$	$ab^2 = 0,000\,091\,87 \times e^2$
de choix à vives arêtes	$ab^2 = 0,000\,225\,00 \times e^2$	$ab^2 = 0,000\,180\,00 \times e^2$	$ab^2 = 0,000\,146\,25 \times e^2$	$ab^2 = 0,000\,112\,50 \times e^2$	$ab^2 = 0,000\,073\,50 \times e^2$
4° Les pannes étant espacées de 1m.75 et étant en bois brut	$ab^2 = 0,000\,375\,00 \times e^2$	$ab^2 = 0,000\,300\,00 \times e^2$	$ab^2 = 0,000\,244\,10 \times e^2$	$ab^2 = 0,000\,187\,50 \times e^2$	$ab^2 = 0,000\,122\,15 \times e^2$
id. — id. — choisi grossièrem.t équarri	$ab^2 = 0,000\,328\,12 \times e^2$	$ab^2 = 0,000\,262\,50 \times e^2$	$ab^2 = 0,000\,213\,75 \times e^2$	$ab^2 = 0,000\,164\,06 \times e^2$	$ab^2 = 0,000\,106\,87 \times e^2$
de choix à vives arêtes	$ab^2 = 0,000\,262\,50 \times e^2$	$ab^2 = 0,000\,210\,00 \times e^2$	$ab^2 = 0,000\,171\,00 \times e^2$	$ab^2 = 0,000\,131\,25 \times e^2$	$ab^2 = 0,000\,085\,50 \times e^2$
5° Les pannes étant espacées de 2m.00 et étant en bois brut	$ab^2 = 0,000\,428\,60 \times e^2$	$ab^2 = 0,000\,342\,88 \times e^2$	$ab^2 = 0,000\,278\,59 \times e^2$	$ab^2 = 0,000\,214\,30 \times e^2$	$ab^2 = 0,000\,139\,29 \times e^2$
id. — id. — choisi grossièrem.t équarri	$ab^2 = 0,000\,375\,00 \times e^2$	$ab^2 = 0,000\,300\,00 \times e^2$	$ab^2 = 0,000\,243\,75 \times e^2$	$ab^2 = 0,000\,187\,50 \times e^2$	$ab^2 = 0,000\,121\,87 \times e^2$
de choix à vives arêtes	$ab^2 = 0,000\,300\,00 \times e^2$	$ab^2 = 0,000\,240\,00 \times e^2$	$ab^2 = 0,000\,195\,00 \times e^2$	$ab^2 = 0,000\,150\,00 \times e^2$	$ab^2 = 0,000\,097\,50 \times e^2$
6° Les pannes étant espacées de 2m.25 et étant en bois brut	$ab^2 = 0,000\,482\,07 \times e^2$	$ab^2 = 0,000\,385\,74 \times e^2$	$ab^2 = 0,000\,313\,95 \times e^2$	$ab^2 = 0,000\,241\,09 \times e^2$	$ab^2 = 0,000\,157\,51 \times e^2$
id. — id. — choisi grossièrem.t équarri	$ab^2 = 0,000\,421\,87 \times e^2$	$ab^2 = 0,000\,337\,50 \times e^2$	$ab^2 = 0,000\,275\,62 \times e^2$	$ab^2 = 0,000\,210\,94 \times e^2$	$ab^2 = 0,000\,137\,81 \times e^2$
de choix à vives arêtes	$ab^2 = 0,000\,337\,50 \times e^2$	$ab^2 = 0,000\,270\,00 \times e^2$	$ab^2 = 0,000\,219\,75 \times e^2$	$ab^2 = 0,000\,168\,75 \times e^2$	$ab^2 = 0,000\,115\,25 \times e^2$
7° Les pannes étant espacées de 2m.50 et étant en bois brut	$ab^2 = 0,000\,535\,75 \times e^2$	$ab^2 = 0,000\,428\,60 \times e^2$	$ab^2 = 0,000\,348\,31 \times e^2$	$ab^2 = 0,000\,267\,87 \times e^2$	$ab^2 = 0,000\,174\,55 \times e^2$
id. — id. — choisi grossièrem.t équarri	$ab^2 = 0,000\,468\,75 \times e^2$	$ab^2 = 0,000\,375\,00 \times e^2$	$ab^2 = 0,000\,305\,625 \times e^2$	$ab^2 = 0,000\,234\,37\,80 \times e^2$	$ab^2 = 0,000\,132\,81\,50 \times e^2$
de choix à vives arêtes	$ab^2 = 0,000\,375\,00 \times e^2$	$ab^2 = 0,000\,300\,00 \times e^2$	$ab^2 = 0,000\,245\,00 \times e^2$	$ab^2 = 0,000\,187\,50 \times e^2$	$ab^2 = 0,000\,122\,50 \times e^2$

92. — Formules pratiques pour déterminer approximativement les dimensions de la section transversale rectangulaire des pannes encastrées en fer forgé.

Les pannes étant fixées sur tous les arbalétriers et espacées

	La couverture étant		
	en tuiles plates.	en ardoises.	en zinc ou en tôle galvanisée
de 1m.00	$ab^2 = 0,000\ 015\ 63 \times e^2$	$ab^2 = 0,000\ 012\ 50 \times e^2$	$ab^2 = 0,000\ 008\ 13 \times e^2$
de 1m.25	$ab^2 = 0,000\ 019\ 53 \times e^2$	$ab^2 = 0,000\ 015\ 63 \times e^2$	$ab^2 = 0,000\ 010\ 16 \times e^2$
de 1,50	$ab^2 = 0,000\ 023\ 44 \times e^2$	$ab^2 = 0,000\ 018\ 75 \times e^2$	$ab^2 = 0,000\ 012\ 20 \times e^2$
de 1,75	$ab^2 = 0,000\ 027\ 34 \times e^2$	$ab^2 = 0,000\ 021\ 88 \times e^2$	$ab^2 = 0,000\ 014\ 22 \times e^2$
de 2m.00	$ab^2 = 0,000\ 031\ 26 \times e^2$	$ab^2 = 0,000\ 025\ 00 \times e^2$	$ab^2 = 0,000\ 016\ 26 \times e^2$
de 2,25	$ab^2 = 0,000\ 035\ 16 \times e^2$	$ab^2 = 0,000\ 028\ 13 \times e^2$	$ab^2 = 0,000\ 018\ 28 \times e^2$
de 2,50	$ab^2 = 0,000\ 039\ 06 \times e^2$	$ab^2 = 0,000\ 031\ 26 \times e^2$	$ab^2 = 0,000\ 020\ 32 \times e^2$

Les dimensions que l'on obtient à l'aide des formules précédentes ne s'appliquent qu'aux pannes dans lesquelles on ne doit faire aucun assemblage de nature à altérer leur résistance. Si on était forcé de faire de tels assemblages, on augmenterait alors assez leur dimension transversale pour qu'elles puissent résister avec sécurité à la charge qu'elles doivent supporter.

1er Exemple.

Déterminer les dimensions d'une panne en bois de choix à vives arêtes d'une section transversale rectangulaire telle, que $a = 0.70\,b$. La couverture de la charpente étant en ardoises, les pannes étant espacées de 2 mètres et l'écartement e des fermes étant de 3 mètres.

En cherchant dans les formules précédentes (91) qui ont rapport aux pannes, espacées de 2m.00, des charpentes en bois de choix couvertes en ardoises, on trouve la formule suivante :

$$ab^2 = 0,000\ 150\ 00 \times e^2$$

Si on remplace la lettre e^2 par sa valeur, on a :

$$ab^2 = 0,000\ 150\ 00 \times 9.00$$

Comme a est égal à $0.70\,b$ on pourra mettre $0.70\,b \times b^2$ ou $0.70\,b^3$ à la place de ab^2 et l'on aura :

$$0.70\,b^3 = 0,000\ 150\ 00 \times 9.00 \quad \text{d'où } b = 0^m125 \text{ et } a = 0^m125 \times 0.70 = 0^m088$$

2ème Exemple.

Déterminer les dimensions d'une panne en fer forgé encastrée à ses extrémités, d'une section transversale rectangulaire telle, que a = 0,40 b. La couverture de la charpente étant en zinc, les pannes étant espacées de 2 mètres, et l'écartement e des fermes étant de 3 mètres.

En cherchant dans les formules précédentes (92) qui ont rapport aux pannes en fer des charpentes couvertes en zinc, on trouve la formule suivante:

$$a b^2 = 0,000\ 016\ 26 \times e^2$$

Si on remplace e par sa valeur, on a :

$$a b^2 = 0,000\ 016\ 26 \times 9,00$$

Comme a est égal à 0,40 b on pourra mettre $0,40.b \times b^2$, ou $0,40 b^3$ à la place de $a b^2$, et l'on aura :

$$0,40 b^3 = 0,000\ 016\ 26 \times 9,00$$

d'où $b = 0^m 072$ et $a = 0^m 072 \times 0,40 = 0^m 029$.

-X.

93. _ Formules pratiques pour déterminer approximativement les dimensions de la section transversale rectangulaire des solives et des poutres en bois qui composent les charpentes des planchers.

a et b. _ Même valeur que précédemment.
C. Demi-portée des solives ou des poutres.
P. Charge que doivent supporter, par mètre courant, les solives ou les poutres.

1°. _ Si les solives ou les poutres sont en bois brut.

Et si l'on fait $a = b$ ___ on aura $b^3 = 0,000\ 004\ 29 \times P \times c^2$

___ id ___ $a = 0,90\ b$ ___ id ___ $b^3 = 0,000\ 004\ 77 \times P \times c^2$

___ " ___ $a = 0,80\ b$ ___ " ___ $b^3 = 0,000\ 005\ 36 \times P \times c^2$

2°. _ Si les solives ou les poutres sont en bois choisi grossièrement équarri.

Et si l'on fait $a = b$ ___ on aura $b^3 = 0,000\ 003\ 75 \times P \times c^2$

___ id. ___ $a = 0,90\ b$ ___ id ___ $b^3 = 0,000\ 004\ 17 \times P \times c^2$

___ . ___ $a = 0,80\ b$ ___ " ___ $b^3 = 0,000\ 004\ 69 \times P \times c^2$

___ " ___ $a = 0,75\ b$ ___ " ___ $b^3 = 0,000\ 005\ 00 \times P \times c^2$

___ " ___ $a = 0,70\ b$ ___ " ___ $b^3 = 0,000\ 005\ 36 \times P \times c^2$

___ " ___ $a = 0,60\ b$ ___ " ___ $b^3 = 0,000\ 006\ 25 \times P \times c^2$

___ " ___ $a = 0,50\ b$ ___ " ___ $b^3 = 0,000\ 007\ 50 \times P \times c^2$

3°. Si les solives ou les poutres sont en bois de choix à vives arêtes,

Et si l'on fait $a = b$ ___ on aura $b^3 = 0,000\ 003\ 00 \times P \times c^2$

___ id ___ $a = 0,90\ b$ ___ id ___ $b^3 = 0,000\ 003\ 33 \times P \times c^2$

___ " ___ $a = 0,80\ b$ ___ " ___ $b^3 = 0,000\ 003\ 75 \times P \times c^2$

___ " ___ $a = 0,75\ b$ ___ " ___ $b^3 = 0,000\ 004\ 00 \times P \times c^2$

___ . ___ $a = 0,70\ b$ ___ . ___ $b^3 = 0,000\ 004\ 29 \times P \times c^2$

___ . ___ $a = 0,60\ b$ ___ . ___ $b^3 = 0,000\ 005\ 00 \times P \times c^2$

___ " ___ $a = 0,50\ b$ ___ . ___ $b^3 = 0,000\ 006\ 00 \times P \times c^2$

___ . ___ $a = 0,40\ b$ ___ " ___ $b^3 = 0,000\ 007\ 50 \times P \times c^2$

___ " ___ $a = 0,30\ b$ ___ " ___ $b^3 = 0,000\ 010\ 00 \times P \times c^2$

___ . ___ $a = 0,20\ b$ ___ . ___ $b^3 = 0,000\ 015\ 00 \times P \times c^2$

Et si l'on fait $a = 0,10 b$ on aura $b^3 = 0,000\ 030\ 00 \times P \times c^2$

Les dimensions que l'on obtient à l'aide des formules précédentes ne s'appliquent qu'aux poutres et aux solives, dans lesquelles on ne doit faire aucun assemblage de nature à altérer leur résistance. Si on était forcé d'y faire de tels assemblages, on augmenterait alors leurs dimensions transversales, pour qu'elles puissent résister avec sécurité à la charge qu'elles doivent supporter.

1er Exemple.

Déterminer les dimensions d'une solive en bois brut et de section transversale telle, que $a = 0,80 b$, le plancher devant supporter une charge P de 400 kilogrammes par mètre superficiel, les solives étant espacées de 0m 33 et ayant une demi-portée c de 2 mètres.

Si les solives sont espacées de 0m 33, il y en aura trois par mètre de largeur de plancher; chaque solive ne portera par conséquent par mètre courant que le tiers de la charge par mètre superficiel de plancher, ou 133 kilogr.

En cherchant dans les formules ci-dessus, on trouve pour les solives en bois brut; et en regard de $a = 0.80 b$:

$$b^3 = 0,000\ 005\ 36 \times P \times c^2$$

Si on remplace les lettres de cette formule par leurs valeurs, on a :

$$b^3 = 0,000\ 005\ 36 \times 133^k \times 4,00$$

d'où $b^3 = 0,002\ 852$, et par suite $b = 0m\ 142$ et $a = 0m\ 142 \times 0,80 = 0m\ 114$

2ème Exemple.

Déterminer les dimensions d'une poutre en bois choisi grossièrement équarri, de section transversale telle, que $a = 0.70 b$, d'une demi-portée c de 6 mètres et devant supporter une charge P de 800 kilogrammes par mètre courant.

En cherchant dans les formules précédentes qui ont rapport aux poutres en bois choisi grossièrement équarri, on trouve en regard de $a = 0.70 b$:

$$b^3 = 0.000\ 005\ 36 \times P \times c^2$$

Si on remplace les lettres de cette formule par leurs valeurs, on a :

$$b^3 = 0,000\ 005\ 36 \times 800^k \times 36,00$$

d'où $b^3 = 0,154\ 368$ et par suite $b = 0m\ 537$ et $a = 0m\ 537 \times 0,70 = 0m\ 376$.

XI.

Pièce posée sur deux appuis, renforcée par un poinçon inférieur et deux tirants en fer et chargée sur toute sa longueur d'un poids P par mètre courant.

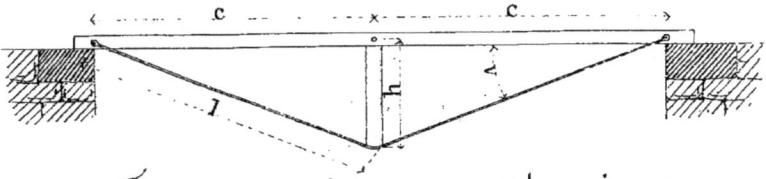

94. — Formules pratiques pour déterminer approximativement les dimensions de la section transversale rectangulaire de la pièce.

1°. La pièce étant en bois brut.

Et si l'on fait $a = b$ ——— on aura $b^3 = 0,000\ 002\ 14 \times P \times c^2$

——— is ——— $a = 0,90\ b$ —is— $b^3 = 0,000\ 002\ 38 \times P \times c^2$

——— " ——— $a = 0,75\ b$ —, ——— $b^3 = 0,000\ 002\ 85 \times P \times c^2$

2°. La pièce étant en bois choisi grossièrement équarri.

Et si l'on fait $a = b$ ——— on aura $b^3 = 0,000\ 001\ 88 \times P \times c^2$

——— is ——— $a = 0,90\ b$ —is— $b^3 = 0,000\ 002\ 09 \times P \times c^2$

——— " ——— $a = 0,80\ b$ — " — $b^3 = 0,000\ 002\ 35 \times P \times c^2$

——— " ——— $a = 0,75\ b$ — " — $b^3 = 0,000\ 002\ 51 \times P \times c^2$

——— " ——— $a = 0,70\ b$ —, — $b^3 = 0,000\ 002\ 69 \times P \times c^2$

——— , ——— $a = 0,60\ b$ —, ——— $b^3 = 0,000\ 003\ 13 \times P \times c^2$

——— " ——— $a = 0,50\ b$ —, — $b^3 = 0,000\ 003\ 76 \times P \times c^2$

3°. La pièce étant en bois de choix à vives arêtes.

Et si l'on fait $a = b$ ——— on aura $b^3 = 0,000\ 001\ 50 \times P \times c^2$

——— is ——— $a = 0,90\ b$ —is— $b^3 = 0,000\ 001\ 66 \times P \times c^2$

——— , ——— $a = 0,80\ b$ — " — $b^3 = 0,000\ 001\ 88 \times P \times c^2$

——— , ——— $a = 0,75\ b$ — " — $b^3 = 0,000\ 002\ 00 \times P \times c^2$

——— , ——— $a = 0,70\ b$ — " — $b^3 = 0,000\ 002\ 14 \times P \times c^2$

——— , ——— $a = 0,60\ b$ — " — $b^3 = 0,000\ 002\ 50 \times P \times c^2$

——— " ——— $a = 0,50\ b$ —, — $b^3 = 0,000\ 003\ 00 \times P \times c^2$

4°. La pièce étant en fer forgé.

Et si l'on fait $a = b$ ———— on aura $b^3 = 0,000\ 000\ 25 \times P \times c^2$

———— id ———— $a = 0,95\ b$ —— id — $b^3 = 0,000\ 000\ 26 \times P \times c^2$

———— " ———— $a = 0,90\ b$ —— " — $b^3 = 0,000\ 000\ 28 \times P \times c^2$

———— " ———— $a = 0,85\ b$ —— " — $b^3 = 0,000\ 000\ 29 \times P \times c^2$

———— " ———— $a = 0,80\ b$ —— " — $b^3 = 0,000\ 000\ 31 \times P \times c^2$

———— " ———— $a = 0,75\ b$ —— " — $b^3 = 0,000\ 000\ 33 \times P \times c^2$

———— " ———— $a = 0,70\ b$ —— " — $b^3 = 0,000\ 000\ 36 \times P \times c^2$

———— " ———— $a = 0,65\ b$ —— " — $b^3 = 0,000\ 000\ 38 \times P \times c^2$

———— " ———— $a = 0,60\ b$ —— " — $b^3 = 0,000\ 000\ 42 \times P \times c^2$

———— " ———— $a = 0,55\ b$ —— " — $b^3 = 0,000\ 000\ 45 \times P \times c^2$

———— " ———— $a = 0,50\ b$ —— " — $b^3 = 0,000\ 000\ 50 \times P \times c^2$

———— " ———— $a = 0,45\ b$ —— " — $b^3 = 0,000,000\ 56 \times P \times c^2$

———— " ———— $a = 0,40\ b$ —— " — $b^3 = 0,000\ 000\ 63 \times P \times c^2$

———— " ———— $a = 0,35\ b$ —— " — $b^3 = 0,000\ 000\ 71 \times P \times c^2$

———— " ———— $a = 0,30\ b$ —— " — $b^3 = 0,000\ 000\ 83 \times P \times c^2$

———— " ———— $a = 0,25\ b$ —— " — $b^3 = 0,000\ 001\ 00 \times P \times c^2$

———— " ———— $a = 0,20\ b$ —— " — $b^3 = 0,000\ 001\ 25 \times P \times c^2$

———— " ———— $a = 0,15\ b$ —— " — $b^3 = 0,000\ 001\ 67 \times P \times c^2$

———— " ———— $a = 0,10\ b$ —— " — $b^3 = 0,000\ 002\ 50 \times P \times c^2$

———— " ———— $a = 0,05\ b$ —— " — $b^3 = 0,000\ 005\ 00 \times P \times c^2$

---

95. — Formules pratiques pour déterminer approximativement les dimensions de la section transversale rectangulaire et cylindrique des tirants en fer forgé.

Si la section transversale est rectangulaire;

Et si l'on fait $a = b$, ———— on aura $b^3 = 0,000\ 000\ 042 \times \frac{1}{h} \times P \times c$

———— id ———— $a = 0,95\ b$ —— id — $b^3 = 0,000\ 000\ 044 \times \frac{1}{h} \times P \times c$

———— " ———— $a = 0,90\ b$ —— " — $b^3 = 0,000\ 000\ 047 \times \frac{1}{h} \times P \times c$

———— " ———— $a = 0,85\ b$ —— " — $b^3 = 0,000\ 000\ 049 \times \frac{1}{h} \times P \times c$

———— " ———— $a = 0,80\ b$ —— " — $b^3 = 0,000\ 000\ 053 \times \frac{1}{h} \times P \times c$

———— " ———— $a = 0,75\ b$ —— " — $b^3 = 0,000\ 000\ 056 \times \frac{1}{h} \times P \times c$

———— " ———— $a = 0,70\ b$ —— " — $b^3 = 0,000\ 000\ 060 \times \frac{1}{h} \times P \times c$

———— " ———— $a = 0,65\ b$ —— " — $b^3 = 0,000\ 000\ 065 \times \frac{1}{h} \times P \times c$

Et si l'on fait $a = 0,60\ b$ on aura $b^3 = 0,000\ 000\ 070 \times \frac{1}{h} \times P \times c$

_____ id _____ $a = 0,55\ b$ _____ id _____ $b^3 = 0,000\ 000\ 076 \times \frac{1}{h} \times P \times c$

_____ " _____ $a = 0,50\ b$ _____ " _____ $b^3 = 0,000\ 000\ 084 \times \frac{1}{h} \times P \times c$

_____ " _____ $a = 0,45\ b$ _____ " _____ $b^3 = 0,000\ 000\ 093 \times \frac{1}{h} \times P \times c$

_____ " _____ $a = 0,40\ b$ _____ " _____ $b^3 = 0,000\ 001\ 05 \times \frac{1}{h} \times P \times c$

_____ " _____ $a = 0,35\ b$ _____ " _____ $b^3 = 0,000\ 001\ 20 \times \frac{1}{h} \times P \times c$

_____ " _____ $a = 0,30\ b$ _____ " _____ $b^3 = 0,000\ 001\ 40 \times \frac{1}{h} \times P \times c$

_____ " _____ $a = 0,25\ b$ _____ " _____ $b^3 = 0,000\ 001\ 68 \times \frac{1}{h} \times P \times c$

_____ " _____ $a = 0,20\ b$ _____ " _____ $b^3 = 0,000\ 002\ 10 \times \frac{1}{h} \times P \times c$

_____ " _____ $a = 0,15\ b$ _____ " _____ $b^3 = 0,000\ 002\ 80 \times \frac{1}{h} \times P \times c$

_____ " _____ $a = 0,10\ b$ _____ " _____ $b^3 = 0,000\ 004\ 20 \times \frac{1}{h} \times P \times c$

_____ " _____ $a = 0,05\ b$ _____ " _____ $b^3 = 0,000\ 008\ 40 \times \frac{1}{h} \times P \times c$

Si la section transversale est cylindrique,

On aura : $d^2 = 0,000\ 000\ 053 \times \frac{1}{h} \times P \times c.$

Tableau des valeurs de $\frac{1}{h}$ des formules ci-dessus.

Valeurs de l'angle formé par la pièce et le tirant.	Valeurs de $\frac{1}{h}$	Valeurs de l'angle formé par la pièce et le tirant.	Valeurs de $\frac{1}{h}$	Valeurs de l'angle formé par la pièce et le tirant.	Valeurs de $\frac{1}{h}$
1°	57,306	8°	7,185	15°	3,863
2°	28,653	9°	6,393	16°	3,628
3°	19,106	10°	5,759	17°	3,420
4°	14,335	11°	5,241	18°	3,236
5°	11,473	12°	4,810	19°	3,072
6°	9,567	13°	4,445	20°	2,924
7°	8,205	14°	4,133	21°	2,790

96. — Formules pratiques pour déterminer approximativement les dimensions de la section transversale du poinçon.

La moitié de la charge totale $P \times 2c$ que la pièce supporte dans toute sa longueur étant supportée par le poinçon, on déterminera l'équarrissage de ce dernier à l'aide des formules du tableau XII, en remplaçant la lettre P de ces formules par P × C, c'est-à-dire par la moitié de la charge que doit supporter la pièce 2 C.

1er Exemple.

Déterminer les dimensions d'une pièce en bois de choix à vives arêtes, d'une longueur 2 C de 10 mètres, et d'une section transversale carrée. Cette pièce étant posée sur deux appuis, renforcée par un poinçon inférieur et par deux tirants en fer forgé, et chargée d'un poids P de 200 kilogrammes par mètre courant.

En cherchant dans les formules ci-dessous (94) qui ont rapport aux pièces de bois de choix à vives arêtes, on trouve en regard de $a = b$:

$$b^3 = 0,000\ 001\ 50 \times P \times C^2$$

Si on remplace les lettres de cette formule par leurs valeurs, on a :

$$b^3 = 0,000\ 001\ 50 \times 200 \times 25$$

Et par suite : $b = 0^m 20$ et $a = 0^m 20$.

2ème Exemple.

Déterminer les dimensions des tirants en fer forgé et de section transversale cylindrique de la pièce énoncée dans le 1er Exemple, l'angle A étant égal à 7 degrés.

En cherchant dans les formules ci-dessous (95) qui ont rapport aux tirants en fer de section transversale cylindrique, on trouve :

$$d^2 = 0,000\ 000\ 053 \times \frac{1}{h} \times P \times C$$

Si on remplace les lettres de cette formule par leurs valeurs, on a :

$$d^2 = 0,000\ 000\ 053 \times 8.205 \times 200^k \times 5.00$$

Et par suite : $d = 0^m 021$.

On trouve la valeur de $\frac{1}{h}$ dans le tableau qui se trouve à la suite des formules du N°. 95. L'angle A formé par la pièce et le tirant étant de 7 degrés, on trouve en regard de ce nombre $\frac{1}{h} = 8,205$.

3ème Exemple.

Déterminer l'équarrissage du poinçon en chêne fort de la pièce énoncée dans le 1er Exemple.

On déterminera d'abord la hauteur du poinçon, puis on le considérera comme un solide posé verticalement et chargé à sa partie supérieure d'un poids égal à P × c.

La hauteur du poinçon dont il s'agit étant de 0ᵐ 61, en cherchant dans les formules du tableau XII, on trouve dans la colonne qui a rapport au chêne fort, en regard de la hauteur de 1ᵐ 00, la plus rapprochée de celle du poinçon.

$$ab^3 = 0,389\ 863 \times P.$$

Si on remplace le poids P par celui qui exprime la charge du poinçon c'est-à-dire par P × c, on aura :

$$ab^3 = 0,389\ 863 \times P \times c$$

En remplaçant les lettres de cette formule par leurs valeurs, on a :

$$ab^3 = 0,389\ 863 \times 200^k \times 5,00$$

Si on fait la section transversale carrée, a sera égal à b, et l'on aura :

$$b^4 = 0,389\ 863 \times 200^k \times 5,00$$

d'où $b = 0^m\ 044$ et $a = 0^m\ 044$.

Si la section transversale du poinçon, au lieu d'être carrée, était telle que a fut égal à 0,60 b, on remplacerait alors ab^3 par $0,60\ b \times b^3$ ou $0,60\ b^4$ et l'on aurait :

$$0,60\ b^4 = 0,389\ 863 \times 200^k \times 5,00$$

d'où $b = 0^m\ 051$ et $a = 0,^m\ 051 \times 0,60 = 0,^m\ 031$.

XII.

97. — Formules pratiques pour déterminer approximativement les dimensions de la section transversale des poteaux en bois, posés verticalement et chargés à leur partie supérieure d'un poids P qui tend à les écraser.

La section transversale étant rectangulaire.

Hauteur des poteaux	Chêne fort.	Chêne faible.	Sapin fort.	Sapin faible.
1"00	$ab^3 = 0,389\ 863 \times P$	$ab^3 = 0,555\ 556 \times P$	$ab^3 = 0.466\ 853 \times P$	$ab^3 = 0.625\ 000 \times P$
1.50	$ab^3 = 0.877\ 193 \times P$	$ab^3 = 1,250000 \times P$	$ab^3 = 1,050\ 420 \times P$	$ab^3 = 1,406\ 250 \times P$
2,00	$ab^3 = 1.559\ 455 \times P$	$ab^3 = 2,222\ 222 \times P$	$ab^3 = 1,867\ 414 \times P$	$ab^3 = 2,500\ 000 \times P$
2,50	$ab^3 = 2.456\ 648 \times P$	$ab^3 = 3,472\ 222 \times P$	$ab^3 = 2.917\ 834 \times P$	$ab^3 = 3,906\ 250 \times P$
3,00	$ab^3 = 3.508\ 773 \times P$	$ab^3 = 4.999\ 999 \times P$	$ab^3 = 4.201\ 681 \times P$	$ab^3 = 5.625\ 000 \times P$
3,50	$ab^3 = 4.775\ 830 \times P$	$ab^3 = 6.805\ 556 \times P$	$ab^3 = 5.718\ 964 \times P$	$ab^3 = 7.656\ 250 \times P$
4,00	$ab^3 = 6.237\ 819 \times P$	$ab^3 = 8.888\ 889 \times P$	$ab^3 = 7.469\ 655 \times P$	$ab^3 = 10,000\ 000 \times P$
4,50	$ab^3 = 7.894\ 739 \times P$	$ab^3 = 11,250\ 000 \times P$	$ab^3 = 9.453\ 784 \times P$	$ab^3 = 12,656\ 250 \times P$
5,00	$ab^3 = 9.746\ 592 \times P$	$ab^3 = 13,988\ 889 \times P$	$ab^3 = 11,671\ 335 \times P$	$ab^3 = 15,625\ 000 \times P$
5,50	$ab^3 = 11.793\ 376 \times P$	$ab^3 = 16,805\ 556 \times P$	$ab^3 = 14,122\ 315 \times P$	$ab^3 = 18,906\ 250 \times P$
6,00	$ab^3 = 14,035\ 088 \times P$	$ab^3 = 20,000\ 000 \times P$	$ab^3 = 16,806\ 723 \times P$	$ab^3 = 22,500\ 000 \times P$
6.50	$ab^3 = 16.471\ 735 \times P$	$ab^3 = 23,472\ 222 \times P$	$ab^3 = 19,724\ 556 \times P$	$ab^3 = 26,406\ 270 \times P$
7,00	$ab^3 = 19.103\ 315 \times P$	$ab^3 = 27,222\ 222 \times P$	$ab^3 = 22,875\ 817 \times P$	$ab^3 = 30,625\ 000 \times P$
7.50	$ab^3 = 21,929\ 826 \times P$	$ab^3 = 31,250\ 000 \times P$	$ab^3 = 26,260\ 504 \times P$	$ab^3 = 35,156\ 250 \times P$
8,00	$ab^3 = 24,951\ 267 \times P$	$ab^3 = 35,555\ 556 \times P$	$ab^3 = 29,878\ 618 \times P$	$ab^3 = 40,000\ 000 \times P$
8.50	$ab^3 = 28,167\ 644 \times P$	$ab^3 = 40,138\ 889 \times P$	$ab^3 = 33,730\ 159 \times P$	$ab^3 = 45,156\ 250 \times P$
9.00	$ab^3 = 31,578\ 951 \times P$	$ab^3 = 45,000\ 000 \times P$	$ab^3 = 37,815\ 126 \times P$	$ab^3 = 50,625\ 000 \times P$
9.50	$ab^3 = 35,185\ 189 \times P$	$ab^3 = 50,138\ 889 \times P$	$ab^3 = 42,133\ 520 \times P$	$ab^3 = 56,406\ 250 \times P$
10,00	$ab^3 = 38,986\ 358 \times P$	$ab^3 = 55,555\ 556 \times P$	$ab^3 = 46,685\ 341 \times P$	$ab^3 = 62,500\ 000 \times P$
10,50	$ab^3 = 42,982\ 046 \times P$	$ab^3 = 61,250\ 000 \times P$	$ab^3 = 51,470\ 588 \times P$	$ab^3 = 68,906\ 250 \times P$
11,00	$ab^3 = 47,173\ 495 \times P$	$ab^3 = 67,222\ 222 \times P$	$ab^3 = 56,489\ 261 \times P$	$ab^3 = 75,625\ 000 \times P$
11,50	$ab^3 = 51\ 559\ 460 \times P$	$ab^3 = 73,472\ 222 \times P$	$ab^3 = 61,741\ 363 \times P$	$ab^3 = 82,656\ 250 \times P$
12,00	$ab^3 = 56,140\ 357 \times P$	$ab^3 = 80,000\ 000 \times P$	$ab^3 = 67,226\ 891 \times P$	$ab^3 = 90,000\ 000 \times P$
12,50	$ab^3 = 60,916\ 186 \times P$	$ab^3 = 86,805\ 556 \times P$	$ab^3 = 72,945\ 845 \times P$	$ab^3 = 97,656\ 250 \times P$
13,00	$ab^3 = 65,886\ 847 \times P$	$ab^3 = 93,888\ 889 \times P$	$ab^3 = 78,898\ 226 \times P$	$ab^3 = 105,625\ 000 \times P$
13,50	$ab^3 = 71,052\ 540 \times P$	$ab^3 = 100,250\ 000 \times P$	$ab^3 = 85,084\ 034 \times P$	$ab^3 = 113,906\ 500 \times P$

Hauteur des poteaux	Chêne fort.	Chêne faible.	Sapin fort.	Sapin faible.
14.00	$ab^3 = 76,413\,164 \times P$	$ab^3 = 108,888\,889 \times P$	$ab^3 = 91,503\,268 \times P$	$ab^3 = 122,500\,000 \times P$
14,50	$ab^3 = 81,968\,720 \times P$	$ab^3 = 116,804\,444 \times P$	$ab^3 = 98,145\,929 \times P$	$ab^3 = 131,406\,250 \times P$
15.00	$ab^3 = 87,719\,208 \times P$	$ab^3 = 125,000\,000 \times P$	$ab^3 = 105,042\,012 \times P$	$ab^3 = 140,625,000 \times P$

Nota. — Les résultats que l'on obtient avec les formules ci-dessus, expriment en centimètres la valeur des côtés de la section rectangulaire transversale des poteaux.

Les dimensions que l'on obtient à l'aide des formules précédentes ne s'appliquent qu'aux poteaux dans lesquels on ne doit faire aucun assemblage de nature à altérer leur résistance. Si on était forcé d'y faire de tels assemblages, on augmenterait alors leurs dimensions transversales, pour qu'ils puissent résister avec sécurité à la charge qu'ils doivent supporter.

1er Exemple.

Déterminer l'équarrissage d'un poteau en bois de chêne faible de 4m 50 de hauteur, de section transversale carrée et chargée à son extrémité supérieure d'un poids P de 500 kilogr.

En cherchant dans le tableau précédent (97), on trouve en regard de la hauteur 4m 50, la formule suivante :

$$ab^3 = 11.250\,000 \times P$$

En remplaçant P par sa valeur, on a :

$$ab^3 = 11,250\,000 \times 500^k$$

Si la section transversale est carrée, le côté a est égal au côté B, ab^3 pourra être remplacé par bb^3 ou b^4 et la formule deviendra alors comme il suit :

$$b^4 = 11,250,000 \times 500^k$$

d'où $b = 8^{centimètres},5$ et $a = 8^{centimètres},5$

2ème Exemple.

Déterminer l'équarrissage d'un poteau en bois de sapin fort de 5,m 00 de hauteur, de section transversale rectangulaire telle, que $a = 0,75\,b$ et chargé à son extrémité supérieure d'un poids P égal à 500 kilogrammes.

En cherchant dans le tableau précédent (97), on trouve, en regard de la hauteur 5^m.00 la formule suivante :

$$a.b^3 = 11,671\ 335 \times P$$

En remplaçant P par sa valeur, on a :

$$a.b^3 = 11,671\ 335 \times 500^k$$

Si la section transversale est telle que $a = 0,75\ b$, on pourra alors remplacer $a.b^3$ par $0,75\ b.b^3$ ou $0,75\ b^4$ et la formule ci dessus deviendra comme il suit :

$$0,75\ b^4 = 11,671\ 335 \times 500^k$$

d'où $b^4 = \dfrac{11.671\ 335 \times 500^k}{0.75}$ d'où $b = 9^{\text{centimètres}},4$ et a est alors égal à $0^m,094 \times 0,75 = 0^m\ 071$.

XIII.

Tableau des carrés et des cubes des nombres de la première colonne.

Nombres	Carrés	Cubes	Nombres	Carrés	Cubes
0,"001	0,000 001	0,000 000 001	0,029	0,000 841	0,000 024 389
0,002	0,000 004	0,000 000 008	0,030	0,000 900	0,000 027 000
0,003	0,000 009	0,000 000 027	0,031	0,000 961	0,000 029 791
0,004	0,000 016	0,000 000 064	0,032	0,001 024	0,000 032 768
0,005	0,000 025	0,000 000 125	0,033	0,001 089	0,000 035 937
0,006	0,000 036	0,000 000 216	0,034	0,001 156	0,000 039 304
0,007	0,000 049	0,000 000 343	0,035	0,001 225	0,000 042 875
0,008	0,000 064	0,000 000 512	0,036	0,001 296	0,000 046 656
0,009	0,000 081	0,000 000 729	0,037	0,001 369	0,000 050 653
0,010	0,000 100	0,000 001 000	0,038	0,001 444	0,000 054 872
0,011	0,000 121	0,000 001 331	0,039	0,001 521	0,000 059 319
0,012	0,000 144	0,000 001 728	0,040	0,001 600	0,000 064 000
0,013	0,000 169	0,000 002 197	0,041	0,001 681	0,000 068 921
0,014	0,000 196	0,000 002 744	0,042	0,001 764	0,000 074 088
0,015	0,000 225	0,000 003 375	0,043	0,001 849	0,000 079 507
0,016	0,000 256	0,000 004 096	0,044	0,001 936	0,000 085 184
0,017	0,000 289	0,000 004 913	0,045	0,002 025	0,000 091 125
0,018	0,000 324	0,000 005 832	0,046	0,002 116	0,000 097 336
0,019	0,000 361	0,000 006 859	0,047	0,002 209	0,000 103 823
0,020	0,000 400	0,000 008 000	0,048	0,002 304	0,000 110 592
0,021	0,000 441	0,000 009 261	0,049	0,002 401	0,000 117 649
0,022	0,000 484	0,000 010 668	0,050	0,002 500	0,000 125 000
0,023	0,000 529	0,000 012 167	0,051	0,002 601	0,000 132 651
0,024	0,000 576	0,000 013 824	0,052	0,002 704	0,000 140 608
0,025	0,000 625	0,000 015 625	0,053	0,002 809	0,000 148 877
0,026	0,000 676	0,000 017 576	0,054	0,002 916	0,000 157 464
0,027	0,000 729	0,000 019 683	0,055	0,003 025	0,000 166 375
0,028	0,000 784	0,000 021 952	0,056	0,003 136	0,000 175 616

Nombres.	Carrés.	Cubes.	Nombres.	Carrés.	Cubes.
0,057	0,003 249	0,000 185 193	0,089	0,007 921	0,000 704 969
0,058	0,003 364	0,000 195 112	0,090	0,008 100	0,000 729 000
0,059	0,003 481	0,000 205 379	0,091	0,008 281	0,000 753 571
0,060	0,003 600	0,000 216 000	0,092	0,008 464	0,000 778 688
0,061	0,003 721	0,000 226 981	0,093	0,008 649	0,000 804 357
0,062	0,003 844	0,000 238 328	0,094	0,008 836	0,000 830 584
0,663	0,003 969	0,000 250 047	0,095	0,009 025	0,000 857 375
0:064	0,004 096	0,000 262 144	0,096	0,009 216	0,000 884 736
0,065	0,004 225	0,000 274 625	0,097	0,009 409	0,000 912 673
0,066	0,004 356	0,000 287 496	0,098	0,009 604	0,000 941 192
0,067	0,004 489	0,000 300 763	0,099	0,009 801	0,000 970 299
0,068	0,004 624	0,000 314 432	0,100	0,010 000	0,001 000 000
0,069	0,004 761	0,000 328 509	0,101	0,010 201	0,001 030 301
0,070	0,004 900	0,000 343 000	0,102	0,010 404	0,001 061 208
0,071	0,005 041	0,000 357 911	0,103	0,010 609	0,001 092 727
0,072	0,005 184	0,000 373 248	0,104	0,010 816	0,001 124 864
0,073	0,005 329	0,000 387 017	0,105	0,011 025	0,001 157 625
0,074	0,005 476	0,000 405 224	0,106	0,011 236	0,001 191 016
0,075	0,005 625	0,000 421 875	0,107	0,011 449	0,001 225 043
0,076	0,005 776	0,000 438 976	0,108	0,011 664	0,001 259 712
0,077	0,005 929	0,000 456 533	0,109	0,011 881	0,001 295 029
0,078	0,006 084	0,000 474 552	0,110	0,012 100	0,001 331 000
0,079	0,006 241	0,000 493 039	0,111	0,012 321	0,001 367 631
0,080	0,006 400	0,000 512 000	0,112	0,012 544	0,001 404 928
0,081	0,006 561	0,000 531 441	0,113	0,012 769	0,001 442 897
0,082	0,006 724	0,000 551 368	0,114	0,012 996	0,001 481 544
0,083	0,006 889	0,000 571 787	0,115	0,013 225	0,001 520 875
0,084	0,007 056	0,000 592 704	0,116	0,013 456	0,001 560 896
0,085	0,007 225	0,000 614 125	0,117	0,013 689	0,001 601 613
0,086	0,007 396	0,000 636 056	0,118	0,013 924	0,001 643 032
0,087	0,007 569	0,000 658 503	0,119	0,014 161	0,001 685 159
0,088	0,007 744	0,000 681 472	0,120	0,014 400	0,001 728 000

Nombres.	Carrés	Cubes.	Nombres.	Carrés.	Cubes.
0.ᵐ121	0,014 641	0,001 771 561	0.ᵐ153	0,023 409	0,003 581 577
0,122	0,014 884	0,001 815 848	0,154	0,023 716	0,003 652 264
0,123	0,015 129	0,001 860 867	0,155	0,024 025	0,003 723 875
0,124	0,015 376	0,001 906 624	0,156	0,024 336	0,003 796 416
0,125	0,015 625	0,001 953 125	0,157	0,024 649	0,003 869 893
0,126	0,015 876	0,002 000 376	0,158	0,024 964	0,003 944 312
0,127	0,016 129	0,002 048 383	0,159	0,025 281	0,004 019 679
0,128	0,016 384	0,002 097 152	0,160	0,025 600	0,004 096 000
0,129	0,016 641	0,002 146 689	0,161	0,025 921	0,004 173 281
0,130	0,016 900	0,002 197 000	0,162	0,026 244	0,004 251 528
0,131	0,017 161	0,002 248 091	0,163	0,026 569	0,004 330 747
0,132	0,017 424	0,002 299 968	0,164	0,026 896	0,004 410 944
0,133	0,017 689	0,002 352 637	0,165	0,027 225	0,004 492 125
0,134	0,017 956	0,002 406 104	0,166	0,027 556	0,004 574 296
0,135	0 018 225	0,002 460 375	0,167	0,027 889	0,004 657 463
0,136	0,018 496	0,002 515 456	0,168	0,028 224	0,004 741 632
0,137	0,018 769	0,002 571 353	0,169	0,028 561	0,004 826 809
0,138	0,019 044	0,002 628 072	0,170	0,028 900	0,004 913 000
0,139	0,019 321	0,002 685 619	0,171	0,029 241	0,005 000 211
0,140	0,019 600	0,002 744 000	0,172	0,029 584	0,005 088 448
0,141	0,019 881	0,002 803 221	0,173	0,029 929	0,005 177 717
0,142	0,020 164	0,002 863 288	0,174	0,030 276	0,005 268 024
0,143	0,020 449	0,002 924 207	0,175	0,030 625	0,005 359 375
0,144	0,020 736	0,002 985 984	0,176	0,030 976	0,005 451 776
0,145	0,021 025	0,003 048 625	0,177	0,031 329	0,005 545 233
0,146	0,021 316	0,003 112 136	0,178	0,031 684	0,005 639 752
0,147	0,021 609	0,003 176 523	0,179	0,032 041	0,005 735 339
0,148	0,021 904	0,003 241 792	0,180	0,032 400	0,005 832 000
0,149	0,022 201	0,003 307 949	0,181	0,032 761	0,005 929 741
0,150	0,022 500	0,003 375 000	0,182	0,033 124	0,006 028 568
0,151	0,022 801	0,003 442 951	0,183	0,033 489	0,006 128 487
0,152	0,023 104	0,003 511 808	0,184	0,033 856	0,006 229 504

Nombres	Carrés	Cubes.	Nombres.	Carrés.	Cubes.
0.185	0,034 225	0,006 331 225	0.217	0,047 089	0,010 218 313
0.186	0,034 596	0,006 434 856	0.218	0,047 524	0,010 360 232
0.187	0,034 969	0,006 539 203	0.219	0,047 961	0,010 503 459
0.188	0,035 344	0,006 644 672	0.220	0,048 400	0,010 648 000
0.189	0,035 721	0,006 751 269	0.221	0,048 841	0,010 793 861
0.190	0,036 100	0,006 859 000	0.222	0,049 284	0,010 941 048
0.191	0,036 481	0,006 967 871	0.223	0,049 729	0,011 089 567
0.192	0,036 864	0,007 077 888	0.224	0,050 176	0,011 239 424
0.193	0,037 249	0,007 189 057	0.225	0,050 625	0,011 390 625
0.194	0,037 636	0,007 301 384	0.226	0,051 076	0,011 543 176
0.195	0,038 025	0,007 414 875	0.227	0,051 529	0,011 697 083
0.196	0,038 416	0,007 529 536	0.228	0,051 984	0,011 852 352
0.197	0,038 809	0,007 645 373	0.229	0,052 441	0,012 008 989
0.198	0,039 204	0,007 762 392	0.230	0,052 900	0,012 167 000
0.199	0,039 601	0,007 880 599	0.231	0,053 361	0,012 326 391
0.200	0,040 000	0,008 000 000	0.232	0,053 824	0,012 487 168
0.201	0,040 401	0,008 120 601	0.233	0,054 289	0,012 649 337
0.202	0,040 804	0,008 242 408	0.234	0,054 756	0,012 812 904
0.203	0,041 209	0,008 365 427	0.235	0,055 225	0,012 977 875
0.204	0,041 616	0,008 489 664	0.236	0,055 696	0,013 144 256
0.205	0,042 025	0,008 615 125	0.237	0,056 169	0,013 312 053
0.206	0,042 436	0,008 741 816	0.238	0,056 644	0,013 481 272
0.207	0,042 849	0,008 869 743	0.239	0,057 121	0,013 651 919
0.208	0,043 264	0,008 998 912	0.240	0,057 600	0,013 824 000
0.209	0,043 681	0,009 129 329	0.241	0,058 081	0,013 997 521
0.210	0,044 100	0,009 261 000	0.242	0,058 564	0,014 172 488
0.211	0,044 521	0,009 393 931	0.243	0,059 049	0,014 348 907
0.212	0,044 944	0,009 528 128	0.244	0,059 536	0,014 526 784
0.213	0,045 369	0,009 663 597	0.245	0,060 025	0,014 706 125
0.214	0,045 796	0,009 800 344	0.246	0,060 516	0,014 886 936
0.215	0,046 225	0,009 938 375	0.247	0,061 009	0,015 069 223
0.216	0,046 656	0,010 077 696	0.248	0,061 504	0,015 232 992

Nombres.	Carrés.	Cubes.	Nombres.	Carrés.	Cubes.
0.249	0,062 001	0,015 438 249	0.282	0,079 524	0,022 425 768
0,250	0,062 500	0,015 625 000	0,283	0,080 089	0,022 665 187
0,251	0,063 001	0,015 813 251	0,284	0,080 656	0,022 906 304
0,252	0,063 504	0,016 003 008	0,285	0,081 225	0,023 149 125
0,253	0,064 009	0,016 194 277	0,286	0,081 796	0,023 393 656
0,254	0,064 516	0,016 387 064	0,287	0,082 369	0,023 639 903
0,255	0,065 025	0,016 581 375	0,288	0,082 944	0,023 887 872
0,256	0,065 536	0,016 777 216	0,289	0,083 521	0,024 137 569
0,257	0,066 049	0,016 974 593	0,290	0,084 100	0,024 389 000
0,258	0,066 564	0,017 173 512	0,291	0,084 681	0,024 642 171
0,259	0,067 081	0,017 373 979	0,292	0,085 264	0,024 897 088
0,260	0,067 600	0,017 576 000	0,293	0,085 849	0,025 153 757
0,261	0,068 121	0,017 779 581	0,294	0,086 436	0,025 412 184
0,262	0,068 644	0,017 984 728	0,295	0,087 025	0,025 672 375
0,263	0,069 169	0,018 191 447	0,296	0,087 616	0,025 934 336
0,264	0,069 696	0,018 399 744	0,297	0,088 209	0,026 198 073
0,265	0,070 225	0,018 609 625	0,298	0,088 804	0,026 463 592
0,266	0,070 756	0,018 821 096	0,299	0,089 401	0,026 730 899
0,267	0,071 289	0,019 034 163	0,300	0,090 000	0,027 000 000
0,268	0,071 824	0,019 248 832	0,301	0,090 601	0,027 270 901
0,269	0,072 361	0,019 465 109	0,302	0,091 204	0,027 543 608
0,270	0,072 900	0,019 683 000	0,303	0,091 809	0,027 818 127
0,271	0,073 441	0,019 902 511	0,304	0,092 416	0,028 094 464
0,272	0,073 984	0,020 123 648	0,305	0,093 025	0,028 372 625
0,273	0,074 529	0,020 346 417	0,306	0,093 636	0,028 652 616
0,274	0,075 076	0,020 570 824	0,307	0,094 249	0,028 934 443
0,275	0,075 625	0,020 796 875	0,308	0,094 864	0,029 218 112
0,276	0,076 176	0,021 024 576	0,309	0,095 481	0,029 503 629
0,277	0,076 729	0,021 253 933	0,310	0,096 100	0,029 791 000
0,278	0,077 284	0,021 484 952	0,311	0,096 721	0,030 080 231
0,279	0,077 841	0,021 717 639	0,312	0,097 344	0,030 371 328
0,280	0,078 400	0,021 952 900	0,313	0,097 969	0,030 664 297
0,281	0,078 961	0,022 188 041	0,314	0,098 596	0,030 959 144

Nombres.	Carrés.	Cubes.	Nombres.	Carrés	Cubes.
0.315	0,099 225	0,031 255 875	0.348	0,121 104	0,042 144 192
0,316	0,099 856	0,031 554 496	0,349	0,121 801	0,042 508 549
0,317	0,100 489	0,031 855 013	0,350	0,122 500	0,042 875 000
0,318	0,101 124	0,032 157 432	0,351	0,123 201	0,043 243 551
0,319	0,101 761	0,032 461 759	0,352	0,123 904	0,043 614 208
0,320	0,102 400	0,032 768 000	0,353	0,124 609	0,043 986 977
0,321	0,103 041	0,033 076 161	0,354	0,125 316	0,044 361 864
0,322	0,103 684	0,033 386 248	0,355	0,126 025	0,044 738 875
0,323	0,104 329	0,033 698 267	0,356	0,126 736	0,045 118 016
0,324	0,104 976	0,034 012 224	0,357	0,127 449	0,045 499 293
0,325	0,105 625	0,034 328 125	0,358	0,128 164	0,045 882 712
0,326	0,106 276	0,034 645 976	0,359	0,128 881	0,046 268 279
0,327	0,106 929	0,034 965 783	0,360	0,129 600	0,046 656 000
0,328	0,107 584	0,035 287 552	0,361	0,130 321	0,047 045 881
0,329	0,108 241	0,035 611 289	0,362	0,131 044	0,047 437 928
0,330	0,108 900	0,035 937 000	0,363	0,131 769	0,047 832 147
0,331	0,109 561	0,036 264 691	0,364	0,132 496	0,048 228 544
0,332	0,110 224	0,036 594 368	0,365	0,133 225	0,048 627 125
0,333	0,110 889	0,036 926 037	0,366	0,133 956	0,049 027 896
0,334	0,111 556	0,037 259 704	0,367	0,134 689	0,049 430 863
0,335	0,112 225	0,037 595 375	0,368	0,135 424	0,040 836 032
0,336	0,112 895	0,037 933 056	0,369	0,136 161	0,050 243 409
0,337	0,113 769	0,038 272 753	0,370	0,136 900	0,050 653 000
0,338	0,114 244	0,038 614 472	0,371	0,137 641	0,051 064 811
0,339	0,114 921	0,038 958 219	0,372	0,138 384	0,051 478 848
0,340	0,115 600	0,039 304 000	0,373	0,139 129	0,051 895 117
0,341	0,116 281	0,039 651 821	0,374	0,139 876	0,052 313 624
0,342	0,116 964	0,040 001 688	0,375	0,140 625	0,052 734 375
0,343	0,117 649	0,040 353 607	0,376	0,141 376	0,053 157 376
0,344	0,118 336	0,040 707 584	0,377	0,142 129	0,053 582 633
0,345	0,119 025	0,041 063 625	0,378	0,142 884	0,054 010 152
0,346	0,119 716	0,041 421 736	0,379	0,143 641	0,054 439 939
0,347	0,120 409	0,041 781 923	0,380	0,144 400	0,054 872 000

Nombres.	Carrés.	Cubes.	Nombres	Carrés.	Cubes.
0ᵐ381	0,145 161	0,055 306 341	0ᵐ413	0,170 569	0,070 444 997
0,382	0,145 924	0,055 742 968	0,414	0,171 396	0,070 957 944
0,383	0,146 689	0,056 181 887	0,415	0,172 225	0,071 473 375
0,384	0,147 456	0,056 623 104	0,416	0,173 056	0,071 991 296
0,385	0,148 225	0,057 066 625	0,417	0,173 889	0,072 511 713
0,386	0,148 996	0,057 512 456	0,418	0,174 724	0,073 034 632
0,387	0,149 769	0,057 960 603	0,419	0,175 561	0,073 560 059
0,388	0,150 544	0,058 411 072	0,420	0,176 400	0,074 088 000
0,389	0,151 321	0,058 863 869	0,421	0,177 241	0,074 618 461
0,390	0,152 100	0,059 319 000	0,422	0,178 084	0,075 151 448
0,391	0,152 881	0,059 776 471	0,423	0,178 929	0,075 686 967
0,392	0,153 664	0,060 236 288	0,424	0,179 776	0,076 225 024
0,393	0,154 449	0,060 698 457	0,425	0,180 625	0,076 765 625
0,394	0,155 236	0,061 162 984	0,426	0,181 476	0,077 308 776
0,395	0,156 025	0,061 629 875	0,427	0,182 329	0,077 854 483
0,396	0,156 816	0,062 099 136	0,428	0,183 184	0,078 402 752
0,397	0,157 609	0,062 570 773	0,429	0,184 041	0,078 953 589
0,398	0,158 404	0,063 044 792	0,430	0,184 900	0,079 507 000
0,399	0,159 201	0,063 521 199	0,431	0,185 761	0,080 062 991
0,400	0,160 000	0,064 000 000	0,432	0,186 624	0,080 621 568
0,401	0,160 801	0,064 481 201	0,433	0,187 489	0,081 182 737
0,402	0,161 604	0,664 964 808	0,434	0,188 356	0,081 746 504
0,403	0,162 409	0,065 450 827	0,435	0,189 225	0,082 312 875
0,404	0,163 216	0,065 939 264	0,436	0,190 096	0,082 881 856
0,405	0,164 025	0,066 430 125	0,437	0,190 969	0,083 453 453
0,406	0,164 836	0,066 923 416	0,438	0,191 844	0,084 027 672
0,407	0,165 649	0,067 419 143	0,439	0,192 721	0,084 604 519
0,408	0,166 464	0,067 911 312	0,440	0,193 600	0,085 184 000
0,409	0,167 281	0,068 417 929	0,441	0,194 481	0,085 766 121
0,410	0,168 100	0,068 921 000	0,442	0,195 364	0,086 350 888
0,411	0,168 921	0,069 426 531	0,443	0,196 249	0,086 938 307
0,412	0,169 744	0,069 934 528	0,444	0,197 136	0,087 528 384

Nombres.	Carrés.	Cubes.	Nombres.	Carrés.	Cubes.
0ᵐ445	0,198 025	0,088 121 125	0ᵐ477	0,227 529	0,108 531 333
0,446	0,198 916	0,088 716 536	0,478	0,228 484	0,109 215 352
0,447	0,199 809	0,089 314 623	0,479	0,229 441	0,109 902 239
0,448	0,200 704	0,089 915 392	0,480	0,230 400	0,110 592 000
0,449	0,201 601	0,090 518 849	0,481	0,231 361	0,111 284 641
0,450	0,202 500	0,091 125 000	0,482	0,232 324	0,111 980 168
0,451	0,203 401	0,091 733 851	0,483	0,233 289	0,112 678 587
0,452	0,204 304	0,092 345 408	0,484	0,234 256	0,113 379 904
0,453	0,205 209	0,092 959 677	0,485	0,235 225	0,114 084 125
0,454	0,206 106	0,093 576 664	0,486	0,236 196	0,114 791 256
0,455	0,207 025	0,094 196 375	0,487	0,237 169	0,115 501 303
0,456	0,207 936	0,094 818 816	0,488	0,238 144	0,116 214 272
0,457	0,208 849	0,095 443 993	0,489	0,239 121	0,116 930 169
0,458	0,209 764	0,096 071 912	0,490	0,240 100	0,117 649 000
0,459	0,210 681	0,096 702 579	0,491	0,241 081	0,118 370 771
0,460	0,211 600	0,097 336 000	0,492	0,242 064	0,119 095 488
0,461	0,212 521	0,097 972 181	0,493	0,243 049	0,119 823 157
0,462	0,213 444	0,098 611 128	0,494	0,244 036	0,120 553 784
0,463	0,214 369	0,099 252 847	0,495	0,245 025	0,121 287 375
0,464	0,215 296	0,099 897 344	0,496	0,246 016	0,122 023 936
0,465	0,216 225	0,100 544 625	0,497	0,247 009	0,122 763 473
0,466	0,217 156	0,101 194 696	0,498	0,248 004	0,123 505 992
0,467	0,218 089	0,101 847 563	0,499	0,249 001	0,124 251 499
0,468	0,219 024	0,102 503 232	0,500	0,250 000	0,125 000 000
0,469	0,219 961	0,103 161 709	0,501	0,251 001	0,125 751 501
0,470	0,220 900	0,103 823 000	0,502	0,252 004	0,126 506 008
0,471	0,221 841	0,104 487 111	0,503	0,253 009	0,127 263 527
0,472	0,222 784	0,105 154 048	0,504	0,254 016	0,128 024 064
0,473	0,223 729	0,105 823 817	0,505	0,255 025	0,128 787 625
0,474	0,224 676	0,106 496 424	0,506	0,256 036	0,129 554 216
0,475	0,225 625	0,107 171 875	0,507	0,257 049	0,130 323 843
0,476	0,226 576	0,107 850 176	0,508	0,258 064	0,131 096 512

Nombres.	Carrés.	Cubes	Nombres	Carrés.	Cubes.
0ᵐ509	0,259 081	0,131 872 229	0ᵐ541	0,292 681	0,158 340 421
0,510	0,260 100	0,132 651 000	0,542	0,293 764	0,159 220 088
0,511	0,261 121	0,133 432 831	0,543	0,294 849	0,160 103 007
0,512	0,262 144	0,134 217 728	0,544	0,295 936	0,160 989 184
0,513	0,263 169	0,135 005 697	0,545	0,297 025	0,161 878 625
0,514	0,264 196	0,135 796 744	0,546	0,298 116	0,162 771 336
0,515	0,265 225	0,136 590 875	0,547	0,299 209	0,163 667 323
0,516	0,266 256	0,137 388 096	0,548	0,300 304	0,164 566 592
0,517	0,267 289	0,138 188 413	0,549	0,301 401	0,165 469 149
0,518	0,268 324	0,138 991 832	0,550	0,302 500	0,166 375 000
0,519	0,269 361	0,139 798 359	0,551	0,303 601	0,167 284 151
0,520	0,270 400	0,140 608 000	0,552	0,304 704	0,168 196 608
0,521	0,271 441	0,141 420 761	0,553	0,305 809	0,169 112 377
0,522	0,272 484	0,142 236 648	0,554	0,306 916	0,170 031 464
0,523	0,273 529	0,143 055 667	0,555	0,308 025	0,170 953 875
0,524	0,274 576	0,143 877 824	0,556	0,309 136	0,171 879 616
0,525	0,275 625	0,144 703 125	0,557	0,310 249	0,172 808 693
0,526	0,276 676	0,145 531 576	0,558	0,311 364	0,173 741 112
0,527	0,277 729	0,146 363 183	0,559	0,312 481	0,174 676 879
0,528	0,278 784	0,147 197 952	0,560	0,313 600	0,175 616 000
0,529	0,279 841	0,148 035 889	0,561	0,314 721	0,176 558 481
0,530	0,280 900	0,148 877 000	0,562	0,315 844	0,177 504 328
0,531	0,281 961	0,149 721 291	0,563	0,316 969	0,178 453 547
0,532	0,283 024	0,150 568 768	0,564	0,318 096	0,179 406 144
0,533	0,284 089	0,151 419 437	0,565	0,319 225	0,180 362 125
0,534	0,285 156	0,152 273 304	0,566	0,320 356	0,181 321 496
0,535	0,286 225	0,153 130 375	0,567	0,321 489	0,182 284 263
0,536	0,287 296	0,153 990 656	0,568	0,322 624	0,183 250 432
0,537	0,288 369	0,154 854 153	0,569	0,323 761	0,184 220 009
0,538	0,289 444	0,155 720 872	0,570	0,324 900	0,185 193 000
0,539	0,290 521	0,156 590 819	0,571	0,326 041	0,186 169 411
0,540	0,291 600	0,157 464 000	0,572	0,327 184	0,187 149 248

Nombres	Carrés.	Cubes.	Nombres	Carrés.	Cubes.
0^m 573	0,328 329	0,188 132 517	0^m 605	0,366 025	0,221 445 125
0,574	0,329 476	0,189 119 224	0,606	0,367 236	0,222 545 016
0,575	0,330 625	0,190 109 375	0,607	0,368 449	0,223 648 543
0,576	0,331 776	0,191 102 976	0,608	0,369 664	0,224 755 712
0,577	0,332 929	0,192 100 033	0,609	0,370 881	0,225 866 529
0,578	0,334 084	0,193 100 552	0,610	0,372 100	0,226 981 000
0,579	0,335 241	0,194 104 539	0,611	0,373 321	0,228 099 131
0,580	0,336 400	0,195 112 000	0,612	0,374 544	0,229 220 928
0,581	0,337 561	0,196 122 941	0,613	0,375 769	0,230 346 397
0,582	0,338 724	0,197 137 368	0,614	0,376 996	0,231 475 544
0,583	0,339 889	0,198 155 287	0,615	0,378 225	0,232 608 375
0,584	0,341 056	0,199 176 704	0,616	0,379 456	0,233 744 896
0,585	0,342 225	0,200 201 625	0,617	0,380 689	0,234 885 113
0,586	0,343 396	0,201 230 056	0,618	0,381 924	0,236 029 032
0,587	0,344 569	0,202 262 003	0,619	0,383 161	0,237 176 659
0,588	0,345 744	0,203 297 472	0,620	0,384 400	0,238 328 000
0,589	0,346 921	0,204 336 469	0,621	0,385 641	0,239 483 061
0,590	0,348 100	0,205 379 000	0,622	0,386 884	0 240 641 848
0,591	0,349 281	0,206 425 071	0,623	0,388 129	0,241 804 367
0,592	0,350 464	0,207 474 688	0,624	0,389 376	0,242 970 624
0,593	0,351 649	0,208 527 857	0,625	0,390 625	0,244 140 625
0,594	0,352 836	0,209 584 584	0,626	0,391 876	0,245 314 376
0,595	0,354 025	0,210 644 875	0,627	0,393 129	0,246 491 883
0,596	0,355 216	0,211 708 736	0,628	0,394 384	0,247 673 152
0,597	0,356 409	0,212 776 173	0,629	0,395 641	0,248 858 189
0,598	0,357 604	0,213 847 192	0,630	0,396 900	0,250 047 000
0,599	0,358 801	0,214 921 799	0,631	0,398 161	0,251 239 591
0,600	0,360 000	0,216 000 000	0,632	0,399 424	0,252 435 968
0,601	0,361 201	0,217 081 801	0,633	0,400 689	0,253 636 137
0,602	0,362 404	0,218 167 208	0,634	0,401 956	0,254 840 104
0,603	0,363 609	0,219 256 227	0,635	0,403 225	0,256 047 875
0,604	0,364 816	0,220 348 864	0,636	0,404 496	0,257 259 456

Nombres	Carrés	Cubes.	Nombres	Carrés	Cubes.
0.637	0,405 769	0,258 474 853	0.669	0,447 561	0,299 418 309
0,638	0,407 044	0,259 694 072	0,670	0,448 900	0,300 763 000
0,639	0,408 321	0,260 917 119	0,671	0,450 241	0,302 111 711
0.640	0,409 600	0,262 144 000	0,672	0,451 584	0,303 464 448
0.641	0,410 881	0,263 374 721	0,673	0,452 929	0,304 821 217
0,642	0,412 164	0,264 609 288	0,674	0,454 276	0,306 182 024
0,643	0,413 449	0,265 847 707	0,675	0,455 625	0,307 546 875
0,644	0,414 736	0,267 089 984	0,676	0,456 976	0,308 915 776
0,645	0,416 025	0,268 336 125	0,677	0,458 329	0,310 288 733
0,646	0,417 316	0,269 586 136	0,678	0,459 684	0,311 665 752
0,647	0,418 609	0,270 840 023	0,679	0,461 041	0,313 046 839
0,648	0,419 904	0,272 097 792	0,680	0,462 400	0,314 432 000
0,649	0,421 201	0,273 359 449	0,681	0,463 761	0,315 821 241
0,650	0,422 500	0,274 625 000	0,682	0,465 124	0,317 214 568
0,651	0,423 801	0,275 894 451	0,683	0,466 489	0,318 611 987
0,652	0,425 104	0,277 167 808	0,684	0,467 856	0,320 013 504
0,653	0,426 409	0,278 445 077	0,685	0,469 225	0,321 419 125
0,654	0,427 716	0,279 726 264	0,686	0,470 596	0,322 828 856
0,655	0,429 025	0,281 011 375	0,687	0,471 969	0,324 242 703
0,656	0,430 336	0,282 300 416	0,688	0,473 344	0,325 660 672
0,657	0,431 649	0,283 593 393	0,689	0,474 721	0,327 082 769
0,658	0,432 964	0,284 890 312	0,690	0,476 100	0,328 509 000
0,659	0,434 281	0,286 191 179	0,691	0,477 481	0,329 939 371
0,660	0,435 600	0,287 496 000	0,692	0,478 864	0,331 373 888
0,661	0,436 921	0,288 804 781	0,693	0,480 249	0,332 812 557
0,662	0,438 244	0,290 117 528	0,694	0,481 636	0,334 235 384
0,663	0,439 569	0,291 434 247	0,695	0,483 025	0,335 702 375
0,664	0,440 896	0,292 754 944	0,696	0,484 416	0,337 153 536
0,665	0,442 225	0,294 079 625	0,697	0,485 809	0,338 608 873
0,666	0,443 556	0,295 408 296	0,698	0,487 204	0,340 068 392
0,667	0,444 889	0,296 740 963	0,699	0,488 601	0,341 532 099
0,668	0,446 224	0,298 077 632	0,700	0,490 000	0,343 000 000

XIV.

Tableau servant à déterminer la valeur des lettres employées dans les formules de cet ouvrage.

Angle A formé par l'arbalétrier et l'horizon	Angle B formé par le tirant et l'horizon	Valeurs des Arbalétriers		Hauteurs		Valeurs		
		c	c_i	h des fermes simples	$h+h_i$ des fermes à enrayures	$\dfrac{h}{h+h_i}$	$\dfrac{c'}{h}$	$\dfrac{c_i}{h_i}$
10°	0°	$1{,}015 \times c'$	$1{,}015 \times c_i'$	$0{,}176 \times c'$	$0{,}176 \times c''$	1.000	5.755	5.755
11°	0°	$1{,}019 \times c'$	$1{,}019 \times c_i'$	$0{,}194 \times c'$	$0{,}194 \times c''$	1.000	5.155	5.155
12°	0°	$1{,}022 \times c'$	$1{,}022 \times c_i'$	$0{,}213 \times c'$	$0{,}213 \times c''$	1.000	4.695	4.695
13°	0°	$1{,}026 \times c'$	$1{,}026 \times c_i'$	$0{,}231 \times c'$	$0{,}231 \times c''$	1.000	4.329	4.329
14°	0°	$1{,}031 \times c'$	$1{,}031 \times c_i'$	$0{,}249 \times c'$	$0{,}249 \times c''$	1.000	4.016	4.016
15°	0°	$1{,}035 \times c'$	$1{,}035 \times c_i'$	$0{,}268 \times c'$	$0{,}268 \times c''$	1.000	3.731	3.731
— id. —	5°	— id. —	— id. —	— id. —	— id. —	1.489	— id. —	— id. —
16°	0°	$1{,}040 \times c'$	$1{,}040 \times c_i'$	$0{,}287 \times c'$	$0{,}287 \times c''$	1.000	3.484	3.484
— id. —	5°	— id. —	— id. —	— id. —	— id. —	1.441	— id. —	— id. —
17°	0°	$1{,}046 \times c'$	$1{,}046 \times c_i'$	$0{,}306 \times c'$	$0{,}306 \times c''$	1.000	3.268	3.268
— id. —	5°	— id. —	— id. —	— id. —	— id. —	1.402	— id. —	— id. —
18°	0°	$1{,}052 \times c'$	$1{,}052 \times c_i'$	$0{,}325 \times c'$	$0{,}325 \times c''$	1.000	3.077	3.077
— id. —	5°	— id. —	— id. —	— id. —	— id. —	1.365	— id. —	— id. —
19°	0°	$1{,}058 \times c'$	$1{,}058 \times c_i'$	$0{,}344 \times c'$	$0{,}344 \times c''$	1.000	2.907	2.907
— id. —	5°	— id. —	— id. —	— id. —	— id. —	1.339	— id. —	— id. —
20°	0°	$1{,}064 \times c'$	$1{,}064 \times c_i'$	$0{,}364 \times c'$	$0{,}364 \times c''$	1.000	2.747	2.747
— id. —	5°	— id. —	— id. —	— id. —	— id. —	1.319	— id. —	— id. —
— id. —	10°	— id. —	— id. —	— id. —	— id. —	1.936		
21°	0°	$1{,}071 \times c'$	$1{,}071 \times c_i'$	$0{,}384 \times c'$	$0{,}384 \times c''$	1.000	2.605	2.605
— id. —	5°	— id. —	— id. —	— id. —	— id. —	1.292	— id. —	— id. —
— id. —	10°	— id. —	— id. —	— id. —	— id. —	1.337	— id. —	— id. —

Angle A pointé par l'arbalétrier et l'horizon	Angle B pointé par le tirant et l'horizon	Valeurs des Arbalétriers		Hauteurs		Valeurs de		
		c.	c,	h des fermes simples	h+h, des fermes à entrais rehaussé	$\frac{h}{h''}$ $\frac{h}{h''}$	$\frac{c'}{h}$	$\frac{c_i}{h_i}$
22°	0°	1.079 × c'	1.079 × c,	0,404 × c'	0,404 × c''	1.000	2,475	2,475
_id_	5°	_id._	_id._	_id._	_id._	1,267	_id._	_id._
	10°			"	"	1,756	"	"
23°	0°	1.086 × c'	1.086 × c,	0,424 × c'	0,424 × c''	1.000	2,359	2,359
_id_	5°	_id._	_id._	_id._	_id._	1,248	_id_	_id_
"	10°	"		"	"	1,691	"	"
24°	0°	1.095 × c'	1.095 × c,	0,445 × c'	0,445 × c''	1.000	2,247	2,247
	5°	_id_	_id._	_id._	_id._	1,230	_id_	_id_
	10°	"	"	"	"	1,638	"	"
25°	0°	1,103 × c'	1,103 × c,	0,466 × c'	0,466 × c''	1.000	2,146	2,146
_id_	5°	_id._	_id._	_id._	_id._	1,218	_id_	_id_
	10°	"	"	"	"	1,591	"	"
26°	0°	1.113 × c'	1.113 × c,	0,488 × c'	0,488 × c''	1.000	2,049	2,049
_id_	5°	_id._	_id._	_id._	_id._	1,207	_id_	_id_
"	10°	"	"	"	"	1,553	"	"
27°	0°	1,222 × c'	1,222 × c,	0,510 × c'	0,510 × c''	1.000	1,961	1,961
_id_	5°	_id._	_id._	_id._	_id._	1,196	_id_	_id._
"	10°	"	"	"	"	1,521	"	"
28°	0°	1,133 × c'	1,133 × c,	0,532 × c'	0,532 × c''	1.000	1,880	1,880
_id_	5°	_id._	_id._	_id._	_id._	1,189	_id._	_id._
"	10°	"	"	"	"	1,494	"	"
29°	0°	1.143 × c'	1.143 × c,	0,554 × c'	0,554 × c''	1.000	1,805	1,805
_id_	5°	_id._	_id._	_id._	_id._	1,182	_id_	_id_
"	10°	"	"	"	"	1,470	"	"
30°	0°	1,155 × c'	1,155 × c,	0,577 × c'	0,577 × c'	1.000	1,733	1,733

Angle A formé par l'arbalétrier et l'horizon	Angle B formé par le tirant et l'horizon	Valeurs des Arbalétriers		Hauteurs		Valeurs		
		$c_,$	$c_,$	h des fermes simples.	$h+h_,$ des fermes à entrait retroussé	$\frac{h}{h+h_,}$	$\frac{c}{h}$	$\frac{c_,}{h_,}$
30°	5°	$1.155 \times c'$	$1.155 \times c'_,$	$0.577 \times c'$	$0.577 \times c''$	1,778	1,733	1,733
–id–	10°	–id.–	–id.–	–id.–	–id.–	1,451	–id–	–id–
–"–	15	–"–			–"–	1,925	–"–	–"–
31°	0°	$1.167 \times c'$	$1.167 \times c'_,$	$0.601 \times c'$	$0.601 \times c''$	1.000	1,664	1,664
–id–	5°	–id.–	–id.–	–id.–	–id.–	1.164	–id.–	–id–
–"–	10°				–"–	1.417	–"–	–"–
–"–	15°	–"–			–"–	1.849	–"–	–"–
32°	0°	$1.179 \times c'$	$1.179 \times c'_,$	$0.625 \times c'$	$0.625 \times c''$	1.000	1.600	1.600
–id–	5°	–id.–	–id.–	–id.–	–id.–	1.153	–id.–	–id–
–"–	10°				–"–	1.392	–"–	–"–
–"–	15°	–"–			–"–	1.785	–"–	–"–
33°	0°	$1.192 \times c'$	$1.192 \times c'_,$	$0.649 \times c'$	$0.649 \times c''$	1.000	1.541	1.541
–id–	5°	–id.–	–id.–	–id.–	–id.–	1.145	–id.–	–id–
–"–	10°	–id.–				1.367	–"–	–"–
–"–	15°	–"–				1.736	–"–	–"–
34°	0°	$1.206 \times c'$	$1.206 \times c'_,$	$0.675 \times c'$	$0.675 \times c''$	1.000	1.482	1.482
–id–	5°	–id.–	–id.–	–id.–	–id.–	1.137	–id.–	–id–
–"–	10°		–"–		–"–	1.346	–"–	–"–
–"–	15°	–"–	–"–		–"–	1.686	–"–	–"–
35°	0°	$1.221 \times c'$	$1.221 \times c'_,$	$0.700 \times c'$	$0.700 \times c''$	1.000	1,429	1,429
–id–	5°	–id.–	–id.–	–id.–	–id.–	1.151	–id.–	–id–
–"–	10°	–"–		–"–	–"–	1.389	–"–	–"–
–"–	15°	–"–		–"–		1.628	–"–	–"–
36°	0°	$1.236 \times c'$	$1.236 \times c'_,$	$0.727 \times c'$	$0.727 \times c''$	1.000	1.376	1.376
–id–	5°	–"–			–"–	1.126	–id–	–id–
–"–	10°	–"–		–"–	–"–	1.316	–"–	–"–
–"–	15°	–"–		–"–	–"–	1.618	–"–	–"–

Angle A formé par l'Arbalétrier et l'horizon	Angle B formé par le luisant et l'horizon	Valeurs des Arbalétriers c_1	c_1	Hauteurs h des fermes simples.	$h + h_1$ des fermes à entrait rehaussé	Valeurs de $\frac{h''}{h''}$ ou de $\frac{h_1}{h''}$	$\frac{c'}{h}$	$\frac{c_1}{h_1}$
37°	0°	$1.252 \times c'$	$1.252 \times c_1$	$0.754 \times c'$	$0.754 \times c''$	1,000	1,326	1,326
_id_	5°	_id._	_id_	_id._	_id._	1,123	_id_	_id_
_"_	10°	_"_	_"_	_"_	_"_	1,304	_"_	_"_
_"_	15°	_"_	_"_	_"_	_"_	1,593	_"_	_"_
38°	0°	$1.269 \times c'$	$1.269 \times c_1$	$0.781 \times c'$	$0.781 \times c''$	1,000	1,281	1,281
_id_	5°	_id._	_id._	_id._	_id._	1,123	_id._	_id._
_"_	10°	_"_	_"_	_"_	_"_	1,294	_"_	_"_
_"_	15°	_"_	_"_	_"_	_"_	1,563	_"_	_"_
39°	0°	$1.287 \times c'$	$1.287 \times c_1$	$0.810 \times c'$	$0.810 \times c''$	1,000	1,235	1,235
_id_	5°	_id_	_id._	_id._	_id._	1,122	_id_	_id_
_"_	10°	_"_	_"_	_"_	_"_	1,287	_"_	_"_
_"_	15°	_"_	_"_	_"_	_"_	1,544	_"_	_"_
40°	0°	$1.305 \times c'$	$1.305 \times c_1$	$0.839 \times c'$	$0.839 \times c''$	1,000	1,192	1,192
_id_	5°	_id._	_id._	_id._	_id._	1,122	_id._	_id._
_"_	10°	_"_	_"_	_"_	_"_	1,280	_"_	_"_
_"_	15°	_"_	_"_	_"_	_"_	1,526	_"_	_"_
_"_	20	_"_	_"_	_"_	_"_	1,886	_"_	_"_
41°	0°	$1.325 \times c'$	$1.325 \times c_1$	$0.869 \times c'$	$0.869 \times c''$	1,000	1,151	1,151
_id_	5°	_id._	_id._	_id._	_id._	1,114	_id._	_id._
_"_	10°	_"_	_"_	_"_	_"_	1,267	_"_	_"_
_"_	15°	_"_	_"_	_"_	_"_	1,496	_"_	_"_
_"_	20°	_"_	_"_	_"_	_"_	1,815	_"_	_"_
42°	0°	$1.346 \times c'$	$1.346 \times c_1$	$0.900 \times c'$	$0.900 \times c''$	1,000	1,111	1,111
_id_	5°	_id._	_id._	_id._	_id._	1,108	_id_	_id_
_"_	10°	_"_	_"_	_"_	_"_	1,254	_"_	_"_
_"_	15°	_"_	_"_	_"_	_"_	1,469	_"_	_"_
_"_	20°	_"_	_"_	_"_	_"_	1,759	_"_	_"_

Angle A formé par l'arbalétrier et l'horizon	Angle B formé par le tirant et l'horizon	Valeurs des Arbalétriers		Hauteurs		Valeurs de		
		$c_{,}$	$c_{,}$	h des fermes simples.	$h+h,$ des fermes à entraits retroussés	$\frac{h}{h''}$ et $\frac{h+h}{h''}$	$\frac{c'}{h}$	$\frac{c_{,}}{h_{,}}$
43°	0°	$1.367 \times c'$	$1.367 \times c_{,}$	$0.933 \times c'$	$0.933 \times c''$	1.000	1.072	1.072
— id. —	5°	— id —	— id —	— id —	— id.	1.104	— id. —	— id —
— " —	10°	— " —	— " —	— " —	— " —	1.245	— " —	— " —
— " —	15°	— " —	— " —	— " —	— " —	1.394	— " —	— " —
— " —	20°	— " —	— " —	— " —	— " —	1.708	— " —	— " —
44°	0°	$1.390 \times c'$	$1.390 \times c_{,}$	$0.966 \times c'$	$0.966 \times c''$	1.000	1.035	1.035
— id —	5°	— id —	— id —	— id —	— id —	1.100	— id —	— id —
— " —	10°	— " —	— " —	— " —	— " —	1.236	— " —	— " —
— " —	15°	— " —	— " —	— " —	— " —	1.366	— " —	— " —
— " —	20°	— " —	— " —	— " —	— " —	1.668	— " —	— " —
45°	0°	$1.414 \times c'$	$1.414 \times c_{,}$	$1.000 \times c'$	$1.000 \times c''$	1.000	1.000	1.000
— id —	5°	— id —	— id —	— id —	— id —	1.099	— id —	— id —
— " —	10°	— " —	— " —	— " —	— " —	1.232	— " —	— " —
— " —	15°	— " —	— " —	— " —	— " —	1.551	— " —	— " —
— " —	20°	— " —	— " —	— " —	— " —	1.631	— " —	— " —
46°	0°	$1.440 \times c'$	$1.440 \times c_{,}$	$1.035 \times c'$	$1.035 \times c''$	1.000	0.966	0.966
— id —	5°	— id —	— id —	— id —	— id —	1.091	— id. —	— id —
— " —	10°	— " —	— " —	— " —	— " —	1.217	— " —	— " —
— " —	15°	— " —	— " —	— " —	— " —	1.334	— " —	— " —
— " —	20°	— " —	— " —	— " —	— " —	1.608	— " —	— " —
47°	0°	$1.466 \times c'$	$1.466 \times c_{,}$	$1.072 \times c'$	$1.072 \times c''$	1.000	0.925	0.925
— id —	5°	— id —	— id. —	— id. —	— id —	1.085	— id. —	— id —
— " —	10°	— " —	— " —	— " —	— " —	1.205	— " —	— " —
— " —	15°	— " —	— " —	— " —	— " —	1.530	— " —	— " —
— " —	20°	— " —	— " —	— " —	— " —	1.577	— " —	— " —

Angle A formé par l'arbalétrier et l'horizon	Angle B formé par le tirant et l'horizon	Valeurs des Arbalétriers		Hauteurs		Valeurs du		
		C_i	C_i	h des fermes simples.	$h+h,$ des fermes à ontrait rehaussé	$\frac{h,}{h''}$ et du $\frac{h}{h+h''}$	$\frac{c'}{h}$	$\frac{c'}{h,}$
48°	0°	$1.494 \times c'$	$1.494 \times c_i'$	$1,111 \times c'$	$1,111 \times c''$	1,000	0,901	0,901
— id —	5°	— id —	— io —	— io —	— io —	1,080	— io —	— io —
— " —	10°	— " —	— " —	— " —	— " —	1,194	— " —	— " —
— " —	15°	— " —	— " —	— " —	— " —	1,328	— " —	— " —
— " —	20°	— " —	— " —	— " —	— " —	1,558	— " —	— " —
49°	0°	$1,524 \times c'$	$1,524 \times c_i'$	$1,150 \times c'$	$1,150 \times c''$	1,000	0,870	0,870
— io —	5°	— io —	— io —	— io —	— io —	1,078	— io —	— io —
— " —	10°	— " —	— " —	— " —	— " —	1,187	— " —	— " —
— " —	15°	— " —	— " —	— " —	— " —	1,330	— " —	— " —
— " —	20°	— " —	— " —	— " —	— " —	1,540	— " —	— " —
50°	0°	$1,556 \times c'$	$1,556 \times c_i'$	$1,192 \times c'$	$1,192 \times c''$	1,000	0,839	0,839
— io —	5°	— io —	— io —	— io —	— io —	1,078	— io —	— io —
— " —	10°	— " —	— " —	— " —	— " —	1,182	— " —	— " —
— " —	15°	— " —	— " —	— " —	— " —	1,332	— " —	— " —
— " —	20°	— " —	— " —	— " —	— " —	1,528	— " —	— " —

Table des matières.

1ère PARTIE.

2ème PARTIE.

192

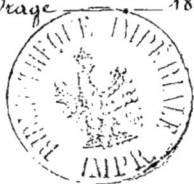

Errata.

Page 4, 8ᵉ ligne, au lieu de : *une ficelle qui le maintient vertical,* lisez : *une ficelle qu'il maintient verticale.*

Page 26, avant-dernière ligne, au lieu de : *et sont soutenus,* lisez : *et qui sont soutenus.*

Page 38, 18ᵉ ligne, au lieu de : *hors,* lisez : *or.*

Page 84, 7ᵉ ligne, au lieu de : $d^2 = 1^m 273$, lisez : $d^2 = 127,3^{\text{millimètres}}$

Page 172, 9ᵉ ligne du 1ᵉʳ Exemple, au lieu de : *côté B,* lisez : *côté b.*

www.ingramcontent.com/pod-product-compliance
Lightning Source LLC
Chambersburg PA
CBHW072353200326
41519CB00015B/3748